トロント小児病院 救急マニュアル

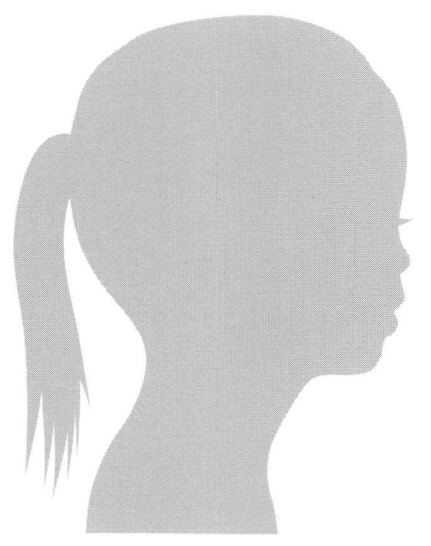

監訳

清水直樹
東京都立小児総合医療センター 救命・集中治療部 集中治療科 医長

上村克徳
西神戸医療センター 小児科 医長

井上信明
東京都立小児総合医療センター 救命・集中治療部 救命救急科 医長

池田次郎
東京都立小児総合医療センター 救命・集中治療部 救命救急科

THE HOSPITAL FOR SICK CHILDREN
HANDBOOK OF PEDIATRIC
EMERGENCY MEDICINE

Amina Lalani, MD, FRCPC, (PEM)
Academic Fellowship Director,
Division of Pediatric Emergency Medicine
Assistant Professor of Pediatrics, University of Toronto
Staff Physician, Division of Pediatric Emergency Medicine,
The Hospital for Sick Children, Toronto

Suzan Schneeweiss, MD, MEd, FRCPC
Director of Continuing Education, Department of Pediatrics
Assistant Professor of Pediatrics, University of Toronto
Staff Physician, Division of Pediatric Emergency Medicine,
The Hospital for Sick Children, Toronto

メディカル・サイエンス・インターナショナル

■ 監訳者
清水　直樹（東京都立小児総合医療センター　救命・集中治療部集中治療科　医長）
上村　克徳（西神戸医療センター　小児科　医長）
井上　信明（東京都立小児総合医療センター　救命・集中治療部救命救急科　医長）
池田　次郎（東京都立小児総合医療センター　救命・集中治療部救命救急科）

■ 監訳協力者
辻　　　聡（国立成育医療研究センター　総合診療部救急診療科）
植松　悟子（国立成育医療研究センター　総合診療部救急診療科）
境野　高資（国立成育医療研究センター　総合診療部救急診療科）

■ 訳者（五十音順）
池田　次郎　　　伊藤　加奈子
伊藤　友弥　　　今井　一徳
今村　壽宏　　　内山　健太郎
大杉　浩一　　　帯包　エリカ
川口　真澄　　　川瀬　宏和
久我　修二　　　桑原　秀次
古賀　晋一郎　　篠原　真史
庄司　健介　　　鋤柄　小百合
須藤　真理子　　関谷　恭介
中楯　陽介　　　中林　洋介
西村　奈穂　　　曳野　圭子
細谷　要介　　　松本　正太朗
柳元　孝介　　　山本　しほ
吉田　知広　　　余谷　暢之

Authorized translation of the original English edition,
"The Hospital for Sick Children Handbook of Pediatric Emergency Medicine", First edition
Edited by Amina Lalani, Suzan Schneeweiss

Copyright © 2008 by The Hospital for Sick Children
All rights reserved.

This translation is published by arrangement with Jones and Bartlett, Inc.,
40 Tall Pine Drive Sudbury, MA 01776 U.S.A.

©First Japanese edition 2010 by Medical Sciences International, Ltd., Tokyo

Printed and bound in Japan

監訳者序文

　今ではトロント小児病院（通称，SickKids）の裏手の入り口となりBurger KingやTim Hortonsが並び，外来が終わった子ども達とその家族とでごった返している空間で，数十年前，general paediatritianらが予約外の"救急"来院の子ども達を日夜診療していた。その頃はまだ"小児救急"という概念はなく，小児科・小児外科外来の延長線上にあったという。しかしながら，その診療にあたっていた小児科医や小児外科医らは，一般外来とは違う"何か"がそこにあることを感じていた。SickKidsの若きレジデントらがその診療の主体を担っており，そのなかの一人に，後に救急部長となるDr. Anna Jarvisがいた。

　20世紀が幕を閉じようとする頃，Dr. Anna Jarvisの強力な指導のもと，本書の前身となるSickKidsのHandbook of Paediatric Emergency Medicineが編纂されつつあった。ワードプロセッサのフォントも揃わないままの各章が救急部スタッフから寄せられ，スパイラルリングで閉じられた手作り感溢れる一冊一冊が，新米の小児救急フェロー各位に大切に配布された。大量に印刷されて製本されたものとは違う，血の通った温かさに加え，数十年間かけてゼロベースから着実に蓄積してきた謙虚な自信が，そこに感じられた。

　数十年の年月をかけて彼らが，己は何者かを常に問い続け，見いだしたものが小児救急医学という新しい学問体系である。その背骨となるものが，このハンドブックの背景に厳然と存在する昼夜を問わない診療現場をとおしての苦渋であり喜びであり，粘り強い向上心の結晶である。このハンドブックは，こうした彼らの強い意思の片鱗にすぎない。しかしながら，その片鱗からですら，安っぽい流行のevidence based medicineでもなく，過去に安住したempiric based medicineでもない現場主義の骨太さを感じるのは私だけではないであろう。

　ここに日本語版を刊行できることとなり，わが国で小児救急医療に携わる方々に彼らの医療哲学をお伝えすることができるのは，望外の喜びである。この企画の実現にあたっては，国立成育医療センター（現，国立成育医療研究センター）手術集中治療部ならびに総合診療部の数多くのスタッフとレジデントに御尽力頂いた。引き続き最終的な仕上げにあたっては，東京都立小児総合医療センター救命・集中治療部の井上信明先生ならびに池田次郎先生に多大な時間を割いて頂いた。そして，献身的に，かつ忍耐深く，年余にわたるこの企画の実現に向けて編集作業にあたられた，メディカル・サイエンス・インターナショナルの橋谷知佐子氏には，改めて深く御礼申し上げたい。

最後に，私自身がこのハンドブックの原典を手にする得難い機会を作って下さった宮坂勝之先生（前，長野県立こども病院院長），帰国後に小児救急医療の現場を手探りで作り上げる際に，常に心強い同僚であった上村克徳先生（現，西神戸医療センター小児科）と北澤克彦先生（現，国保旭中央病院小児科），その開拓の不安と模索のなかでリーダーシップを発揮してくださった阪井裕一先生（現，国立成育医療研究センター総合診療部部長）に，この場をお借りして心から感謝申し上げたい。

　このハンドブックは終着点ではない。SickKidsの同僚たちが，今後さらに前に進み続けることは疑いない。私達も，このハンドブックの存在に安住することなく，私達自身の辛苦を叩き台に英知の結実を創り上げるための研鑽が求められよう。next oneがベストになるよう国を挙げて取り組む私達を，Dr. Anna Jarvisは常に温かく見守り続けてくれるものと思っている。

2010年5月
監訳者を代表して
清水　直樹

序文

　小児救急医療は，ごく最近になって専門領域として認識され，生み出され続けるエビデンスをもとに成長している。したがって，最新の情報を常に得るのは難しいことである。

　この本は，トロント小児病院の小児救急指導医やフェローたちによって執筆されたものである。最新のエビデンスに基づいて推奨されていること，そしてそれに基づく最善の医療行為について，ハンドブックという使いやすい形にまとめた。救急部で小児医療に携わるすべての臨床医にとって役立つ内容となっているはずである。各章は，重症な子どもの蘇生から特定の臓器系の問題や軽度の外傷まで，内科や外科的症例の治療と評価を幅広く扱っている。本書が1人でも多くの救急医の情報源として役立つこと願っている。

Amina Lalani
Suzan Schneeweiss

執筆者

Abdullah Al-Anazi, MD, ABP

Pediatric Emergency Consultant and Traumatologist
King Abdulaziz Medical City Hospital, Saudi Arabia

Khalid Al-Ansari, MBBS, FRCPC

Fellow, Division of Pediatric Emergency Medicine,
The Hospital for Sick Children, Toronto

Sami Al-Farsi, MD, DCh, MRCP

Fellow, Division of Pediatric Emergency Medicine,
The Hospital for Sick Children, Toronto

Zaid Al-Harbash, MBBS, FRCPC

Fellow, Division of Pediatric Emergency Medicine,
The Hospital for Sick Children, Toronto

Susa Benseler, MD

Assistant Professor of Pediatrics, University of Toronto
Staff Physician, Divisions of Pediatric Emergency Medicine and Rheumatology,
The Hospital for Sick Children, Toronto

Carolyn Calpin, MD, FRCPC

Assistant Professor of Pediatrics, University of Toronto
Staff Physician, Division of Pediatric Emergency Medicine, The Hospital for Sick Children, Toronto

Adam Cheng, MD, FRCPC, FAAP, (PEM)

Clinical Assistant Professor, University of British Columbia
Fellowship Director and Staff Physician, Division of Pediatric Emergency Medicine,
BC Children's Hospital, Vancouver

Anh Do, MD, FRCPC

Lecturer, University of Toronto
Staff Physician, Division of Pediatric Emergency Medicine, The Hospital for Sick Children, Toronto

Stephen Freedman, MDCM, MSCI, FRCPC, FAAP, (PEM)

Assistant Professor of Pediatrics, University of Toronto
Staff Physician, Division of Pediatric Emergency Medicine, The Hospital for Sick Children, Toronto

Leah Harrington, MD, FRCPC, FAAP, (PEM)

Assistant Professor of Pediatrics, University of Toronto
Staff Physician, Division of Pediatric Emergency Medicine, The Hospital for Sick Children, Toronto

Shauna Jain, MD, FRCPC

Assistant Professor of Pediatrics, University of Toronto
Staff Physician, Division of Pediatric Emergency Medicine, The Hospital for Sick Children, Toronto

D. Anna Jarvis, MBBS, FRCPC, FAAP

Associate Dean, Health Professions Student Affairs, Faculty of Medicine, University of Toronto
Professor, Department of Pediatrics
Staff, Division of Pediatric Emergency Medicine, University of Toronto

Graham Jay, MBBS

Fellow, Division of Pediatric Emergency Medicine, The Hospital for Sick Children, Toronto

Kelly Keogh, MD, FRCPC

Assistant Professor of Pediatrics, University of Toronto
Staff Physician, Division of Pediatric Emergency Medicine, The Hospital for Sick Children, Toronto

Melanie Kirby, MBBS, FRCPC

Assistant Professor of Pediatrics, University of Toronto
Staff Physician, Division of Pediatric Hematology / Oncology, The Hospital for Sick Children, Toronto

Luba Komar, MD, FRCPC

Assistant Professor of Pediatrics, University of Toronto
Staff Physician, Division of Pediatric Emergency Medicine, The Hospital for Sick Children, Toronto

Amina Lalani, MD, FRCPC, (PEM)

Academic Fellowship Director, Division of Pediatric Emergency Medicine
Assistant Professor of Pediatrics, University of Toronto
Staff Physician, Division of Pediatric Emergency Medicine, The Hospital for Sick Children, Toronto

Michal Maimon, MD

Staff Physician, Department of Pediatric Emergency Medicine
Soroka University Medical Center, Ben-Gurion University, Israel

Andrew Mason, MD, FRCPC, FAAP, (PEM)

Emergency Medicine
Orlando Regional Medical Center, Florida

Sanjay Mehta, MD, MEd, FRCPC, FAAP, FACEP

Assistant Professor of Pediatrics, University of Toronto
Staff Physician, Division of Pediatric Emergency Medicine, The Hospital for Sick Children, Toronto

Angelo Mikrogianakis, MD, FRCPC

Assistant Professor of Pediatrics, University of Toronto
Staff Physician, Division of Pediatric Emergency Medicine and Department of Critical Care Medicine, The Hospital for Sick Children, Toronto
Pediatric Transport Physician, Ornge (Ontario Air Ambulance)

Bruce Minnes, MD, FRCPC, FAAP, (PEM)

Associate Director — Clinical
Co-Director, Clinical Fellowship, Pediatric Emergency Medicine
Assistant Professor of Pediatrics, University of Toronto
Staff Physician, Division of Pediatric Emergency Medicine, The Hospital for Sick Children, Toronto

William Mounstephen, MD, FRCPC, FAAP

Medical Director, Division of Pediatric Emergency Medicine
Assistant Professor of Pediatrics, University of Toronto
Staff Physician, The Hospital for Sick Children, Toronto

Jonathan Pirie, MD, MEd, FRCPC, FAAP, (PEM)

Associate Director — Education
Assistant Professor of Pediatrics, University of Toronto
Staff Physician, Division of Pediatric Emergency Medicine, The Hospital for Sick Children, Toronto

Elena Pope, MD, MSc, FRCPC

Associate Professor of Pediatrics, University of Toronto
Section Head (Dermatology), Department of Pediatrics, The Hospital for Sick Children, Toronto

Savithiri Ratnapalan, MBBS, MEd, MRCP, FRCPC, FAAP

Assistant Professor, University of Toronto
Staff Physician, Division of Pediatric Emergency Medicine and Clinical Pharmacology & Toxicology, The Hospital for Sick Children, Toronto

Christina Ricks, MD, FAAP

Fellow, Division of Pediatric Emergency Medicine, The Hospital for Sick Children, Toronto

Jennifer Riley, MD, FRCPC, FACEP

Assistant Professor, University of Toronto
Staff Physician, Divisions of Emergency Medicine, The Hospital for Sick Children and St. Michael's Hospital, Toronto

Suzan Schneeweiss, MD, MEd, FRCPC

Director of Contining Education, Department of Pediatrics
Assistant Professor of Pediatrics, University of Toronto
Staff Physician, Division of Pediatric Emergency Medicine, The Hospital for Sick Children, Toronto

Suzanne Schuh, MD, FRCPC, FAAP, (PEM)

Associate Director — Research
Professor of Pediatrics, University of Toronto
Staff Physician, Division of Pediatric Emergency Medicine, The Hospital for Sick Children, Toronto

Dennis Scolnik, MSc, MB, ChB, DCH, FRCPC

Associate Professor of Pediatrics, University of Toronto
Staff Physician, Divisions of Pediatric Emergency Medicine and Clinical Pharmacology and Toxicology, The Hospital for Sick Children, Toronto

Abdullah Shamsah, FRCP, FAAP

Fellow, Division of Pediatric Emergency Medicine, The Hospital for Sick Children, Toronto

Jennifer Thull-Freedman, MD, MSCI, FAAP, (PEM)

Assistant Professor of Pediatrics, University of Toronto
Staff Physician, Division of Pediatric Emergency Medicine, The Hospital for Sick Children, Toronto

Rahim Valani, MD, CCFP-EM, PG Dip, Med ED

Associate Staff, Division of Pediatric Emergency Medicine, The Hospital for Sick Children, Toronto

目次

監訳者序文 .... *iii*
序文 .... *v*
執筆者 .... *vii*

Part I　蘇生 *1*
　1　トリアージ *2*
　2　搬送 *6*
　3　心肺蘇生 *12*
　4　ショック *21*
　5　アナフィラキシー *27*
　6　外傷 *31*
　7　頭部外傷 *37*
　8　頸椎損傷 *44*
　9　整形外科的損傷 *51*
　10　ALTE *66*
　11　新生児救急 *70*

Part II　頭頸部の救急 *87*
　12　眼科救急 *88*
　13　歯科救急 *92*
　14　中耳炎 *97*
　15　副鼻腔炎 *101*
　16　口腔咽頭内感染 *105*

Part III　呼吸器の救急 *111*
　17　細気管支炎 *112*
　18　クループ *117*
　19　喘息 *120*
　20　肺炎 *125*

Part IV　循環器の救急 · 131
21　循環器の救急疾患 · 132
22　失神 · 142

Part V　消化器の救急 · 147
23　胃腸炎と経口補液療法 · 148
24　水・電解質異常 · 155
25　便秘 · 163
26　急性腹症 · 167
27　消化管出血 · 172
28　虫垂炎 · 180

Part VI　泌尿生殖器の救急 · 185
29　尿路感染症 · 186
30　腎臓の救急疾患 · 192
31　泌尿生殖器の救急疾患 · 199
32　高血圧による救急 · 208

Part VII　感染症の救急 · 213
33　発熱 · 214
34　髄膜炎，脳炎 · 219
35　熱帯性感染症 · 225

Part VIII　血液・腫瘍の救急 · 231
36　鎌状赤血球症 · 232
37　腫瘍の救急疾患 · 243
38　血液系の救急疾患 · 248

Part IX　リウマチ性疾患の救急 · 259
39　リウマチ性疾患の救急 · 260
40　川崎病 · 268
41　跛行 · 273
42　骨髄炎と化膿性関節炎 · 281

Part X　内分泌疾患の救急 ································· 287
　43　糖尿病性疾患 ······································· 288
　44　副腎クリーゼ ······································· 299

Part XI　神経疾患の救急 ····································· 303
　45　頭痛 ··· 304
　46　意識レベルの変容 ··································· 309
　47　痙攣と痙攣重積 ····································· 314
　48　脳室腹腔シャント ··································· 320

Part XII　産婦人科の救急 ··································· 323
　49　骨盤内炎症性疾患 ··································· 324
　50　婦人科救急 ··· 328

Part XIII　皮膚科の救急 ···································· 337
　51　皮膚科の救急疾患 ··································· 338

Part XIV　環境による救急 ··································· 355
　52　溺水 ··· 356
　53　熱傷 ··· 362
　54　高体温と低体温 ····································· 368
　55　中毒（1）：中毒物質摂取へのアプローチ ··············· 374
　56　中毒（2）：各種の中毒物質 ··························· 382
　57　ストリートドラッグ ································· 389
　58　電撃傷 ··· 394

Part XV　軽度の外傷 ·· 399
　59　異物 ··· 400
　60　創傷管理 ··· 407
　61　動物咬傷 ··· 413
　62　一般的な救急処置 ··································· 418
　63　骨髄路確保 ··· 429

Part XVI　疼痛管理と鎮静 ································ *433*
　64　疼痛管理 ··· *434*
　65　処置時の鎮静 ··· *441*

Part XVII　心理社会的救急 ································ *453*
　66　不適切な養育 ··· *454*
　67　精神科救急 ··· *460*

付録 ··· *467*
索引 ··· *468*

◎注意

　本書に記載した情報に関しては，正確を期し，一般臨床で広く受け入れられている方法を記載するよう注意を払った。しかしながら，編者，著者ならびに出版社は，本書の情報を用いた結果生じたいかなる不都合に対しても責任を負うものではない。本書の内容の特定な状況への適用に関しての責任は，医師各自のうちにある。

　編者・著者ならびに出版社は，本書に記載した薬物の選択，用量については，出版時の最新の推奨，および臨床状況に基づいていることを確認するよう努力を払っている。しかし，医学は日進月歩で進んでおり，政府の規制は変わり，薬物療法や薬物反応に関する情報は常に変化している。読者は，薬物の使用にあたっては個々の薬物の添付文書を参照し，適応，用量，付加された注意・警告に関する変化を常に確認することを怠ってはならない。これは，推奨された薬物が新しいものであったり，汎用されるものではない場合に，特に重要である。

　なお，薬物の表記は，一般名はカタカナに，商品名はわが国で発売されていないものについては欧文で記すように努めた。

Part I

蘇生

1 トリアージ

D. Anna Jarvis

トリアージの目的
- 緊急性があり，生命を脅かす病態の患者を迅速に認識する。
- 救急部を訪れた患者にとって最も適切な診察と治療の場所を決める。
- 救急部の混雑を緩和する。
- 患者を継続的に評価するためのシステムを提供する。
- 患者とその家族に，これから行われる診療，予想される治療，待ち時間について説明する。
- 救急部における緊急度を明確に示すための根拠を提供する。

カナダ救急部門トリアージ・緊急度評価スケール（Canadian Emergency Department Triage and Acuity Scale：CTAS）
- 救急部での急性期トリアージを強化することを目的としている。
- 治療の必要性と優先度が高い患者を見いだすことに重点を置いている。
- 小児へCTASがより容易に適用できるように改善されている（**表 1-1**）[訳注1]。
- 発達段階，家族背景，心理社会的状況に配慮しつつ，年齢に対応した生理学的指標に基づいている。

トリアージの役割
- 患者が来院したときの状態を医療従事者の洞察力や経験と，バイタルサインや疼痛スケールなどの客観的な測定法との併用に基づいて評価する。
- 小児期全体を通して，体格，発達段階，生理学的計測値の正常範囲，表出される症状のもつ意味など多様な変化がある。
- どの小児も，年齢，発達段階，緊急度に応じてトリアージされるべきである。
- 家族背景，文化的およびや社会的要因もまた，トリアージをする際に考慮

訳注1
2008年5月に小児CTAS改訂版が発表されている（http://www.caep.ca/で入手可能）。Warren DW, Jarvis A, LeBlanc L, et al; CTAS National Working Group. Revisions to the Canadian Triage and Acuity Scale Paediatric Guidelines (PaedCTAS). Can J Emerg Med. 2008; 10(3): 224-232.

表 1-1 小児 CTAS(Canadian Emergency Department Triage and Acuity Scale)ガイドライン

トリアージレベル	定義	一般的な症状	注意すべき診断
レベル1 蘇生：(治療開始までの時間：直ちに)[訳注2]	・迅速かつ積極的な介入が必要で、生命または四肢に致命的な危険を及ぼす(もしくはそのような差し迫った悪化のリスクがありうる)状態	・呼吸不全、ショック、昏睡、心肺停止 ・中等度から重度の呼吸窮迫 ・生理学的安定性を保つために継続的な評価や介入が必要	例：昏睡、痙攣、心肺停止、意識障害、中等度から重度の呼吸窮迫、重度熱傷、外傷、大量出血
レベル2 緊急：(治療開始までの時間：15分)	・早期の介入または代替行為が必要で、生命、四肢、もしくは機能に危険を及ぼす可能性のある状態	・中等度から重度の呼吸窮迫 ・意識レベルの変容 ・脱水 ・さらなる悪化を防ぐために包括的な評価や頻回の介入が必要 ・3ヵ月未満の児で38℃以上の発熱	例：敗血症、意識レベルの変容、毒物誤飲、痙攣(痙攣後の状態)、気管支喘息、糖尿病性ケトアシドーシス、虐待、紫斑、発熱、開放骨折、暴行で危険な患者、精巣痛、裂創、神経血管損傷を伴う整形外科的外傷、永久歯脱臼を伴う歯牙損傷
レベル3 準緊急：(治療開始までの時間：30分)	・深刻な問題に進展し、緊急介入が必要となる可能性のある状態 ・著しい不快感に関連したり、日常生活動作や仕事を遂行する能力に影響するかもしれない状態	・意識清明、見当識あり、水分補給は十分、バイタルサインの変化は軽度 ・評価と簡単な手技の介入 ・3ヵ月以上の児で38.5℃以上の発熱 ・軽度呼吸窮迫 ・1ヵ月未満の乳児	例：軽症熱傷、骨折、歯牙損傷、呼吸窮迫のない肺炎、痙攣の既往、自殺願望、経過観察のみが必要な毒薬物誤飲、意識障害はないか嘔吐を認める頭部外傷
レベル4 準々緊急：(治療開始までの時間：60分)	・患者の年齢、苦痛、悪化や合併症の可能性に関連する状態 ・1〜2時間以内の介入や再評価が必要な状態	・2歳以上の児で脱水のない嘔吐、下痢 ・単純な裂創、捻挫、筋挫傷 ・意識障害のない発熱、耳痛、咽頭痛、鼻閉などの単純な主訴 ・症状を伴わない頭部外傷	

訳注2
蘇生(resuscitation)とは「生命の危機に直ちに対応する行為」という意味で用いられる言葉であり、単に胸骨圧迫と人工呼吸(いわゆる心肺蘇生術)が必要な状態を指しているわけではない。

表 1-1（続き）

トリアージレベル	定義	一般的な症状	注意すべき診断
レベル5 非緊急（治療開始までの時間：2時間）	・急性ではあるが，緊急性のなさそうな状態．悪化の可能性の少ない慢性的な問題 ・診察あるいは介入に時間的猶予があり，病院内の他部門や医療制度を利用できる	・発熱なし，意識清明，見当識あり，バイタルサインが正常で水分補給が十分である ・たいていは帰宅時指導や評価以外の介入が必要ない ・嘔吐のみ，あるいは脱水の疑いや徴候のない下痢	

(Beveridge R, Clarke B, et al. Implementation Guidelines for the Canadian ED Triage and Acuity Scale (CTAS) より改変．http://www.caep.ca/002.policies/002-02.CTAS/CTAS-guidelines.htm より)

すべき重要な点である。

応答時間（トリアージから診療までの時間）

- これらは目標であり，確立された看護基準や治療基準ではない。
- 応答時間充足率（fractile response time）[訳注3]は，各トリアージレベルでのCTASが推奨している時間（トリアージから診療までの時間）内に診療を受けた患者の割合を示した数値である。
- 応答時間充足率は，実際の診療の遅れが個々の症例にとって妥当であったか，あるいは許容範囲内であったかを表すものではない。
- 応答時間内に診療ができていないならば，トリアージレベルを上げる必要性を考える。
- 救急部で診療を待っている間にも患者の状態は変化する可能性があるので，トリアージの過程において柔軟な対応が求められる[訳注4]。

文献

- Beveridge R, Clarke B, Janes L, et al. Canadian emergency department triage and acuity scale: implementation guidelines. Can J Emerg Med. 1999;1(3 suppl).
- Canadian Association of Emergency Physicians. Canadian paediatric triage and acuity scale: implementation guidelines for emergency departments. Can J Emerg Med. 2001;3(4 suppl):1-40.

訳注3
例えば，レベル2に区分された患者100人のうち，CTASが推奨する15分以内に診察を受けた患者が85人であれば，応答時間充足率は85%となる。

訳注4
必要に応じて再トリアージを行い，トリアージレベルを変更することも可能である。

2 搬送

Adam Cheng

概要
- 重症小児患者は，第三次施設の小児集中治療室（PICU）で治療を受けた方が予後が良い。
- PICUへの患者集約化により小児患者の施設間搬送の需要が増している。
- 重症小児患者の状態の安定化と安全な搬送を可能とする小児専門施設間搬送チームが，世界各国で発展しつつある[訳注1]。

小児の搬送チームの構成
- 患者1人の搬送には，患者の診療に携わる医療従事者が少なくとも2人含まれ，うち1人は看護師であることが望ましい。
- 他のメンバーとしては，呼吸療法士，医師，レジデント，パラメディック（救急隊員）が考えられる。
- 患者の重症度に応じて，適切な技能レベルをもつ医療従事者を同乗させる。
- 質の高い小児専門施設間搬送チームによって，搬送中の有害事象発生率は減少する。

搬送中の有害事象
- 頻繁に起こりうる（全搬送件数の50〜75％）。
- 有害事象の発生率は搬送前の患者の重症度に比例して増加する。
- 有害事象の種類
  - バイタルサインの変化：低体温／高体温，高血圧／低血圧，徐脈／頻脈
  - 資機材関連：事故抜管，酸素供給停止，人工呼吸器の故障，血管作動薬投与用静脈カテーテルの抜去
  - その他：薬物の誤投与，呼吸停止，心停止，死亡

訳注1
小児・新生児搬送ガイドラインについては以下の成書を参照。American Academy of Pediatrics. Guidelines for Air and Ground Transport of Neonatal and Pediatric Patients. 3rd ed. 2007.

- 有害事象を最小限にするために，
  - 搬送前に十分な蘇生を実施する。
  - 搬送中に適切なモニタリングを継続する。
  - 搬送中に起こりうる問題を予測する。
  - チームのメンバー構成と資機材は，搬送前の患者の重症度と予測される搬送時間を踏まえて考える。

搬送の準備：基地病院を出発するまで

◎ 資機材（表2-1）

- 小さく，軽量で，頑丈なものが理想的である。
- 定期的にすべての搬送資機材を点検，整備しておく。

表 2-1　小児重症患者搬送に必要な資機材

モニター [訳注2]	心拍数／心リズム 血圧 パルスオキシメータ 体温 予備のバッテリー
輸液ポンプ	複数の輸液ポンプ 予備のバッテリー
蘇生用資機材 [訳注3]	気道確保の機材 中心静脈カテーテル 胸腔チューブ 静脈留置針，骨髄針
薬物と輸液	蘇生用薬物 各種静注製剤 鎮静薬，筋弛緩薬 抗菌薬 輸液，必要であれば血液製剤
携帯用供給酸素	出発前に残量を確認する
人工呼吸器	適切な回路（新生児用，小児用）
記録簿	患者情報の記録 搬送中の記録 患者家族への説明書 電話番号
保護服	防寒着 着替え（長時間の搬送の場合） 適切な履物
携帯電話	予備のバッテリー

訳注2
その他，呼気終末二酸化炭素，ベッドサイド血糖測定器が必要である。

訳注3
その他，吸引関連物品が必要である。

- すべての資機材に必要な予備バッテリーや電源を持参する。
- 搬送終了後には，毎回使用した薬物や消耗品を補充する。

◎ 搬送方法（表 2-2）

- さまざまな条件を考慮して決定する（緊急度，空路または陸路による搬送手段と出動状況，搬送先までの距離，交通状況および天候）。

搬送の準備：紹介元施設出発前

◎ 原則

- 搬送前に患者の状態を安定させる。
- ICU と同等レベルの医療を提供することを目指す。
- 組織的，系統的に患者評価を行う。
- いったん患者搬送を決定したら，不適切な搬送の遅れは避ける。
- 出発前に受け入れ先施設と連絡をとる。

訳注 4
その他，乗り物酔いの可能性，揺れが激しいなどがある。

訳注 5
その他，気圧の変化への配慮が必要なことなどがある。

表 2-2　搬送手段の選択

救急車		
利点		迅速に移動できる
		多くの地域で機能する
		処置のために停車が可能
欠点 [訳注4]		搬送に長時間かかる
ヘリコプター		
利点		直ちに利用可能なら迅速に移動できる
		速い
		現場や施設に直接着陸できる
欠点		機能できる地域が限られる
		騒音
		乱気流時の揺れ
		運行が天候で制限される
固定翼機（航空機）		
利点		長距離を短時間で移動可能
欠点 [訳注5]		騒音
		乱気流時の揺れ
		運行が天候で制限される
		空港・施設間の移動のためにさらなる交通手段が必要

◎ 気道と換気

- 搬送前に気道が確保されているか確認する。
- 気道の開通が失われる危険性があれば，搬送出発前に気管挿管を考慮する。
- 気管挿管され，換気が必要な患者では，手動換気よりも機械的人工呼吸が望ましい。
- 出発前に気管チューブの位置を確認する。
- 気管チューブをしっかりと固定する。
- 換気と酸素化が問題ないか確認するために，出発前の血液ガス分析を考慮する。
- 吸引器が正常に作動するか確認する。気管挿管の有無にかかわらず，吸引が必要になる可能性が高い。
- 搬送に必要な十分量の酸素を持参する。

◎ 循環

- 搬送前に十分な輸液負荷を行う。
- 輸液量の計算では，搬送中に持続する体液喪失量も考慮する。
- 輸液に反応しないショックに対して，搬送前に適切な陽性変力作用薬を準備する。
- 搬送中に必要な十分量の輸液製剤を持参する。
- すべての末梢静脈路，中心静脈路の固定と保護：輸液ルートの屈曲や，閉塞がないことを確認する。
- 静脈路確保が困難な場合は，骨髄輸液路を確保する。

◎ モニタリングとチューブ類

- すべてのモニターが正常に作動することを確認する。
- 循環が不安定で機械的人工呼吸管理中の患者では，動脈路を血圧のモニターとして使用する。
- 気管挿管されているすべての患者に呼気終末二酸化炭素（ET_{CO_2}）モニターを使用すべきである。
- 長時間の搬送では，尿道カテーテル（Foley カテーテル）で尿量をモニターする。
- 経鼻胃管は適切な吸引器に接続する。
- 出発前に動脈路のゼロ点調節と，正常な作動を確認する。

◎ 鎮痛，鎮静，薬物

- 出発する前に，鎮痛，鎮静や筋弛緩の必要性について評価する。
- 出発までに，搬送中に必要になる可能性がある適切な薬物を準備する。

- 長時間の搬送では，鎮静薬や鎮痛薬はボーラス投与よりも，持続的投与を考慮する。
- 搬送中に必要な十分量の薬物を搭載する。

◎ 記録と連絡

- すべての患者記録とX線写真を持参する。
- 両親に患者の状態，最終目的地，PICUの電話番号を知らせて，救急車を追わないように伝える。
- 受け入れ施設に，患者の状態など最新情報を常に報告する。

空路搬送：特別に考慮すること

- 患者の評価と安定化は，空路搬送によるさまざまなストレスの影響を受けることがある。

◎ Boyle の法則

- 高度が上がり機内の気圧が低下すると気体は膨張する。
- 気胸は空路搬送の前にドレナージを行う。脱気チューブにはHeimlich弁（フラップ弁）[訳注6]を装着する。
- 気管チューブのカフは，空気の代わりに蒸留水や生理食塩液で膨らませる[訳注7]。
- 頭部外傷の患者では，頭蓋内圧をモニタリングする。
- 胃の拡張を防ぐために経鼻胃管を挿入する。

◎ 酸素必要量の増加

- 高度上昇に伴い，酸素必要量が増加する。
- 呼吸器疾患の患者には酸素投与量を増やす。
- 地上で100％酸素投与を必要とする患者では，高所での搬送に耐えられるように呼吸補助手段の変更が必要な場合がある。

◎ 騒音

- コミュニケーションが困難になり，疲労が増す。
- 聴診（呼吸音，心音，血圧測定）が困難になる。

◎ 温度（体温，気温）

- 高度上昇により気温は低下する。
- 患者の体温を必ずモニタリングする。乳児の場合は特に注意が必要であり，保育器の使用を考慮する。

訳注6
ゴム製チューブでできた逆流防止弁。これを用いることで搬送時に胸腔チューブをクランプする必要がなくなる。

訳注7
同様に，尿道カテーテルのバルーンも蒸留水や生理食塩液で膨らませる。

- 搬送チームメンバー用に予備の衣類を用意する。

◎ 乱気流と振動
- 乱気流の発生は天候に依存する。大気温が高い方が状況が悪化する。
- 高度や機体の位置が急に変わると，乗り物酔いが悪化することがある。
- 患者をベルトや毛布，必要に応じて抑制帯で固定する。
- 搬送の前に，資機材をしっかり固定する。

◎ 脱水
- 高度上昇に伴い湿度が低下する。
- 患者，搬送チームメンバーに十分な水分補給を行う。

◎ 加速と減速
- rear-load（患者の頭部を機体後方に向けて位置させること）：循環動態が不安定な患者では，離陸中の脳灌流低下を予防できる。
- front-load（患者の頭部を機体前方に向けて位置させること）：頭部外傷患者の離陸中の頭蓋内圧亢進を予防できる。

文献
- Barry PW, Ralston C. Adverse events occurring during interhospital transfer of the critically ill. Arch Dis Child. 1994;71:8-11.
- Brink LW, Neuman B, Wynn J. Air transport. Ped Clin N Amer. 1993; 40(2): 439-455.
- Macrae DJ. Paediatric intensive care transport. Arch Dis Child. 1994; 71:175-178.
- Wallen E, Venkataraman ST, Shekhar, T, et al. Intrahospital transport of critically ill pediatric patients. Crit Care Med. 1995;23(9):1588-1595.
- Woodward GA, Insoft RM, et al. The state of pediatric interfacility transport: consensus of the Second National Pediatric and Neonatal Interfacility Transport Medicine Leadership Conference. Ped Emerg Care. 2002;18(1):38-43.

3

心肺蘇生
Suzan Schneeweiss

> **概要**
> - 小児の心停止は，呼吸器系の異常に伴い生じることが多い。
> - 一般に小児の心筋は正常であり，最終的に心停止に至る原因は主に低酸素症である。
> - 心停止の原因として2番目に多いのは，循環血液量の低下（脱水や出血）や敗血症による循環不全である。

> **気道**
> ### ◎ 気道の開通
> - 気道確保は小児と成人でほぼ同様の手技を用いる[訳注1]。
> - 小児の気道の特徴
>   - 口腔内の容積に占める舌の割合が大きい。
>   - 喉頭が高位かつ前方に位置している。小児：C（頸椎）3～4，成人：C5～6
>   - 長く，軟らかい喉頭蓋
>   - 乳児の喉頭では声門下部分が最も狭い。
>   - 頭が大きい：バックボードで仰臥位になると，後頭部が大きいため頸部が相対的に屈曲して気道を閉塞する可能性がある。外傷の所見がなければ頭部と肩にタオルを敷くことで気道開存の手助けになる。

> ### ◎ 気管挿管
> - 昏睡や呼吸停止，心停止の小児において，気管挿管は気道の開存を確保し，かつ維持するための最良の手段である[訳注2]。
> - 迅速気管挿管（rapid sequence intubation：RSI）は，挿管を容易にし，かつ合併症を減らす方法である。

訳注1
頭部後屈顎先挙上法を用い，頸椎損傷が疑われる場合は下顎挙上法を用いる。

訳注2
ただし，バッグ・マスク換気により用手的に気道確保が可能ならば，気管挿管を急ぐことによって心肺蘇生処置や除細動を遅らせてはならない。

- 鎮静薬，筋弛緩薬[訳注3]，その他の薬物を使用する。
- 熟練した医師が施行する[訳注4]。
■ 気管チューブ位置の確認：臨床的評価と器具を使用した評価
  - 呼気終末二酸化炭素（ET_{CO_2}）モニター：カプノグラフまたは比色法[訳注5]
  - 20 kg 以上の小児で循環が維持できている場合は，食道挿管感知器を考慮する。
  - 両側の胸郭の動き：両肺野での左右対称の呼吸音を確認する。
  - 胃への通気音がないか心窩部を聴診する。
  - 酸素飽和度を確認する。
  - はっきりしない場合は，喉頭鏡を用いてチューブ位置を直視確認する。
  - 胸部 X 線で位置を確認する（右主気管支に挿管されていないか，位置が浅くないか）。
■ 患者の状態が悪化した場合は DOPE を考慮する。
  D（displacement）：気管チューブの位置異常
  O（obstruction）：気管チューブの閉塞
  P（pneumothorax）：気胸
  E（equipment failure）：人工呼吸器や回路などの機器の不具合

小児の気管チューブのサイズ

■ 1 歳以上の小児＝（年齢/4）＋ 4（カフなしチューブ）
■ 気管チューブの内径＝小児の小指の大きさ（信頼性は低い）
■ 身長に対応した蘇生テープ（Broselow®テープ）
■ 院内ではカフ付き気管チューブを考慮する[訳注6]。

ラリンゲアルマスク（laryngeal mask airway：LMA）

■ 気管挿管が困難な場合には，LMA は熟練した医療従事者にとっては有用な代替手段である。
■ 咽頭反射が正常に認められる場合は禁忌である。
■ 誤嚥から気道を保護できない。
■ 患者に体動があると気管チューブに比べて気道の保持が困難である。
■ バッグ・マスク換気の代替手段とすべきではない。
■ LMA のサイズ（体重別）
  - 新生児：1 〜 1.5
  - 7.5 〜 10 kg：1.5
  - 10 〜 20 kg：2
  - 20 〜 30 kg：2.5

訳注3
筋弛緩させると換気不能になりうる病態（上気道狭窄，胸腔内腫瘍など）には使用してはならない。

訳注4
以下の場合は RSI の絶対禁忌である。(1) RSI が失敗した際に他の方法で気道確保が困難と予測される場合（解剖学的構造異常，頸部腫脹など）。(2) 筋弛緩されると換気不能になる可能性が予測される場合。(3) 挿管する者が使用する薬剤に不慣れな場合。

訳注5
気管チューブが正しく気管内に挿管されていることを示す確実な評価法であり，挿管直後だけでなく人工呼吸管理中は持続モニタリングすべきである。

訳注6
救急蘇生に際して第 1 選択とはならない。肺コンプライアンスの悪化，気道抵抗上昇，声門からの多量エアリークなどの特定の状況下において，小児麻酔や小児集中治療の経験豊富な施設と専門医のもとで使用する。使用する場合はカフ付きチューブサイズの正しい選択（年齢/4 + 3）とカフ圧測定（< 20 cmH_2O）が前提である。以下を参照。American Heart Association. Part 6. Pediatric basic and advanced life support. Circulation. 2005; 112: 73-90.

- 30 〜 50 kg：3
- 50 kg 以上：3 〜 4

呼吸

◎ 切迫呼吸不全
- 呼吸数と呼吸努力の増加，あるいは呼吸音の減弱
- 呼吸仕事量の増加
  - 鼻翼呼吸，呼吸補助筋の使用
  - 頭部の上下首振り（head bobbing）や呻吟
  - 吸気性喘鳴や呼気延長
- 意識レベルの低下，あるいは疼痛や刺激に対する反応の低下
- 骨格筋の緊張低下
- 徐呼吸あるいは不規則呼吸（呼吸停止が切迫）
- チアノーゼ
- **注意**：呼吸窮迫の所見に乏しい静かな頻呼吸は，代謝性アシドーシスに対して pH を正常化するための代償機転（代償性呼吸性アルカローシス）であることが多い。

◎ バッグ・マスク（bag-valve-mask）換気
- 短時間であれば気管挿管による換気と同等の効果がある[訳注7]。
- 過換気に注意する。
  - 心拍出量，脳血流量，冠動脈灌流の減少
  - 肺の過膨張（air-trapping）や圧損傷（barotrauma）をきたし，胃膨張や胃食道逆流，誤嚥の危険が増す。
- 2 人法は 1 人法より効果的である。
  - 1 人が下顎挙上法を用いて気道を開通させ，マスクを密着させる。もう 1 人が換気用のバッグを押す。

◎ 自己膨張式バッグ（self-inflating bag-valve-mask device）
- マスクは口と鼻を覆うサイズのものを顔面に密着させ，エアリークを避ける。
- バッグの最小容量は 450 〜 500 mL
- 10 〜 15 L/min の流量で 100％酸素（リザーバーバッグの使用で 60 〜 95％の吸入酸素濃度）を供給する。
- 数分以上の換気を要する場合は，経鼻胃管を留置する[訳注8]。ガスによる胃の膨張が急速に換気不全を招くことがある。

訳注 7
訳注 2 と以下参照。Gausche M, Lewis RJ, Stratton SJ, et al. Effect of out-of-hospital pediatric endotracheal intubation on survival and neurological outcome: a controlled clinical trial. JAMA. 2000; 283(6): 783-790.

訳注 8
横隔膜の圧迫と挙上による換気不全を解除するためであるが，経鼻胃管の挿入が胃食道括約筋の機能を障害し，逆流や嘔吐を誘発する可能性があることも認識しておくべきである。

◎ ガス膨張式バッグ（Anesthesia Bag）
- 使用法がより難しく，熟練を要する．
- 常に換気圧モニターを装着する．

循環
◎ 胸骨圧迫と人工換気

> American Heart Association 2005年ガイドライン

- 強く（push hard），速く（push fast）圧迫する．
- 適切なテンポ（100回/min）で圧迫する．
- 適切な圧迫の深さ（胸部前後径の1/3～1/2）で[訳注9]，胸骨下1/3の部位（胸骨剣状突起を避けて）を圧迫する．
- 圧迫ごとに胸郭を完全にもとの位置に戻す．
- 胸骨圧迫と呼吸を協調させる．
- 圧迫：呼吸の比率
    - 新生児 = 3：1
    - 小児 = 15：2（挿管後は，100回/minで圧迫して換気時も休止しない．換気は8～10回/min）
- 疲労および胸骨圧迫の質の低下を防ぐために，2分ごとに胸骨圧迫担当者を交代させる．

◎ 胸骨圧迫の開始
- 脈拍が確認できないとき（上腕あるいは大腿の脈拍），あるいは心拍数が60/min未満で循環不全徴候があるときに行う．

◎ 輸液負荷
- 蘇生時の輸液負荷は以下の目的で行われる．
    - 循環血液量減少性ショック（小児のショックで最多の原因）時に有効循環血液量を改善する．
    - 出血性ショック時に酸素運搬能を改善する．
    - 代謝不均衡を補正する．

◎ 輸液療法
- ショックの徴候
    - 発熱や疼痛などの明らかな原因がないにもかかわらず持続する洞性頻脈は，循環不全の早期の徴候の可能性がある．徐脈は，ショックが進行した結果として，心停止直前の病態である可能性があり，低血圧を伴うこ

訳注9
適切かつ安全な胸骨圧迫の深さは，胸部CT画像での計測から胸部前後径の1/3と考えられるが，この値を至適目標にすると実際の胸骨圧迫が予想以上に浅くなる可能性がある．胸骨圧迫を十分に「強く」実施するための指導が重要である．以下参照．黒澤茶茶，清水直樹，宮嵜治，他．小児心肺蘇生での胸骨圧迫の至適な深さ（強さ）について―胸部CT画像と病理解剖所見からの検討―．日本集中治療医学会雑誌　2009；16：27-32．

訳注 10
皮膚血管が収縮することで起こり，皮膚循環障害の徴候の 1 つである。

- とがある。
  - 皮膚の細状斑[訳注10]や，四肢の冷感，末梢脈拍の減弱，毛細血管再充満時間の遅延，意識状態の変化，乏尿がみられる。
  - 低血圧(**表3-1**)はショックの末期徴候であり，高い死亡率と予後不良とも相関する。
- 等張液である生理食塩液や乳酸リンゲル液 20 mL/kg を可能な限り急速に滴下する。
- 循環血液量を補充するために，必要に応じて繰り返しボーラス投与する。
- 急性の大量出血で，40 〜 60 mL/kg の晶質液投与後もショックが遷延する場合は，輸血をする。
- 輸液のボーラス投与後は，毎回反応を再評価する。

血管路の確保

◎ 静脈路確保のプロトコル

- 末梢静脈路：蘇生開始後 1 分半以内に 2 カ所確保する。
- 骨髄路：蘇生開始後 1.5 〜 5 分まで試みる。挿管している場合は気管チューブを通して多くの薬物を投与できる〔LEAN：リドカイン (lidocaine)，アドレナリン (エピネフリン：epinephrine)，アトロピン (atropine)，ナロキソン (naloxone)〕。
- 中心静脈路：蘇生開始後 5 分以上経過した場合に考慮する。

◎ 骨髄針の挿入方法

- 30 〜 60 秒で迅速に挿入できる。
- 血液製剤を含むすべての輸液と投薬が可能である。
- 硬い針を骨皮質から髄腔内に挿入する。
  - 部位の選択：脛骨粗面から 1 〜 3 cm 下方，前内側の平らな部分
  - その他の部位：脛骨遠位部，大腿骨遠位部，腸骨棘

表 3-1 低血圧（各年齢における 5 パーセンタイル未満）

年齢	収縮期血圧（mmHg）
正期産の新生児（生後 0 〜 28 日）	< 60
乳児（月齢 1 〜 12）	< 70
> 1 歳	70 + (2 × 年齢)
> 10 歳	90

- 合併症：感染，骨折，コンパートメント症候群
- 代替血管路が確保されたら骨髄路は抜去する。

薬物（付録参照）

◎ アドレナリン
- 心肺停止時に使用する薬物である。
- α および β アドレナリン作動性がある。α 作動性による血管収縮は，最も重要な作用で，大動脈拡張期圧の改善に寄与する。
- アシドーシスや低酸素血症がある場合は，カテコラミンの効果が低下するため，換気，酸素化，循環の維持が重要である。

◎ 炭酸水素ナトリウム
- ルーチンに投与しても予後は改善しない。
- 有効な換気，胸骨圧迫，アドレナリンの投与をしたにもかかわらず，心停止が遷延する場合に使用を考慮する。
- 心停止に伴うアシドーシスや，明らかな代謝性アシドーシスに伴うショック時に推奨される。
- 組織への酸素運搬を悪化させ，低カリウム血症，低カルシウム血症，高ナトリウム血症，高浸透圧を起こすことがある。心室細動の閾値を下げる，また心機能を低下させる可能性がある。

◎ グルコース（ブドウ糖）
- 乳幼児は糖の需要が多いが，体内における備蓄は少ない。
- ストレスが高いときやエネルギーが必要なときに低血糖に陥りやすい。
- 血糖管理は蘇生時に必須であり，迅速血糖測定器（Dextrostix®）を使用する。

◎ アトロピン
- 副交感神経遮断薬は，症状を伴う徐脈や気管挿管時の迷走神経刺激による徐脈のときに使用する。
- 洞性徐脈は通常低酸素により生じるため，初期治療は酸素化と換気である。
- 迷走神経遮断作用が十分生じる量を投与し，奇異性徐脈（paradoxical bradycardia）を防ぐ（最小投与量 0.1 mg）。

◎ カルシウム
- 蘇生時にルーチンに使用しない。
- カルシウムは，虚血性イベント後に生じる臓器再灌流の際に細胞内に入り，

毒性効果を生じる可能性がある。
- 低カルシウム血症，高カリウム血症，高マグネシウム血症の治療に適応がある。
- 塩化カルシウムは，可能であれば中心静脈路から投与する。末梢静脈路からの投与では，皮膚硬結が生じたり皮下漏出する危険がある。

アミオダロン

- 抗不整脈薬：房室伝導を遅らせる。房室部の不応期と QT 間隔を延長することで心室への伝導を遅らせる。
- 心室細動に使用する。
- 血管拡張作用があり，血圧を低下させる可能性がある。
- 心電図をモニターする。徐脈，伝導障害，torsades de pointes が生じる可能性がある。
- 半減期が長い（最大 40 日）。

電気的除細動

- 図 3-1 を参照。
- 小児の心停止で最も多いのは，心静止（asystolic）または徐脈である。
- 小児の院外心停止のうち 5 ～ 15％が心室細動によるものである。
- 除細動の適応は心室細動または無脈性心室頻拍である。
- パドルのサイズ：可能な限り大きなパドルを使用する。ただしパドル同士が接触しないようにする（パドルとパドルの間は少なくとも 3 cm はあける）。
  - ＞ 10 kg：成人用パドル
  - ＜ 10 kg：小児用パドル
- 初回エネルギー量は 2 ジュール（J）/kg，2 回目以降は 4 J/kg
- 自動体外式除細動器（automatic electrical defibrillator：AED）は，1 ～ 8 歳の小児には安全で有効である（小児用のエネルギー減衰機能を備えている AED）。
- 手順
  - 速やかに初回のショック 2 J/kg を行う。
  - 心肺蘇生を 2 分間再開する。
  - ショック適応リズムが続いていたら，ショック 4 J/kg を行い，続けてアドレナリンを投与する（3 ～ 5 分ごとに反復投与）。
  - 心肺蘇生施行 2 分後もショック適応リズムが続いていたら，再度ショック 4 J/kg とアミオダロンを投与する（アミオダロンが使用できなければリドカインを使用する）。

3 心肺蘇生

1 無脈性心停止
- BLSアルゴリズム：CPRを続行
- 酸素があれば投与
- モニター/除細動器があれば装着

2 心リズムをチェック ショック適応のリズムか？

ショック適応 → **3 VF/VT**

ショック不要 → **9 心静止/PEA**

4
ショックを1回行う
- 手動式：2J/kg
- AED：年齢≧1歳
  1～8歳の小児には，あれば小児用装置を使用

ただちにCPRを再開

5 CPRを5サイクル実施* 心リズムをチェック ショック適応のリズムか？

いいえ → 12 へ

ショック適応 →

6
除細動器の充電中もCPRを続行
ショックを1回行う
- 手動式：4J/kg
- AED：年齢≧1歳

ただちにCPRを再開
"アドレナリン"を投与
- IV/IO：0.01mg/kg
  （1：10,000：0.1mL/kg）
- 気管内投与：0.1mg/kg
  （1：1,000：0.1mL/kg）

3～5分ごとに反復投与

7 CPRを5サイクル実施* 心リズムをチェック ショック適応のリズムか？

いいえ → 12 へ

ショック適応 →

8
除細動器の充電中もCPRを続行
ショックを1回行う
- 手動式：4J/kg
- AED：年齢≧1歳

ただちにCPRを再開
抗不整脈薬を考慮
（例：アミオダロン5mg/kg IV/IOまたはリドカイン1mg/kg IV/IO）
torsades de pointesの場合は
マグネシウム25～50mg/kg IV/IO，を考慮
CPRを5サイクル実施した後*，
上のボックス5へ行く

10
ただちにCPRを再開
"アドレナリン"を投与
- IV/IO：0.01mg/kg
  （1：10,000：0.1mL/kg）
- 気管内投与：0.1mg/kg
  （1：1,000：0.1mL/kg）

3～5分ごとに反復投与

11 CPRを5サイクル実施* 心リズムをチェック ショック適応のリズムか？

ショック不要 → 12

ショック適応 → **13 ボックス4へ行く**

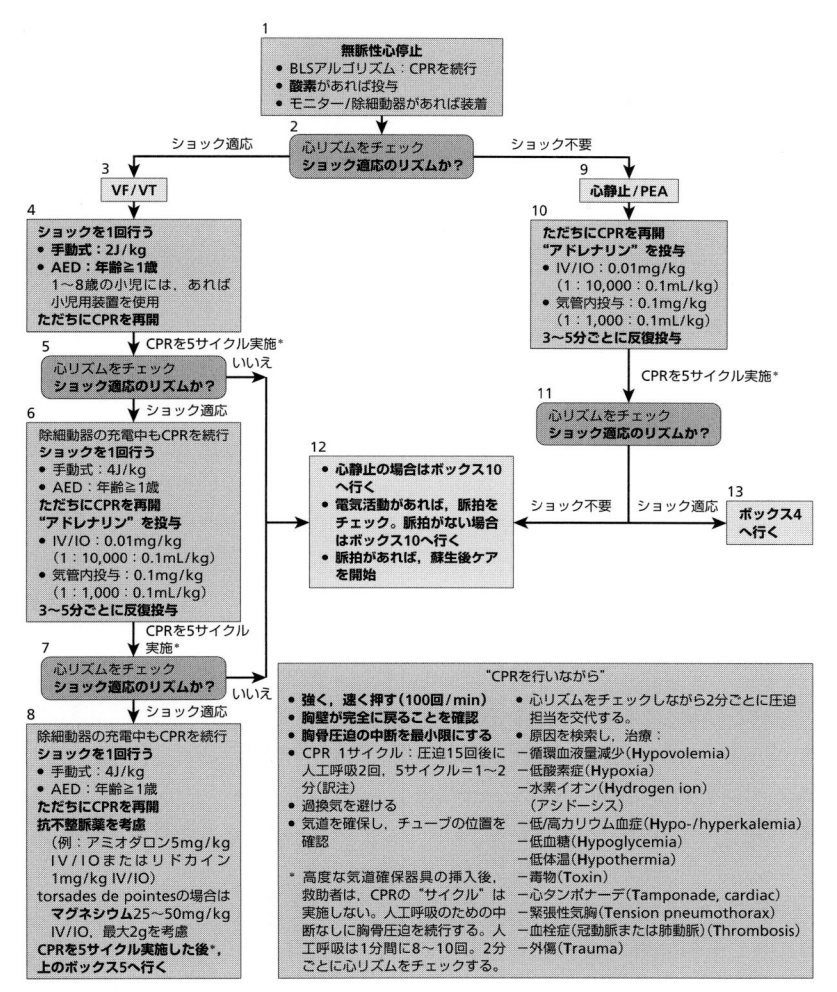

12
- 心静止の場合はボックス10へ行く
- 電気活動があれば，脈拍をチェック。脈拍がない場合はボックス10へ行く
- 脈拍があれば，蘇生後ケアを開始

"CPRを行いながら"
- 強く，速く押す（100回/min）
- 胸壁が完全に戻ることを確認
- 胸骨圧迫の中断を最小限にする
- CPR 1サイクル：圧迫15回後に人工呼吸2回，5サイクル＝1～2分（訳注）
- 過換気を避ける
- 気道を確保し，チューブの位置を確認
- *高度な気道確保器具の挿入後，救助者は，CPRの"サイクル"は実施しない。人工呼吸のための中断なしに胸骨圧迫を続行する。人工呼吸は1分間に8～10回。2分ごとに心リズムをチェックする。
- 心リズムをチェックしながら2分ごとに圧迫担当を交代する。
- 原因を検索し，治療：
  - 循環血液量減少（Hypovolemia）
  - 低酸素症（Hypoxia）
  - 水素イオン（Hydrogen ion）（アシドーシス）
  - 低/高カリウム血症（Hypo-/hyperkalemia）
  - 低血糖（Hypoglycemia）
  - 低体温（Hypothermia）
  - 毒物（Toxin）
  - 心タンポナーデ（Tamponade, cardiac）
  - 緊張性気胸（Tension pneumothorax）
  - 血栓症（冠動脈または肺動脈）（Thrombosis）
  - 外傷（Trauma）

図3-1 PALS（Pediatric Advanced Life Support）無脈性心停止アルゴリズム BLS：一次救命処置，CPR：心肺蘇生，VF：心室細動，VT：心室頻拍，PEA：無脈性電気活動，AED：自動体外式除細動器，IV：静注，IO：骨髄内投与。訳注：圧迫15回と人工呼吸2回のサイクルの場合は5サイクルではなく，約2分間（10サイクル）続ける。〔American Heart Association Guidelines for Cardiopulmonary Resuscitation and Emergency Cardiovascular Care. Part 12: Pediatric Advanced Life Support. Circulation 2005; 112: IV-167-IV-18.（日本蘇生協議会監修．「AHA心肺蘇生と救急心血管治療のためのガイドライン 日本語版〈2005〉」American Heart Association, Inc. 2006/訳注を含む）より許可を得て転載〕

同期下カルジオバージョン

- 適応は，症候性の上室頻拍，あるいは循環不全，血圧低下，心不全を伴う心室頻拍（ただし脈拍は触れる）の患者
- 初回エネルギー量は 0.5 ～ 1 J/kg で，必要に応じて 2 回目以降は 2 J/kg で行う。

心拍出量を維持する薬物

- 心筋機能障害は心停止後によくみられる。
- 血管作動薬は血行動態の改善に使用される。
- それぞれの患者の病態に応じて薬物や使用量を調整する。

◎ ドパミン [訳注11]

- 蘇生後の循環不全や，輸液に反応しないショック時に使用される。
- 内因性カテコラミンで，さまざまな心血管作用効果をもつ。
- 低用量では，腎血流量の維持や腎機能の回復効果は乏しい。
- 用量が増えると（＞ 5 μg/kg/min），β 受容体を刺激し，かつ α 作用による血管収縮作用が認められるようになる。

◎ アドレナリン

- 低用量（＜ 0.3 μg/kg/min）：β 作用（陽性変力作用と体血管抵抗の減少）
- 高用量（＞ 0.3 μg/kg/min）：α 作用
- 著明な循環不全や低血圧性ショックの場合は，ドパミンよりも望ましい。

◎ ドブタミン

- β_1 と β_2 受容体に選択的に作用する。
- 心筋収縮力を増強し，末梢の血管抵抗を減らす。
- 心筋機能の低下などがある場合に，心拍出量と血圧の上昇を目的に使用する。

訳注 11
低用量（1 ～ 5 μg/kg/min）では主にドパミン受容体に作用し，中用量（5 ～ 10 μg/kg/min）では主に β_1 作用に α 作用が加わり，高用量（10 ～ 20 μg/kg/min）では α 作用が中心となる。

文献

- American Heart Association. Part 11: Pediatric basic life support. Circulation. 2005;112:156-166.
- American Heart Association. Part 12: Pediatric advanced life support. Circulation. 2005;112:167-187.
- American Heart Association. Part 13: Neonatal resuscitation guidelines. Circulation. 2005;112:188-195.

4 ショック

D. Anna Jarvis

概要

- ショックとは，組織の需要にみあった酸素と栄養の供給が不十分であるために起こる病態である。
- 原因：循環血液量減少性，血液分布異常性，閉塞性，心原性，酸素解離異常性による(**表 4-1**)。
- 代償性，非代償性，不可逆性という分類もある。
- ショックは主要臓器の機能障害の連鎖によってみられる病態である。単一組織の問題(出血など)が，二次的臓器障害を引き起こし，多臓器不全，そ

表 4-1 ショックの原因

循環血液量減少性（循環血液量の減少）	・脱水 ・出血 ・血漿量の減少
血液分布異常性（血管拡張）	・敗血症 ・アナフィラキシー ・薬物毒性 ・脊髄損傷
閉塞性（心臓への還流障害）	・心タンポナーデ ・緊張性気胸 ・肺塞栓
心原性（心筋収縮力の低下）	・先天性心疾患 ・心筋炎 ・不整脈
酸素解離異常性（酸素がヘモグロビンから解離しない）	・一酸化炭素中毒 ・メトヘモグロビン血症

して最終的に死に至る。
（例：出血→組織の低酸素→肝機能障害→凝固障害＋脳の低酸素→昏睡→死）

ショックの分類（表 4-2）

◎ 代償性ショック
- 主要臓器への血液灌流は維持されている。
- ショックの早期症状は，予想されるよりも多い心拍数と呼吸数である。
- 血圧は血管の収縮により維持され，主要臓器への血液灌流は保たれる。
- 体内の非灌流部位では，低酸素症により進行性の臓器障害が生じる。
- **注意**：年少児では，心拍出量は心拍数に影響される。

◎ 非代償性ショック
- 低血圧と組織への血液灌流障害を認める。
- 最初の症状が倦怠感（疲労）の場合もある（例：乳児の細気管支炎における無呼吸[訳注1]）。
- 全身状態の改善を認めないにもかかわらず，心拍数・呼吸数が正常値へ減少する。
- 末梢循環の変化：末梢の脈拍消失，毛細血管再充満時間が3秒より遅延，意識障害，尿量減少
- 血圧低下は晩期症状で，心肺停止が差し迫っている徴候である。

◎ 不可逆性ショック
- 死に至る多臓器不全
- 初期症状が出現してから数時間，数日，あるいは数週間経って起こることがある。

訳注1
新生児期によくみられるRSウイルス感染に伴う無呼吸は，中枢性と考えられている。

表 4-2 代償性ショックと非代償性ショック

	代償性ショック	非代償性ショック
外観	意識清明，苦悶様	意識障害
呼吸	頻呼吸，過呼吸	頻呼吸，徐呼吸
循環	頻脈，末梢の脈触知が弱い，冷たく蒼白な皮膚	頻脈，末梢の脈を触知しない，網状かチアノーゼ様の皮膚

敗血症の臨床スペクトル

◎ 菌血症
- 血中に細菌が存在する。
- 肺炎球菌（*Streptococcus pneumoniae*）は，3～36 カ月の小児で最も一般的な病原体であり，自然治癒することが多い。

◎ 全身性炎症反応症候群（systemic inflammatory response syndrome：SIRS）
- さまざまな侵襲に対する身体反応の臨床症状
- ウイルス血症，真菌血症，外傷，急性呼吸窮迫症候群，新生物，熱傷，膵炎などにより引き起こされる。
- SIRS は下記の2つ以上を満たす場合に診断される[訳注2]。
  - 体温：38℃ 以上または 36℃ 未満
  - 頻脈：心拍数が乳児で 160/min 以上，小児で 150/min 以上
  - 頻呼吸：呼吸数が乳児で 60/min 以上，小児で 50/min 以上，または $Paco_2$ が 32 mmHg 未満
  - 白血球数：12,000/μL 以上，または桿核球 10% 以上

◎ 敗血症
- 感染に対する全身性炎症反応で，SIRS の基準を2つ以上満たしている。
- 年少児では危険性が高い。
- 一般的な病原体
  - 新生児：グラム陰性桿菌，B 群溶血性レンサ球菌
  - 乳児後期と小児：肺炎球菌，髄膜炎菌（*Neisseria meningitidis*），黄色ブドウ球菌（*Staphylococcus aureus*），A 群溶血性レンサ球菌
- 危険因子
  - 予防接種が不完全か未接種[訳注3]
  - 3 カ月未満の乳児
  - 易感染性のある小児：多くの病原体や，一般的ではない病原体に対する危険性が高い。
  - 水痘
  - 旅行歴，接触歴

◎ 重症敗血症
- 以下を伴う敗血症
  - 明らかな原因のない血圧低下で，年齢相当の 5 パーセンタイル以下，あ

訳注 2
International pediatric sepsis consensus conference によると，◎深部体温 38.5℃ 以上または 36℃ 未満，◎頻脈（明らかな刺激がないのに年齢相当の正常値から 2SD 以上が 30 分～4 時間続く），◎頻呼吸（年齢相当の正常値から 2SD 以上），◎白血球数増加または減少（年齢相当の正常値を超える）となっている。詳細は以下参照。Goldstein B, et al. International pediatric sepsis consensus conference: definitions for sepsis and organ dysfunction in pediatrics. Pediatr Crit Care Med. 2005; 6: 2-8.

訳注 3
米国を含む多くの国で，生後 2 カ月から肺炎球菌に対する定期予防接種が実施されている。

るいは基準値から 40 mmHg 以上の低下
- 血液灌流の低下または臓器障害：乳酸アシドーシス，乏尿，低酸素，意識状態の急激な変化（Glasgow Coma Scale がもとの値よりも 3 以上低下）

◎ 敗血症性ショック
- 十分な輸液蘇生にもかかわらず，低血圧と血液灌流障害を認める敗血症

◎ 多臓器不全症候群
- 臓器の機能不全
- 治療をしないと生体の恒常性を保つことができない。

治療
◎ 気道と呼吸
- 酸素を投与し，酸素飽和度 95％以上を維持する。
- 心肺のモニタリングを行う。
- 非代償性ショックあるいは呼吸不全を認めれば気管挿管を行う。

◎ 循環
- 生理食塩液または乳酸リンゲル液 20 mL/kg を急速に滴下して輸液蘇生（5〜10 分）を行い，再評価する。
- 血圧を維持するため，輸液のボーラス投与を繰り返す。
- 最初の 1 時間で積極的に輸液蘇生する。最初の 1〜2 時間で 60〜100 mL/kg 必要になることもある。
- 静脈路が迅速に確保できなければ（90 秒間または 3 回試行），骨髄路あるいは中心静脈路の確保を考慮する。
- 晶質液 20 mL/kg の投与ごとに，陽性変力作用薬や他の血液製剤の必要性を検討する。
- 膠質液の使用についての議論：小児では有益性あるいは有害性について，まだ研究されていない。

出血性ショック
- 晶質液 40 mL/kg 投与後も改善がなければ，濃厚赤血球 10 mL/kg を投与する。
- 濃厚赤血球の初回投与後も状態が安定せず，コントロールできない激しい出血がある場合は，凝固因子，血漿，血小板などの輸血と早急な外科処置を考慮する。

◎ 検査

- 血算，分画，クロスマッチ，血液培養
- 凝固検査
- 血液ガス，電解質，血糖，カルシウム，BUN，クレアチニン
- 血清乳酸
- 尿検査と尿培養
- 考慮するその他の検査
  - アミラーゼ，肝機能検査，アルブミン
  - 髄液・便・咽頭培養
  - 胸部その他のX線検査
  - 中毒あるいは代謝スクリーニング
  - 経鼻胃管，尿道カテーテル（Foleyカテーテル）
  - 心電図
- **注意**：検査のために治療が遅れないようにすること！

◎ 薬物

抗菌薬：最も疑わしい病原体を考える

- 新生児：アンピシリン＋アミノグリコシドまたはセフォタキシム
- 小児：セフォタキシムまたはセフトリアキソン＋バンコマイシン
- 劇症型A群溶血性レンサ球菌：ペニシリンとクリンダマイシン

陽性変力作用薬と血管収縮薬（付録参照）

- 心拍数や心収縮力が不十分なら，陽性変力作用薬の使用を考慮する。
- 症候性の徐脈では，アドレナリンを使用する。
- ドパミンは心拍出量と組織の血液灌流を改善する。高用量ではアドレナリンと同様の効果がある。
- ドパミンは，状態の変化に応じて投与量を漸増できるため，小児のショックでは第1選択薬となることが多い。

ステロイドと活性化プロテインC

- 研究中。現時点では，小児の敗血症性ショックでの適応に関して決定的なエビデンスはない。
- 慢性疾患でステロイド治療中あるいは副腎不全が疑われる症例には，ステロイドの投与を検討する。

◎ 二次評価

- 病歴
- 頭から足の先まで注意深く診察する。
- 各治療または処置後に再評価する。
- 適切な専門診療科へのコンサルトする。
- ICUへ入院させる。

文献

- American College of Surgeons. Advanced Trauma Life Support Program for physicians: ATLS. 7th ed. Chicago, Ill: American College of Surgeons; 2001.
- Annane D, Bellissant E, Cavallon JM. Septic shock. Lancet. 2005;365:63-78.
- Burns JP. Septic shock in the pediatric patient: pathogenesis and novel treatments. Pediatr Emerg Care. 2003;19:112-115.
- Gausche-Hill M, Fuchs S, Yamamoto L, eds. American Academy of Pediatrics and American College of Emergency Physicians. APLS: the Pediatric Emergency Medicine Resource. 4th ed. Sudbury, Mass: Jones and Bartlett; 2004.
- McKiernan CA, Lieberman SA. Circulatory shock in children: an overview. Pediatr Rev. 2005;26(12):445-453.
- Schexnayder SM. Pediatric septic shock. Peds in Review. 1999;20:303-307.
- Stoll ML, Rubin LG. Incidence of occult bacteremia among highly febrile young children in the era of the pneumococcal conjugate vaccine: a study from a children's hospital emergency department and urgent care center. Arch Pediatr Adolesc Med. 2004;158:671-675.

5

アナフィラキシー

Carolyn Calpin

概要

- 定義：生命に危険を及ぼす可能性のあるアレルギー反応である。
- IgE 反応が主体であることが多い。
- 皮膚(90%)，呼吸器系(90%)，消化器系，心血管系，中枢神経系が影響を受ける。
- 臨床症状は多彩であり，ごく軽微な症状の場合もある。
- 十分な病歴聴取と診察に基づいて診療することが大切である。
- 一般的な原因物質：食物（ピーナッツ，貝・甲殻類）と薬物（ペニシリン）
- 原因物質が不明なこともある。
- 二相性
  - 症状が治まったようにみえても，数時間後に症状が再発することがある。
  - 頻度は高くても 30％程度である。
  - 適切な治療を行っても起こりうるので，すべての患者を数時間観察する。
  - 遅延相は発作が起こってから 8 ～ 12 時間後に起こる可能性がある。
  - 二相性あるいは遷延するアナフィラキシーの正確な予測因子はない[訳注1]。

症状（表 5-1）

- 症状は抗原への曝露後 5 ～ 30 分以内に発現するが，1 時間以上遅れて現れることもある。
- アドレナリン筋注を早期に行うことが重要である。
- アドレナリンの投与が遅れると，二相性反応の危険性が高まることがある。

病因

- 薬物：抗菌薬，化学療法薬，放射線造影剤，血液製剤，アスピリン，非ス

訳注 1
初期治療でアドレナリンや輸液を必要とした症例は，二相性の反応をきたす可能性が高いことが示唆されている。Mehr S, et al. Clinical predictors for biphasic reactions in children presenting with anaphylaxis. Clin Exp Allergy. 2009; 39: 1390-1396.

表5-1 アナフィラキシーの徴候と症状

呼吸器系	上部：嗄声，吸気性喘鳴，口咽頭・喉頭浮腫，咳嗽，完全閉塞 下部：気管支攣縮，頻呼吸，チアノーゼ，呼吸補助筋の使用，呼吸停止
皮膚	体熱感，顔面紅潮，紅斑，全身の瘙痒感，蕁麻疹，血管性浮腫
消化器系	悪心，嘔吐，激しい腹痛，下痢
心血管系	頻脈，血圧低下，不整脈，心停止
神経系	めまい，脱力感，失神，痙攣
その他	結膜充血，流涙，くしゃみ，口腔内のヒリヒリした感覚，瘙痒感

テロイド性抗炎症薬（NSAID），ガンマグロブリン，インスリン，ヘパリン，麻薬系鎮痛薬（オピオイド）
- 食物：木の実（カシューナッツ，アーモンド，ピーカンナッツ，クルミ），ピーナッツ，貝・甲殻類，牛乳，卵，小麦，魚，種子（ゴマ，ヒマワリ，ケシ），香辛料（シナモン，ナツメグ，マスタード，セージ），果物（リンゴ，バナナ，モモ，オレンジ），チョコレート，ジャガイモ，トウモロコシ，添加物
- ラテックス製品
- 昆虫毒：ハチ類，フシアリ
- 運動誘発性
- 特発性

鑑別診断
- 重症喘息
- 遺伝性血管神経浮腫
- 異物誤飲
- 血管迷走神経反射
- 過換気症候群
- 褐色細胞腫
- 薬物中毒

初期治療
- 気道確保と酸素投与をする。
- 生命に危険を及ぼす気道閉塞が起きたら気管挿管する。不可能な場合は輪状甲状靱帯切開を行う。
- 1,000倍希釈アドレナリンを，0.01 mg/kg（0.01 mL/kg）筋注する〔最大1

回投与量は 0.5 mg (0.5mL)]。必要に応じて 15 分ごとに繰り返す。
- アドレナリンの大腿への筋注は，腕への筋注や皮下注より急速に吸収され，高濃度になる。
- 吸収が速いため，皮下注よりも筋注が望ましい。
- 低血圧，あるいはアドレナリンの初回投与に反応がない場合
  - 10,000 倍希釈アドレナリンを 0.01 mg/kg (0.1 mL/kg) 静注する。
  - 生理食塩液 20 mL/kg を静注する。
  - 患者の足を高くして臥位にする。
  - 低血圧が持続するなら，血圧を維持するためにアドレナリン 0.2〜0.4 µg/kg/min またはドパミン 2〜10 µg/kg/min を投与する。
- ジフェンヒドラミン 1〜2 mg/kg（最大 50 mg）を 4〜6 時間ごとに筋注または静注する。
- メチルプレドニゾロン 1〜2 mg/kg（最大 125 mg）を 4〜6 時間ごとに静注，あるいはプレドニゾン 1〜2 mg/kg（最大 80 mg）を経口投与する。
- 重症例に対しては，ラニチジン 1〜2 mg/kg を 6〜8 時間ごとに静注することを検討する。
- 気管支攣縮にはサルブタモール（アルブテロール），吸気性喘鳴にはアドレナリン吸入を行う。
- バイタルサインを頻回に測定する。

帰宅／入院の判断

- 少なくとも 6〜8 時間は経過観察する。重症例あるいは喘息の既往があれば，少なくとも 24 時間は経過観察する。
- 経過観察する時間を決める際，臨床症状の重症度と自宅から最寄りの救急部への距離を考慮する。

◎ 帰宅させる際の留意点

- アレルゲンを回避するための指導をする。
- アレルギー検査が必要な場合はアレルギー専門医へ紹介する。
- 薬物：ジフェンヒドラミンまたはステロイド短期投与
- EpiPen®（アドレナリン）を 2 本処方する。
  - 体重 15kg 未満：EpiPen Jr®（0.15mg）
  - 体重 15kg 以上：EpiPen®（0.3 mg）
- MedicAlert® ブレスレット（メディカルアラートサービス）[訳注2] についての情報提供をする。

訳注 2
米国の会員登録制サービスで，個人の ID と連絡先などを記載したブレスレットを支給し，緊急時には医療従事者がこれを参照して 24 時間いつでも本人の病歴や医療情報を入手できる（http://www.medicalert.org/）。

文献

- Brown SG. Clinical features and severity grading of anaphylaxis. J Allergy Clin Immunol. 2004;114(2):371-376.
- Chowdhury BA. Intramuscular versus subcutaneous injection of epinephrine in the treatment of anaphylaxis. J Allergy Clin Immunol. 2002;109(4):720.
- Holstege CP. Proper treatment of anaphylaxis. Ann Emerg Med. 2003;41(3):425-426.
- Lieberman P. The diagnosis and management of anaphylaxis. J Allergy Clin Immunol. 2005;115(3):584-591.

6 外傷

Angelo Mikrogianakis

概要
- 外傷は，小児の死亡と機能障害の主要原因である。
- 酸素化と換気の障害がよくみられる。
- 血液灌流障害はまれであるが，致命的となりうる。
- 主な死亡原因は気道障害と不十分な輸液蘇生である。
- 鈍的外傷が穿通性外傷よりも多い。
    - 頭部外傷：55％
    - 内部臓器の損傷：15％
- 初期治療の4段階
    1. primary survey（初期評価）
    2. 初期蘇生
    3. secondary survey（初期蘇生後の評価）
    4. 根本的治療

primary survey（初期評価）
- Advanced Trauma Life Support（ATLS）のアルゴリズムに準じて行う。
    - A（airway）：気道の評価と頸椎固定
    - B（breathing）：呼吸および換気状態の評価
    - C（circulation）：循環の評価と外出血のコントロール
    - D（disability）：中枢神経評価と身体障害評価
    - E（exposure）：脱衣と体温管理

◎ 気道の評価
- 必要であれば，頸椎固定をして評価と気道確保を行う。

- 頸椎損傷を疑った場合の気道確保は，頭部後屈を行わずに下顎挙上法を用いる。
- いつでも吸引ができるように準備しておく。
- 気道確保補助（気管挿管）の必要性を決定する。
- 二次的低酸素性脳障害を予防するため，低酸素に対する治療を行う。
- 気管挿管の絶対適応
  - 気道の開通性を保持するのが困難な場合
  - 陽圧換気が必要な場合
  - 気道熱傷や，吸入ガスなどによる気道損傷を認める場合
  - Glasgow Coma Scale（GCS）が8以下の重症頭部外傷
  - 顎顔面の大きな損傷

◎ 呼吸の評価

- 呼吸不全の原因を鑑別する。
  - 頭部外傷に起因する低換気
  - 気胸，緊張性気胸
  - 血胸
  - フレイルチェスト
  - 肺挫傷
  - 胸部外傷（多くは，病歴，身体所見，胸部単純X線検査から診断できる）
  - 開放性気胸

◎ 循環の評価

- ショックの徴候を認知し，循環不全の原因を探しだし，早急に治療を開始する。
- 出血の評価：体外・体内に継続している出血の評価をする（充実性臓器損傷後など）。
- 2本の径の太いカテーテルによる静脈路確保と輸液蘇生
- 輸液蘇生に反応しない循環不全を認識する。潜在性出血や脊髄性ショックを考慮する。
- 循環血液量減少，低血圧，低酸素症を含めて，二次的脳損傷を引き起こす可能性が高い原因は，予防するか迅速に治療を行う。

◎ 中枢神経評価と身体障害評価

- 緊急介入が必要な状態の有無を判断するために神経学的評価を迅速に行う。
- AVPUで意識状態を評価する。
  - A（alert）：意識清明
  - V（responsive to verbal stimuli）：呼びかけに反応

P（responsive to painful stimuli）：痛み刺激に反応
U（unresponsive）：反応なし
- GCS による評価（第 7 章参照）
- 瞳孔所見：瞳孔不同，散大，緩慢な対光反射など
- 補助換気の適応を考慮する（GCS 8 以下など）。

◎ 脱衣と体温管理
- 衣服を脱がせて外傷の有無を調べる。深部体温を測定し，外気温を適温に保つ。
- 著しい低体温の予防，または治療をする。

初期蘇生
- 気道確保を行う。
- 呼吸・換気に影響する問題を治療する。
- 2 本の径の太い静脈路を確保する。
- 循環血液量が不十分であれば，20 mL/kg の生理食塩液を急速滴下する。
- ルーチンの検査：外傷患者のスクリーニング
    - 血算，分画，血液型，クロスマッチ
    - 電解質，血糖，クレアチニン，BUN
    - 肝機能〔ALT（GPT），AST（GOT），アルカリホスファターゼ〕
    - 凝固能〔プロトロンビン時間（PT），部分トロンボプラスチン時間（PTT）〕
    - アミラーゼ[訳注1]
    - 血中アルコール濃度
    - 尿検査
- 脈拍，意識状態，毛細血管再充満時間，その他の循環不全の徴候がある場合は，生理食塩液 20 mL/kg を再びボーラス投与する。
- 晶質液 60 mL/kg を投与しても循環状態が不安定な場合は，濃厚赤血球 10〜15 mL/kg の投与を考慮する。

secondary survey（初期蘇生後の評価）
- AMPLE〔アレルギー（allergy），薬物（medication），既往歴（past history），最終の経口摂取（last meal），受傷に関する状況（event）〕を聴取する。
- 明らかな外傷の有無について全身を診察する。

◎ ルーチンの単純 X 線検査
- 頸椎の側面像
- 胸部の正面像（前後）

訳注 1
リパーゼと合わせて経時的に評価する重要性が指摘されている。

- 骨盤の正面像（前後）

根本的治療

- 初療室から，放射線室，手術室，ICUへ搬送する。
- さらに必要な検査はないか考慮する。
    - 頭部，胸部，腹部，骨盤のCT検査
- 必要に応じて他の専門診療科にコンサルトする。

◎ 頭部CT検査の適応

- 重症頭部外傷では，頭部と頸椎（C1～C2）のCT検査が必要である。
- 外傷後でGCS 15未満
- 神経所見の異常
- 穿通性頭部外傷
- すべての頭蓋骨骨折
- 受傷機転から重症頭部外傷が疑われる場合（高所からの転落など）
- 進行または増悪する頭痛
- 徐脈
- 長時間[訳注2]または持続時間が不明の意識消失

> 訳注2
> 通常は約5秒以上。

◎ 腹部CT検査の適応

- 腹腔内臓器の損傷が疑われるが，明らかな開腹術の適応はない場合
- バイタルサインが不安定[訳注3]
- GCS 10未満
- 腹部以外の外傷に対する長時間の手術が予定されている場合（例：脳神経外科，整形外科）

> 訳注3
> 緊急開腹術の適応である。

特徴的な外傷

◎ 胸部外傷

- 胸部外傷の症状は受傷直後に出現することもあれば，数時間～数日遅れて出現することもある。
- 致死的外傷を迅速に除外する。
    - 緊張性気胸
    - 開放性気胸
    - 心タンポナーデ
- 胸部外傷の多くが，病歴，身体所見，胸部X線検査により診断可能である。
- 多くの，特に保存的に治療できる症例は胸部X線検査で描出される。

- 緊張性気胸では胸部 X 線検査前に脱気をする。
- 開放性気胸または広範囲に及ぶフレイルチェストの場合は，気管挿管と人工呼吸管理を要する。

◎ 腹部外傷

- 鈍的腹部外傷の 2 つの主な合併症
    - 出血：充実性臓器または血管の損傷による。
    - 腹膜炎：管腔臓器の穿孔による。
- 開腹術の 2 つの主な適応
    - 腹腔内出血（40 mL/kg 以上の全血の喪失）
    - 腹膜炎：特に経時的に増悪傾向がある場合
- 胃の拡張は小児の鈍的腹部外傷では一般的である。
- 胃内容排出機能は外傷以後，停止する。
- 胃の拡張は 2 つの要因の組み合わせにより起こる。
    - 外傷後のイレウス
    - 外傷，または驚きや怯えによる呑気
- 嘔吐，誤嚥，横隔膜の可動域制限を予防するために，経口胃管，または経鼻胃管を留置する。

◎ 泌尿生殖器系外傷

- 穿通性腹部外傷，穿通性骨盤外傷，血尿を伴う鈍的腹部外傷，骨盤外傷のすべての症例で疑う。
- ほとんどの上部尿路系（腎臓，尿管）の外傷は，主要な血管・尿管の損傷を除いて，保存的に治療できる。
- 造影 CT 検査を選択する。
- 下部尿路（膀胱，尿道）の外傷は，骨盤骨折に伴うことが多い。
- 尿道カテーテル挿入は，尿道口からの出血や直腸診で前立腺高位を認める場合には禁忌である。
- 尿道損傷の疑いがあれば，逆行性尿路造影を施行する。

文献

- American Heart Association and American Academy of Pediatrics. Pediatric Advanced Life Support Provider Manual. Dallas: American Heart Association; 2002.
- Subcommittee on Advanced Trauma Life Support of the American College of Surgeons Committee on Trauma 1993-1997. Advanced Trauma Life Support for

Doctors. 6th ed. Chicago, Ill: American College of Surgeons; 1997.
- Trauma Patient Treatment Manual, 18th ed., The Hospital for Sick Children Trauma Program. Toronto: 2005.

7 頭部外傷

D. Anna Jarvis

概要
- 頭部外傷は小児ではすべての年代でよくみられる。
- 5歳未満：男児と女児の比率は同じである。
- 5歳以上：男児で著しく多い。

◎ 原因
- 年少児：転落，虐待
- 就学児：歩行中，自動車や自転車による交通事故
- 思春期：自動車やオートバイ（二輪車）による交通事故，スポーツ，暴力

頭部外傷の重症度（表7-1）
- 頭部外傷の定義については議論がある。用語もさまざまである。
- 外傷の状況と予測される外傷外力（外傷エネルギー）を考慮する。
- 低速で弱い外力（低エネルギー）による外傷は，腫脹，発赤，挫傷，痛みを呈するが，患者の意識レベルは清明で反応がある。
- 高速による外傷（自動車事故など）や身長以上の高さからの転落では，致死的損傷の有無について注意深い評価が必要となる。

重症頭部外傷の高リスク基準
- 意識障害
  - 意識消失
  - 意識レベル低下〔Glasgow Coma Scale（GCS）13未満〕
  - 被刺激性，興奮状態
- 頭部の骨の異常

表 7-1 頭部外傷の重症度分類	
軽症	意識消失がない 身体所見で異常がない 初回の GCS が 15 軽度の軟部組織の外傷
中等度	意識消失が 5 分未満 身体所見で異常がない 初回の GCS が 13〜15
重症	意識消失が 5 分以上 高リスク基準に 1 つ以上該当する GCS < 13

GCS：Glasgow Coma Scale

- 頭蓋骨骨折で，特に陥没している場合
- 穿通性外傷
- 頭蓋底骨折を示唆する所見
  - 鼓室内出血
  - Battle 徴候（乳様突起出血）：遅発することもある。
  - パンダの眼徴候（眼窩周囲皮下出血）：遅発することもある。
  - 髄液性鼻漏
- 説明のつかない局所性神経学的異常所見
- シャント留置を伴う開頭術の既往
- 外傷性健忘
- 激しい，または増悪傾向のある頭痛
- 外傷後痙攣
- 血液系疾患の既往，または抗凝固療法中

神経学的評価のスケール

◎ Glasgow Coma Scale (GCS)（表 7-2）

- GCS は幼児以上に使用する。
- 乳児には乳児用改訂 GCS を使用する。

◎ AVPU スケール

- 有用で迅速な評価が可能なスケール
  - A（alert）：意識清明
  - V（verbal）：呼びかけに反応

表 7-2　Glasgow Coma Scale（小児用と乳児用）

小児用

	反応	スコア
開眼	自発開眼	4
	呼びかけに反応	3
	痛みに反応	2
	反応なし	1
言語	見当識あり	5
	混乱する	4
	不適当な単語	3
	意味のない音声	2
	反応なし	1
運動	指示に従う	6
	局所の痛みに反応	5
	痛みから逃避する	4
	痛みに対し屈曲する	3
	痛みに対し伸展する	2
	反応なし	1

乳児用

	反応	スコア
開眼	自発開眼	4
	声に反応	3
	痛みに反応	2
	反応なし	1
言語	喉をならしたり，片言を発する	5
	機嫌が悪い，泣く	4
	痛みに対して泣く	3
	痛みに対してうめく	2
	反応なし	1
運動	通常の自発運動あり	6
	触れると逃避する	5
	痛みから逃避する	4
	（痛みに対し）除皮質硬直肢位を示す	3
	（痛みに対し）除脳硬直肢位を示す	2
	反応なし	1

P（painful）：痛み刺激に反応
U（unresponsive）：反応なし

臨床学的評価

- 外傷の詳細と受傷後の状態の変化を把握する。
- 病歴が，年齢，発達の程度，外傷の程度と一致しない場合には小児虐待を考慮する。
- 既往歴の聴取と過去のカルテ記載を見直す。
- 高リスク基準項目を除外する。
- 詳細な神経学的評価も含めて診察をする。

検査

◎ 頭部CT検査（図7-1）

- CT検査は頭部外傷の診断的検査の選択肢の1つである。
- 臨床的評価を行うことにより，頭蓋内病変の存在を予測できることが多い。
- CT検査のリスク：乳児では，鎮静または全身麻酔が必要になる場合がある。放射線被曝による永続的な障害が生じる可能性もある。

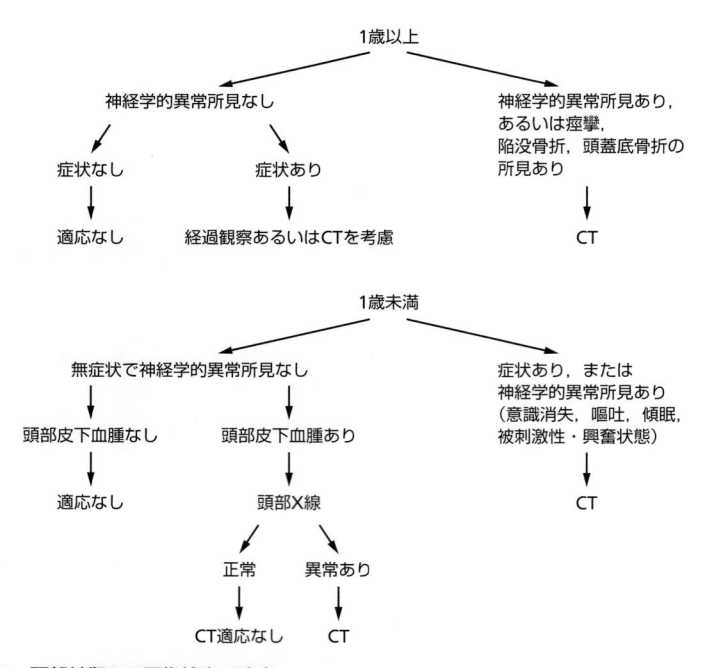

```
                            1歳以上
                    ┌──────────┴──────────┐
            神経学的異常所見なし      神経学的異常所見あり，
            ┌───────┴───────┐        あるいは痙攣，
        症状なし          症状あり     陥没骨折，頭蓋底骨折の
          ↓                ↓          所見あり
       適応なし    経過観察あるいはCTを考慮   ↓
                                          CT

                            1歳未満
                    ┌──────────┴──────────┐
        無症状で神経学的異常所見なし      症状あり，または
        ┌───────┴───────┐              神経学的異常所見あり
    頭部皮下血腫なし  頭部皮下血腫あり     （意識消失，嘔吐，傾眠，
        ↓              ↓                 被刺激性・興奮状態）
      適応なし       頭部X線                   ↓
                 ┌────┴────┐                  CT
               正常      異常あり
                ↓         ↓
            CT適応なし    CT
```

図7-1　頭部外傷での画像検査の適応

◎ その他の検査

- シャントシリーズ[訳注1]：脳室腹腔シャントがあれば，行う必要がある。
- 凝固能：凝固異常が存在する，または抗凝固療法を行っている場合
- 虐待を疑う場合は，全身骨の検索[訳注2]と眼底検査を目的とした眼科へのコンサルトを行う。
- 乳児で頭皮に明らかな腫脹がある場合は，頭囲測定と血算検査を行う。

治療

◎ 軽症頭部外傷

- 通常，検査の必要はない。
    - **注意**：頭皮下血腫を認めない無症候性の乳児では，一般的に有意な頭蓋内病変は存在しない。
- 安全と外傷の予防について教育する。
- 保護者の家庭で子どもをみる能力を評価する。
- 頭部外傷に関する説明書を渡して帰宅させる。

◎ 中等度頭部外傷

- 救急部で，意識状態が通常に戻り水分経口摂取が可能になるまで観察する。
- 神経学的バイタルサイン[訳注3]を1時間ごとに評価する。
- 適応があれば頭部CTなどの検査を考慮する。
- 神経学的異常所見が4時間以上継続するか，異常な神経学的バイタルサインや所見が悪化した場合には，脳神経外科にコンサルトする。
- 安全と外傷の予防について教育する。
- 保護者の家庭で子どもをみる能力を評価する。
- 2～4時間以内に症状が改善した場合は，頭部外傷に関する説明書を渡して帰宅させる。

◎ 重症頭部外傷

- ABC（気道，呼吸，循環）
- 頭部CT検査
- 必要に応じて他の検査の適応を考慮する。
- 必要に応じて他科へのコンサルトを考慮する。
    - 脳神経外科：頭部CTで異常がある場合，神経学的異常所見が持続する場合，脳室腹腔シャント術後の既往
    - 血液科：凝固系の異常がある場合
- 入院加療

訳注1 シャントの連続性を確かめるために行う，一連の単純X線検査のこと。

訳注2 過去の骨折を検索するために行う，全身の骨の単純X線検査を指す。

訳注3 一般的な定義があるわけではないが，通常は意識レベル，GCS，対光反射などを示す。

◎ 救急部での経過観察の適応
- 意識清明で神経学的異常所見がない。
- 短時間の意識消失か意識混濁を認めた場合
- 嘔吐または頭痛を認める場合
  - 軽症頭部外傷後の3～5回程度の嘔吐や，アセトアミノフェンが有効な重篤ではない頭痛を認めることはよくある。
- 頻回に神経学的バイタルサインを評価しながら，4～6時間は観察する。

◎ 頭部CT検査の適応
- 高リスク基準に該当する場合（上記参照）
- 頻回の嘔吐が持続する場合
- 小児虐待を疑う場合
- 大泉門の膨隆がある乳児

◎ 脳神経外科へのコンサルトが必要な場合
- 受傷後の意識消失が5分以上
- 継続または増悪する嘔吐・傾眠傾向・頭痛
- 高リスク基準に該当する場合
- 神経所見か身体所見の異常が存在する，または新たに出現した場合
- 重症となりうる頭蓋骨線状骨折（硬膜洞をまたぐ，大後頭孔に到達する，中髄膜動脈を横切る，多発骨折）
- 頭部CT検査で異常がある場合
- 小児虐待を疑う場合

◎ 帰宅させる際の留意点
- 子どもの状態が変わる可能性があること，以下の症状が出た場合には再受診が必要であることを保護者に明確に伝える。
  - 頭痛の増悪
  - 持続する頻回の嘔吐
  - 痙攣
  - 四肢の筋力低下
  - 行動の変化や被刺激性・興奮状態

文献
- Berington de Gonzalez A, Darby S. Risk of cancer from diagnostic X-rays:

estimates for the UK and 14 other countries. Lancet. 2004;363:345-351.
- Hall P, Adami, HO, Trichopoulos, D, et al. Effect of low doses of ionizing radiation in infancy on cognitive function in adulthood: Swedish population based cohort study. BMJ. 2004;328:1-3.
- Klassen TP, Reed MH, et al. Variation in utilization of computed tomography scanning for the investigation of minor head trauma in children: a Canadian experience. Acad Emerg Med. 2000;7(7):739-744.
- National Collaborating Centre for Acute Care. Head injury: triage, assessment, investigation and early management of head injury in infants, children and adults. London (UK): National Institute for Clinical Excellence (NICE); 2003.
- Quayle KS. Minor head injury in the pediatric patient. Pediatr Clin North Am. 1999;46(6):1189-1199.
- Stein SC, O'Malley KF, Ross SE. Is routine computed tomography scanning too expensive for mild head injury? Ann Emerg Med. 1991; 20(12):1286-1289.
- Stiell IG, et al. The Canadian CT head rule for patients with minor head injury. Lancet. 2001;357:1391-1396.

8 頸椎損傷

Carolyn Calpin

> **概要**
> - 頸椎損傷は，小児では比較的まれである。
> - 頸椎損傷よりも，頭部外傷の方が起こりやすい。

> **小児の頸椎の特徴**
> - 小児の脊椎は以下の理由で可動性が高い。
>   - 靭帯と棘突起筋が柔軟である。
>   - 椎体の前方が楔形である。
>   - 面関節の面が浅い（水平方向）ため，骨の損傷よりも亜脱臼を起こしやすい。
>   - 鉤状突起（椎体外側上縁に存在する両側の突起部）の形成が不完全である：SCIWORA（spinal cord injury without radiographic abnormality：放射線学的異常所見を伴わない脊髄損傷）の危険性が高い。
> - 小児は頭部が大きく頸部の筋肉が未発達なため，頸椎骨折の60〜70％がC1〜C2間で起こる。成人では16％のみである。
> - 小児では脊髄周囲のスペースが広いため，神経障害の頻度は低い。
> - 小児では，放射線透過性の高い軟骨の存在，楔形に先細りした（前方に傾斜した）椎体，成長過程がそれぞれ異なる椎骨が存在するなどの理由によりX線検査結果の解釈が難しい。
> - 8歳未満の小児では生理学的亜脱臼の頻度が高まる：C2〜C3間で24％，C3〜C4間で14％
> - 年齢別の頸椎の支点
>   - 3歳未満：C2〜C3
>   - 3〜8歳：C3〜C4
>   - 9〜11歳：C4〜C5

- 12歳以上：C5〜C6
■ 棘突起間の距離は不定である（特にC6〜C7，C1〜C2）。

頸椎固定

◎ 適応
■ 激しい外力による受傷（交通事故，身長よりも高い所からの転落）
■ 危険性の高いスポーツによる外傷（ダイビング，サッカー，体操，ホッケー）
■ 外傷後の頸部，背部の疼痛または圧痛
■ 外傷後の頸部の可動域制限
■ 外傷後の神経症状，徴候
■ 多発外傷
■ 頭部の激しい加速・減速による外傷
■ 原因にかかわらず，頸椎損傷を疑う場合
■ 頸椎に脆弱性を有する小児（Down症候群，Klippel-Feil症候群，Morquio症候群，脊椎関節炎）での外傷

◎ 頸椎カラーとバックボードによる固定

頸椎カラー
■ 適切なサイズのカラーを使用する。
■ カラーが合わなければ，タオル，他のパッド，あるいは砂袋を固定のために使用する。

バックボード
■ 体全体が一体となるように固定する。
■ 小児は後頭部が大きいため，硬いバックボード上では頸部が相対的に後弯となる。このため，不安定な骨折の場合には頸椎の前方亜脱臼の危険性が高くなる。
■ 頭部を約30度伸展させる（頸椎を中間位に保つ）ために，体幹の下にパッドを置く。
■ 冠状面で肩と外耳道が一直線になるようにする。
■ テープで頭部をバックボードに固定する。

放射線学的アプローチ（図8-1）

◎ ABCs：解剖，位置関係，骨，軟骨，軟部組織
■ 解剖（anatomy）：C7〜T1関節を含む頸椎全体を撮影
■ 位置関係（alignment）：正常な前弯曲線

- 前脊椎線
- 後脊椎線
- 脊椎椎弓線
- 棘突起先端線
- 歯突起の上端が大後頭孔の前縁に位置
- 骨（bone）
  - 前脊柱：椎体，椎間板腔
  - 後脊柱：椎弓根，椎弓板，横突起，関節柱，棘突起

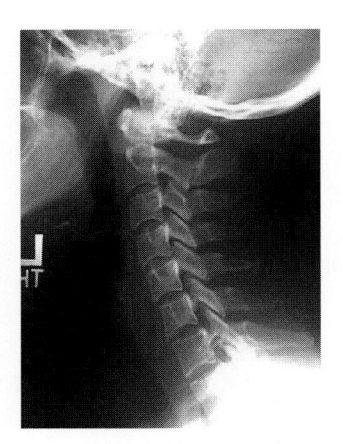

図 8-1（a） **頸椎側面像**（http://www.brooksidepress.org）

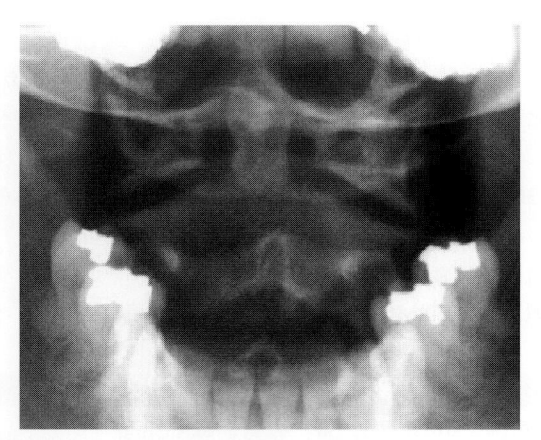

図 8-1（b） **歯突起**（Loren Yamamoto, University of Hawaii, Kapiolani Medical Center for Women and Children より許可を得て使用。http://www.hawaii.edu/medicine/pediatrics/pemxray/pemxray.html）

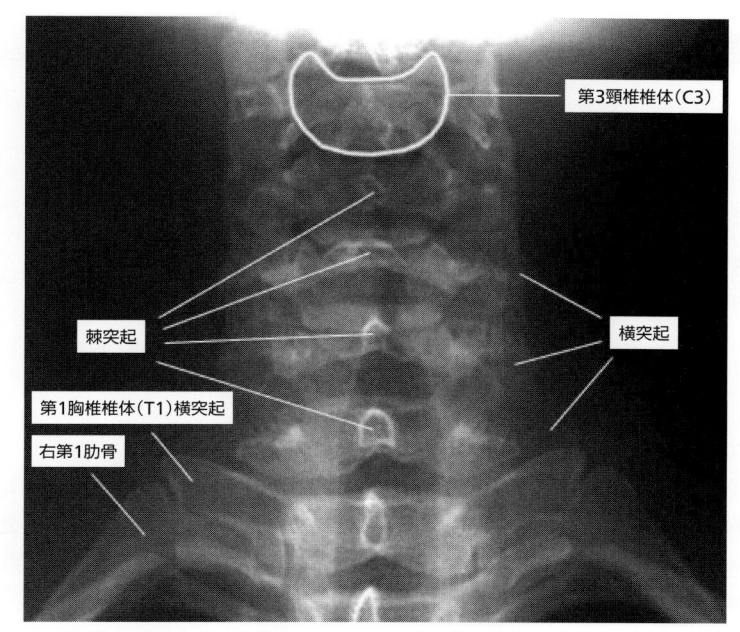

図 8-1（c）　頸椎の前後像（http://www.brooksidepress.org）

- 椎体の高さの短縮，頸椎の異常な楔状化（3 mm 以上）は骨折を示唆する。
- 軟骨（cartilage）：椎間板，成長板
- 軟部組織（soft tissue）：歯突起前腔，脊椎前腔，anterior fat pad（骨と軟部組織の間の脂肪体）

重要な間隔（表 8-1）
◎ 歯突起前腔
- C2 の歯突起は C1 前弓の後方および環椎横靭帯の前方に位置する。このため頸部の回転が可能になる。
- 環椎横靭帯が生理的に正常かどうかは歯突起前腔で決まる。
- 炎症性疾患（若年性関節リウマチ）や他の病態（Down 症候群）では，環椎横靭帯の弛緩と環軸椎の不安定（環軸椎亜脱臼など）が生じることで，歯突起前腔が開大する。
- 歯突起前腔が開大する原因は，他に Jefferson 骨折や歯突起骨折がある。

◎ Swischuk の後部頸椎線と偽性亜脱臼
- C2 が C3 の上に重なる偽性亜脱臼は，年少児では放射線学的に正常な所見

表 8-1　X 線検査上の重要な間隔の正常範囲

	成人	小児
歯突起前腔（環軸歯突起間距離）	3 mm	4～5 mm（8 歳まで）
C2 の C3 上への乗り越え	3 mm	4～5 mm（屈曲位）
後咽頭腔（C1～C4，声門上）	<7 mm	さまざま（椎体の前後径の 1/2～2/3）
後咽頭腔（C4～C7，声門下）	<14 mm	2×後咽頭腔の大きさ
脊髄の大きさ	10～13 mm	6 歳までに成人の大きさに達する

である。
- 真に異常な所見をみつけるために，Swischuk の後部頸椎線を引く。C1 の棘突起の前皮質縁から C3 の棘突起の前皮質縁に引いた線が，C2 の棘突起の前皮質縁の 1～2 mm 以上前方であれば，Hangman 骨折などの構造の異常が存在する可能性がある。

◎ 後咽頭腔
- 頸部が屈曲していたり呼気時（啼泣時）には，後咽頭腔が開大する。吸気時撮影が必要である。

頸椎 X 線検査の適応
- X 線検査をせずに臨床的所見から頸椎損傷なしと判断する場合には，以下のすべての条件を満たす必要がある。
  - 年齢 5 歳以上
  - 意識清明，意思疎通が可能で，薬物による意識障害を起こしていない。
  - 病歴上も現在も神経学的異常所見がない。
  - 頸部に疼痛，圧痛，腫脹のいずれもなく，その他の部位に（頸部の疼痛を忘れるほどの）痛みや気をとられてしまうような外傷がない。
  - 高リスクの受傷機転がない。
  - 頸部の可動性が正常である（動きを観察する）。

頸椎 X 線検査
- 3 方向撮影は最低限必要である（側面，前後，歯突起）。初回の X 線検査で最も重要なのは，臥位側面像である（骨折，脱臼，亜脱臼の 75～95% を同定）。
- 追加撮影

- 斜位撮影：後脊椎をより詳細に評価（椎弓枝や椎弓根）
- 屈曲・伸展位撮影：状態が安定した患者の靱帯損傷を評価
- 水泳位（swimmer's view）撮影：C7～T1間の評価（異常所見がある危険性が高ければ禁忌）
- 骨折や脱臼の評価には，MRIよりCTが優れている。
- 脊髄や軟部組織損傷には，CTよりMRIが優れている。

CT検査の適応
- X線検査での評価が不十分である。
- X線検査で異常所見が疑われるか，確実にある。
- 重傷頭部外傷の患者で，頭部CTが必要な場合は，C1～C2を含めた撮影とすべきである。

各種損傷

◎ Jefferson骨折
- C1の破裂骨折
- 軸方向に荷重がかかる，あるいは椎体が圧迫されて生じる。
- 神経障害はすぐに認められないことが多い。
- X線検査：歯突起撮影で，C1の外側塊がC2の椎体から1 mm以上外側にはみだしている。
- 1/3が他の頸椎骨折を合併し，C2が最も多い。
- 歯突起前腔の間隔を測定する。
- 不安定な骨折であり，直ちに頸椎固定を要する。

◎ Hangman骨折
- C2後方部の骨折で，過伸展による損傷
- 過伸展に続く過屈曲により，C2のC3への亜脱臼と頸髄損傷が生じることがある。
- 偽性亜脱臼との鑑別のためにSwischukの後部頸椎線を引く（1.5～2 mm以上なら異常）。

◎ 環軸椎亜脱臼
- 環椎横靱帯の弛緩（重症の咽頭炎，Down症候群，関節炎，結合組織病），あるいは歯突起骨折による。
- 歯突起前腔が開大する。

◎ SCIWORA（spinal cord injury without radiographic abnormality：放射線学的異常所見を伴わない脊髄損傷）

- 8歳未満の小児にみられる。
- すべての頸椎損傷の25〜50%を占める。
- 鉤状突起（椎体外側上縁にある両側の突起部）の形が不完全なことが原因である。
- 椎体の位置がずれるが自然に戻るので，骨損傷はみられない。
- 受傷4日後までに認められる可能性がある。
- 一過性あるいは遅発性の神経症状を示す（知覚異常，筋力低下，灼熱感）。
- 対麻痺や神経原性ショックを伴うことがある。

文献

- Betz RR. Acute evaluation and management of pediatric spinal cord injury. J Spinal Cord Med. 2004;27(suppl 1):S11-15.
- Cirak B, Ziegfeld S, et al. Spinal injuries in children. J Ped Surg. 2004;39(4):607-612.
- Graber MA, Kathol M. Cervical spine radiographs in the trauma patient. Am Fam Physician. 1999;59(2):331-349.
- Martin B. Paediatric cervical spine injuries. Injury. 2005;36(1):14-20.
- Slack SE, Clancy MJ. Clearing the cervical spine of paediatric trauma patients. Emerg Med J. 2004;21(2):189-193.

9

整形外科的損傷
Suzan Schneeweiss

概要

◎ 小児の骨の特徴
- 骨が多孔性で柔軟である〔→曲がる，歪む，裂ける（若木骨折）〕。
- 骨膜が肥厚している。
  - 骨折しても，部分的または完全に骨膜が保たれていることが多く，整復やその後の状態維持を容易にしている。
  - 血管が豊富で骨形成や骨折からの回復に有利である。
- 成長板損傷は，成長板軟骨が靱帯より脆弱であるためよくみられる。
- 捻挫は除外診断である。
- 成人より骨折の回復が速い。したがって，固定期間が短い。

症状
- 小児は疼痛部位を明確に示さないので，四肢全体を診察する必要がある。
- 受傷機転の聴取は困難なこともあるため，小児に起こりやすい骨折を念頭に置く（図9-1）。
- 小児虐待では，さまざまな骨折や損傷が起こりうる。以下の場合には虐待を考慮に入れる。
  - 偏位を伴わない骨幹端の剥離骨折（コーナー骨折あるいはバケツ柄状骨折）[訳注1]
  - 2歳未満のらせん状骨折
  - 背側肋骨の骨折
  - 受傷機転が損傷と合わない。
  - 医療機関への受診が遅い。
- 小児は，どこかがおかしくても正しく訴えることができない。四肢を固定

訳注1
暴力的に四肢をつかんで捻ったり揺さぶったりする行為により，最も弱い部分である骨幹端の骨折が生じる。

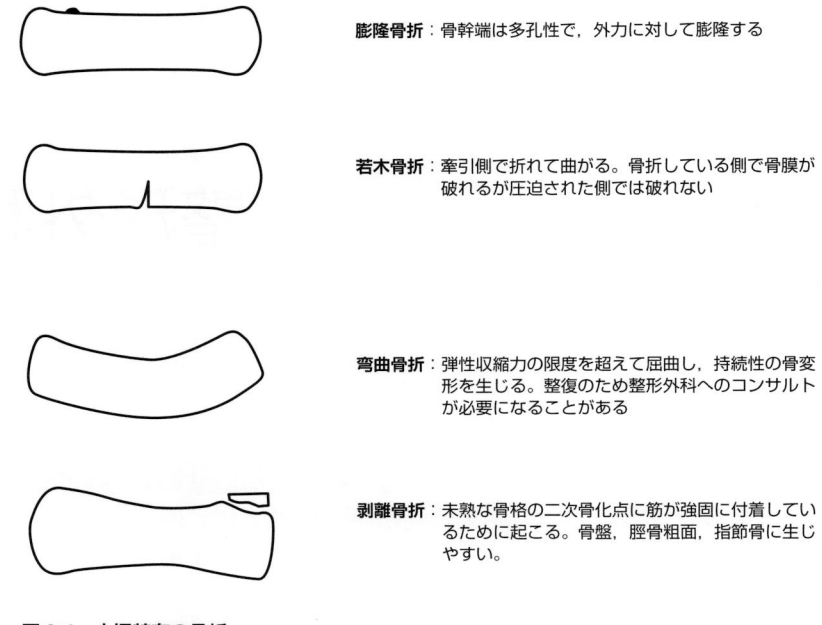

膨隆骨折：骨幹端は多孔性で，外力に対して膨隆する

若木骨折：牽引側で折れて曲がる．骨折している側で骨膜が破れるが圧迫された側では破れない

弯曲骨折：弾性収縮力の限度を超えて屈曲し，持続性の骨変形を生じる．整復のため整形外科へのコンサルトが必要になることがある

剝離骨折：未熟な骨格の二次骨化点に筋が強固に付着しているために起こる．骨盤，脛骨粗面，指節骨に生じやすい．

図 9-1　小児特有の骨折

すれば痛みは軽減するはずである．泣いたり痛がったりし続ける場合には，きついギプスによる神経圧迫，あるいは，コンパートメント症候群を考慮する．

◎ 検査
- 適切な条件下の X 線撮影
- 選択的に健側の X 線検査をする．X 線透過性の線，成長板，骨化の中心なのか剝離片かなどについて，骨折の判断が不確実な場合に考慮する．

◎ 治療
- X 線撮影前に，疼痛を緩和し軟部組織の損傷を最小限にするため副子固定しておく．
- 鎮痛薬（第 64 章参照）
- 骨折が疑わしければ四肢を固定する（第 62 章「副子固定」の項参照）．
- 松葉杖：8 歳以上の小児のみ．
- 軟部組織損傷
  - RICE：安静（rest），冷却（ice），圧迫（compression），挙上（elevation）

- 許容できる範囲内で動かす。
- 激しい運動は 3 週間控える。

Salter-Harris 骨折（図 9-2）
- 小児の骨折の 10 〜 15％を占める。
- ほとんどが 3 〜 6 週間で治癒する。
- 成長板の損傷があれば変形を生じる可能性が最も高い：進行性の角度変形，四肢長の違い，関節の不適合

よくある外傷

◎ 肩と腕

鎖骨骨折
- 一般的に肩先からの転落で起こる。
- 保存的治療：三角巾固定（8 字帯は適応にならない）
  - 幼児で 7 〜 10 日間，年少児で 2 〜 3 週間，年長児で 3 〜 4 週間
- 整形外科への紹介を検討する場合：鎖骨遠位端の骨折（肩峰鎖骨離開と同様に考える），皮膚がテント状に引っ張られている状態

肩関節脱臼
- 12 歳未満の小児ではまれである。
- 95％以上が前方脱臼である。
- 身体所見：前腕を軽度内旋しながらの内転位，肩の曲線が急，肩峰が突出
  - 腋窩神経の機能と末梢の脈拍触知について記録する。
- X 線検査は，診断を確定するため，また整復後に解剖学的な位置関係を確認するために行う：正面像，側面像，可能ならば腋窩像

治療
- 処置のための鎮静をする。
- さまざまな整復法がある。
- traction-countertraction 法
  - 助手は，胸の周りをシーツで包んで患側と反体側へ牽引する。
  - 術者は上肢を長軸方向に牽引し，その後に上腕近位端を整復するため，軽く外転させる。
- 痛みを軽減するため三角巾で固定し，整形外科へフォローアップを依頼する。
- 2 〜 3 週間以内に通常の活動が再開できる。

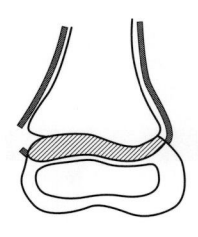

Ⅰ型：骨端が骨幹端から分離する。X線検査はたいてい正常で，骨折の唯一の徴候は成長板上の圧痛
　治療：ギプスあるいは副子固定
　発達：影響を受けない

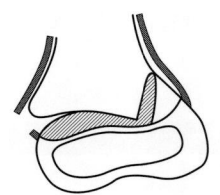

Ⅱ型：骨幹端が三角状に骨端から分離する。最も一般的な骨端線の損傷
　治療：ギプス固定するが，徒手整復が必要なこともある
　発達：やや短縮することがあるが，機能障害を起こすことはまれである

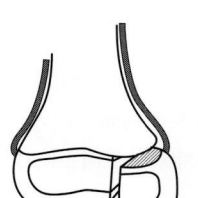

Ⅲ型：骨端から骨端線まで及ぶ関節内骨折で，成長板が部分的に閉じる時期に起こる傾向がある
　治療：関節機能を維持するため正確な整復が必要であり，整形外科に紹介する
　発達：一般的には予後良好だが，慢性的な後遺症を残すこともある

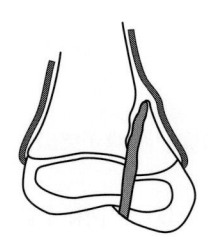

Ⅳ型：骨幹端，骨端線，骨端に及ぶ不安定な関節内骨折
　治療：継続的成長，結合，関節機能維持のために正確な整復が不可欠なので（しばしば観血的整復法も必要），整形外科に紹介する
　発達：早期癒合と成長時の変形が生じることがある

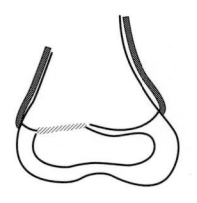

Ⅴ型：成長板への衝突外傷（軸方向の力）の結果生じる。捻挫やⅠ型と間違われることもある
　治療：整形外科に紹介
　発達：成長停止の頻度が高い

図9-2　Salter-Harris（S-H）骨折（The Salter-Harris classification for physical features, orthopedic trauma, Textbook for Pediatric Emergency Medicine, 3rd ed., 1993:1237. Dr. Robert Salter の許可を得て使用）

合併症
- 不安定性の反復が最も多い（70〜90％）。
- Hill-Sachs損傷：関節窩あるいは上腕骨頭の骨折[訳注2]
- 神経血管損傷
- 上腕骨頭壊死

上腕骨近位端骨折
- ほとんどがSalter-Harris II型損傷であり，三角巾固定のみで治療できる。
- 骨の再造形能が高いので，骨折が大きな角度形成をしていても一般的には治癒が可能である[訳注3]。

上腕骨骨幹部骨折
- 高エネルギーの衝撃を直接受けて生じる（横骨折）。
- 軽い外傷による骨折ならば，病的骨折を考える（骨嚢胞やその他の良性病変がよくみられる部位）。限局した痛み，腫脹，変形が観察される。
- らせん骨折：ひねり運動で生じる。
  - 乳児や幼児であれば，虐待を考慮する。
- 治療：Velpeau包帯[訳注4]を使用。大半が重力によって自然に整復される。
- 角度が15〜20度以上，または回転性の変形骨折があれば，整形外科にコンサルトする。
- 合併症：橈骨神経損傷

◎ 肘

正常なX線写真の特徴
- 2方向で撮影：伸展位正面像，90度屈曲位側面像
- 骨化の段階を考慮する（骨化する年齢を頭文字で覚える）。
  - C（capitellum）上腕骨小頭：1〜2歳
  - R（radial head）橈骨頭：3歳
  - I（internal or medial epicondyle）上腕骨内側部または内側上顆：5歳
  - T（trochlea）上腕骨滑車：7歳
  - O（olecranon）肘頭：9歳
  - E（external or lateral epicondyle）上腕骨外側部または外側上顆：11歳

anterior fat pad
- 橈骨頭上方や上腕骨遠位端前方にX線透過性の細い線があっても，正常所見と考える。

訳注2 前方脱臼の際に，上腕骨頭が関節窩縁に対して強く打ちつけられることで起こる上腕骨頭の皮質の陥凹のこと。

訳注3 年少児であれば，70度近い角度を形成していても許容できるとされている。具体的な許容範囲については成書を参照。

訳注4 前腕を体幹前面（上腹部）に密着させることにより，上腕部を固定させる方法。

- 上記の幅が広ければ sail sign（三角帆徴候）と呼ばれ，骨折を示唆する（少量の滲出液に感度が高く，posterior fat pad がみられない場合でも単独出現することがある）。

posterior fat pad
- 上腕骨遠位端後部で肘頭窩に隣接してみられる X 線透過性のある部位
- 正常 X 線側面像では認められない。存在する場合は異常所見である。

上腕骨前線
- 上腕骨の前皮質に沿って引いた線が，上腕骨小頭の中央 1/3 の部分と交わる。
- 後方に偏位した上腕骨顆上骨折：上腕骨前線は上腕骨小頭の前方 1/3 を通るか，全く交わらない。

橈骨軸線
- どの撮影方法でも，橈骨の長軸に沿って引かれた線は上腕骨小頭の中心を通る。

8 の字（figure-of-eight）[訳注 5]
- 肘の X 線写真の正確な側面像でみられる。
- 8 の字が崩れている場合には，骨折の可能性がある。

上腕骨顆上骨折
- 3〜10 歳に多く認められる。
- 肘の骨折のなかで最も多い（60％）。
- 通常は肘は過伸展位で，手を広げて落下することで起こる（例：うんていからの転落）。
- 肘に限局した腫脹と圧痛がある。
- 神経機能と血流の状態が正常であるか確かめることが重要である。
- 合併症には，神経損傷，Volkmann 阻血性拘縮を伴うコンパートメント症候群，内反肘（"銃床"変形）[訳注 6]がある。

治療
- 1 型：偏位のない骨折。sail sign や posterior fat pad があれば疑う。
  - 肘を 90 度に屈曲し，前腕を良肢位に保ち，ギプスあるいは副子で 3 週間固定する。
- 2 型：皮質後部は正常だが，遠位部の角状変形や偏位を生じる[訳注 7]。
  - 上腕骨小頭が上腕骨の前縁よりも完全に後方に位置する場合，整復のた

訳注 5
"砂時計（hourglass）サイン"とも呼ばれる。上腕骨側面像遠位部に認められる。これが崩れていると，骨折あるいは正確な側面像ではない可能性を考える。

訳注 6
通常は手掌を前方に向けて肘を伸展させると，肘関節は約 15 度の外反位にある。

訳注 7
屈曲型と呼ばれる。伸展型の場合は皮質前部が正常である。伸展型はきわめてまれである。

めに整形外科への紹介が必要である。
- 3型：骨折遠位端の完全偏位で，骨片と後方骨膜断裂部が連続していない。
  - 整復（必要に応じてピン固定）のため，整形外科への紹介が必要である。

上腕骨外側顆骨折
- 通常は腕を広げて落下することで起こる。
- 肘の疼痛と可動域の減少がある。
- X線写真：骨幹端骨折片の後方偏位（Thurston-Holland 破片）
- 偏位がわずかの場合，診断が困難なので斜位で撮影する。

治療
- 直ちに整形外科へ紹介する。
- 偏位がなければギプス固定のみで治療することもあるが，頻回の観察が必要である。
- 偏位がわずかな骨折でも，軟部組織の腫脹が著しければ固定をすべきである。
- 偏位を伴う骨折は，観血的または徒手整復の適応である。

合併症
- 癒合不全，癒合遅延，成長停止，内反肘を生じる可能性がある。

上腕骨内側顆骨折
- 自然に整復された肘の脱臼に伴うことが多い。
- 内側上顆は，X線写真上年長児（6〜7歳以上）でみられる。
- 内側上顆は，関節内に完全に嵌頓し正常な骨化核としてみえる場合がある。
- 健側のX線検査が必要になることもある。

治療
- 直ちに整形外科に紹介する。
- 偏位がわずかな場合，上肢全体を副子で固定する。
- 偏位が5mm以上の場合，観血的整復が必要である。

合併症
- 筋硬直，尺骨神経損傷

橈骨頭と橈骨頸部骨折
- 小児では橈骨頭は軟骨性で骨折しにくい。

- 橈骨頸部の方が骨折しやすく，肘のその他の損傷を併発していることが多い。
- 肘の外側面上に限局した腫脹と圧痛を認めることがある。
- 肘の受動的な屈曲伸展による疼痛があり，前腕の回内・回外により痛みが増強する。

> 変形角度による分類

- 1型：30度未満，三角巾あるいは後方副子固定を1〜2週間
  - 10歳以上なら15度以上で徒手整復が必要
- 2型：30〜60度，整形外科へ紹介する。観血的あるいは徒手整復
- 3型：60度以上，整形外科へ紹介する。観血的あるいは徒手整復

> 合併症

- 動きの消失を伴う橈骨頭の無血管性壊死

> 橈骨頭の亜脱臼（肘内障）

- 肘内障は，肘関節伸展位かつ前腕回内位で手を引っ張られることで起こる（橈骨頭が輪状靱帯下をすべる）。
- 1〜3歳をピークとして，6歳未満の小児で起こる。
- 小児は自分で腕を動かすことを嫌がり，前腕を回内させ，軽度屈曲位をとる。
- 明らかな腫脹や変形はなく，圧痛点はない。
- X線検査は正常である（正確な病歴があれば診断に必要としない）。

> 治療

- 橈骨頭の上を治療者が親指で押しながら，前腕を回外させ，続いて肘を90度に屈曲させて整復する：輪状靱帯が橈骨頭の上をすべったときにクリック音（カチッという音）を感じる。
- その他の方法：過回内させた後に肘を屈曲する[訳注8]。
- 整復できれば，小児は5〜10分以内に腕を使いはじめるが，発症から治療まで4〜6時間以上を超えると時間がかかる場合がある。
- この手技で症状の改善を認めない場合には，再度整復を試みる前にX線検査を考慮する。

> 前腕骨折

- 小児の骨折では一般的で，10〜45％を占める。
- 程度はさまざまで，橈骨と尺骨のどちらかまたは両方の骨折，若木骨折が50％を占める。

訳注8
通常は肘の屈曲は必要ない。

- 完全骨折では，大きく偏位したり角状変形が生じたりする可能性がある。
- ほとんどが徒手整復で治療できる。
- 前腕への直達外傷は"警棒状（nightstick）損傷"になりやすい（尺骨単独の骨折）[訳注9]。遠位1/3の骨折は"フォーク状変形"をきたす。
- どちらかの骨単独の骨折なら，Monteggia骨折やGaleazzi骨折を否定するために手首と肘のX線検査をする。
- Monteggia骨折：尺骨の近位1/3の骨折で，橈骨頭の脱臼を伴う。
- Galeazzi骨折：橈骨遠位端骨折で，橈尺関節の断裂を伴う。

> 訳注9
> 警棒などで殴られるのを防ごうとして前腕部で衝撃を受けた際にできる骨折である。

前腕骨折で許容できる変形角度の基準
- 8歳未満：20度まで
- 8歳以上：10度まで

前腕遠位端骨折で許容できる変形角度の基準
- 5歳未満：30度まで
- 5～10歳：25度まで
- 10～12歳：15度まで
- 12歳以上：15度未満

◎ 手関節と手

舟状骨骨折
- 手根骨の骨折で最も一般的である。
- 橈骨側の手関節の疼痛，解剖学的"嗅ぎタバコ入れ"の軽度の腫脹，舟状骨上の圧痛
- X線写真上の所見はごくわずかであることが多い（舟状骨撮影をするとよい）。
- 疑わしければ母指包帯副子固定をして，2～3週間後にX線写真を再撮影する。
- 再撮影しても画像上異常所見がなければ，他の画像検査が必要な可能性がある：CT，MRI，骨スキャン
- 偏位や不安定性が認められる場合には，観血的整復法と固定が必要である。

手の骨折
- ほとんどがギプスか副子固定，必要ならば徒手整復で治療できる。
- 年少児では突き指が一般的である。
    - 爪の損傷がある場合には，直下の末節骨骨折の検査を行う（50%）。
- 中手骨骨折：最も一般的なのは第5指遠位部で（成人のボクサー骨折と同

等)，通常は骨幹端骨折か骨端線の損傷である。
- 変形角度が30〜40度以上なら徒手整復をする。
- 偏位がない場合は，中手指節関節を70度屈曲位，手関節は中間位で尺側溝副子固定をする。

直ちに整形外科へ紹介が必要な場合
- 徒手整復がうまくいかない場合
- 指が重なり合うほどの回転変形
- 重度に曲がった基節骨および中節骨の骨折
- 偏位した関節内骨折

◎ 股関節と骨盤

股関節と骨盤の剥離骨折
- 集中的で，激しい筋骨格系の牽引による突然の外力が骨端部を剥離させる。
- 運動選手によく認められる。
- 下前または上前腸骨棘，腸骨稜，小転子に多い。
- 急に発症する。
- 剥離は，臨床的に診断され，X線検査で確認することが多い。

大腿骨頭すべり症
- 股関節部で最も重要な骨折である(第41章参照)。
- 思春期の肥満児に多い。
- 慢性的な大腿や膝の疼痛，または急性外傷後の疼痛を主訴とすることもある。
- すべり症を起こした骨端部はX線正面像でははっきりとしないこともある〔カエルの脚肢位(股関節90度屈曲し外転位)での検査が必要となる〕。

◎ 下肢と膝

大腿骨骨折
- 2歳以下の場合は虐待を疑う。
- 2歳以上の場合は高エネルギー外傷による(例：交通事故)。
- 他の外傷が存在することが多い。
- 神経と血管の状態を評価する。
- 初期治療：鎮痛，副子固定(Thomas副子)，整形外科へ紹介

膝の損傷
- 小児では半月板や靭帯の損傷はまれである。

- 出血性関節症は骨軟骨性骨折を伴う膝蓋骨の脱臼または関節内骨折（脛骨顆間結節棘骨折）によることが多い。
- 12歳以上では前十字靭帯損傷の頻度が多くなる。
- 単純X線によるtunnel viewで顆間の小さな骨片を診断する。

脛骨顆間結節骨折（脛骨顆間隆起骨折）

- 小児では，成人において前十字靭帯の断裂を引き起こすような外傷によるものが多い。
- 自転車からの転落によることが多い。
- 1型：剥離片のわずかな偏位で，骨添加に問題ない。
- 2型：前方1/3，または1/2の偏位（後方関節は問題ない）：くちばし様変形
- 3型：骨片が完全にもとの位置から剥離し，顆間隆起に存在する。骨添加しない。

治療

- 1型：10～20度屈曲位でギプス固定し，整形外科に紹介する。
- 2，3型：直ちに整形外科に紹介する。

膝蓋骨脱臼

- 直達外力または急な方向転換によることが多い。
- 膝蓋骨は自然に整復されるか，偏位が継続する。
- 整復前に，骨軟骨性骨折は除外する。

Patellar Apprehension Test

- 以前の脱臼，亜脱臼をみるための試験
- 膝関節を30度屈曲位にして，内側面から膝蓋骨に外側方向の力をかける。
- 以前の脱臼や亜脱臼がある場合は痛みを引き起こすため，患者は不安がり，さらなる痛みが起きないよう検者の腕をつかむことがある。

膝蓋骨脱臼の整復

- 鎮静が必要な場合がある。
- 通常，膝は20～30度屈曲位で保持され，膝蓋骨は外側への偏位を伴う。
- 助手が大腿遠位部を固定する。
- 膝関節を伸展させる間，同時に膝蓋骨を内側に戻すように力を加える。
- 膝固定装置を装着し，活動制限，松葉杖の使用，整形外科医によるフォローアップを行う。

膝蓋大腿部痛症候群

- 膝の伸展機能群の並びの異常を原因とする使いすぎ症候群
- 膝蓋骨の軟骨軟化症に関係することがある。
- 症状：走っているときの膝の痛み。階段を下りるときに膝がくだけるような感覚がある。膝を90度曲げて長時間座っていると痛むが，歩き回ると消失する（movie sign）。
- 膝蓋骨ストレステスト：患者を仰臥位にして，完全に膝を伸展させ，大腿四頭筋が緩む状態にする。四頭筋を緊張させるよう指示し，膝蓋骨を下方に押し下げる（患者には診察台に膝を押しつけるよう指示する）。膝蓋大腿部痛症候群の場合は痛みが誘発される。

Osgood-Schlatter 病

- 脛骨粗面の牽引骨端症である。
- 10〜15歳で，ジャンプをするようなスポーツをしている小児に起こる。
- 無症状，または膝蓋靭帯遠位付着部の痛みがある。
- 身体所見：脛骨粗面の圧痛がある。
- 単純X線では脛骨粗面の断片化が認められることがあるが，早期は正常なことが多い。
- 脛骨粗面の剥離に起因することはまれである。

治療

- 痛みを誘発するような運動を控えさせる。
- 非ステロイド性抗炎症薬（NSAID）
- 時間経過とともに軽快する。

よちよち歩きの骨折（toddler's fracture）

- 脛骨遠位1/3のらせん骨折または斜骨折
- 9〜36カ月の小児で体重を支えられない，または足をひきずることでみつかる。
- 軽度外傷の既往の可能性がある。
- 身体所見では見つけにくい：軽度の腫脹や圧痛，受動的なねじる動きによる痛みの誘発
- 単純X線で何も異常がない場合，斜位撮影で診断できることもある。
- 最初の単純X線で異常がなくても，7〜10日間症状が持続する場合は再度単純X線あるいは骨スキャンを撮る。
- 治療：症状軽減のために固定する。

足首と足の損傷

足首の骨折

- 思春期前では，内反によるSalter-Harris I型の骨折が生じることが最も多い。
- 腓骨遠位の成長板上に腫脹と圧痛を認める。
- 単純X線は正常なことが多い。
- 治療：下肢を副子固定する。

Tillaux骨折

- 脛骨遠位外側のSalter-Harris III型骨折である。
- 機序：足部の外旋，または足部を固定した状態で下腿部を内旋することによる。
- 成長板が閉じかけている思春期（12〜14歳頃）に起こりやすい。
- 身体所見：前外側に腫脹と圧痛があり，体重がかけられない。
- 単純X線，CTが必要なこともある。
- 治療：2mm未満の偏位の場合は徒手整復，2mm以上の偏位の場合は観血的整復を行う。

triplanar骨折

- 脛骨遠位端のSalter-Harris IV型骨折（主要な3つの骨片に断裂）[訳注10]
- 偏位の程度をみるためにCTが必要になることも多い。
- 治療：整形外科へ紹介し，ギプスまたは観血的整復と固定をする。

> 訳注10
> 病名は骨折で3つの平面が横断されることに由来する。

足首の捻挫

- 年長児（12歳以上）に多い。
- 幼児では外側に足をひねることによる腓骨遠位部骨端線の損傷，思春期では外側の捻挫を生じる。
- 治療（ほとんどは機能障害に応じた処置）
    - Aircast[訳注11]による固定，足首関節固定器
    - 松葉杖を使用して体重をかける。
    - 冷やす。
    - NSAID
    - 理学療法

> 訳注11
> 足関節固定用装具のこと。

治療

- グレード1：最も多い。軽度の靱帯損傷で不安定性はなく，軽度腫脹がある。1〜2週間で運動してよい。

- グレード2：さらに腫脹・圧痛が強い。靱帯の軽度弛緩を伴い，完全に近い断裂を認める。歩行困難である。運動ができるようになるまで2カ月かかる。
- グレード3：完全な靱帯の断裂により不安定である。著しい腫脹，圧痛，強い疼痛がある。体重をかけることは不可能。キプスによる3週間の固定が必要で，その後に集中的な理学療法を行う。

中足骨骨折

- 足の外傷では最も多い。
- 身体所見：腫脹，疼痛，挫傷を足前部に認める。神経血管系の診察を注意深く行う。
- 単純X線検査：ほとんどの骨折は偏位がないか軽度である。
- 第5中足骨基部の剥離骨折
    - 足を内転・外転して力がかかることにより生じ，足部に多い骨折である。
    - 付属の小骨や骨端部中心と混同する可能性がある。
    - 骨端部中心は8歳以上から認められる：女児では12歳頃，男児では15歳頃に完全に癒合する。

指節骨骨折：足部

- 足部やつま先に物が落下することで起こることが多い。
- 3〜4週間で治癒する。
- 治療：隣接する趾とテープで固定する。

Sever病

- 踵骨骨端炎
- 思春期直前の小児で，走ったり跳んだりするスポーツでよく生じる。
- 踵の痛みを訴える。多くは両側性で，運動により悪化する。
- 身体所見：アキレス腱周囲に局所的な圧痛を認める。
- 単純X線検査：二次的な骨化中心の石灰化を認めることがある。

治療

- 痛みを誘発するような運動を控えさせる。
- NSAID
- アキレス腱のストレッチとヒールカップの装着

文献

- Bachman D, Santora S. Orthopedic trauma. In: Fleisher G, Ludwig S, eds. Textbook of Pediatric Emergency Medicine. 4th ed. Philadelphia: Lippincott Williams & Wilkins; 2000:1435-1478.
- Carson S, Woolridge DP, et al. Pediatric upper extremity fractures. Pediatr Clin North Am. 2006;53:41-67.
- Conrad EU, Rang MC. Fractures and sprains. Pediatr Clin North Am. 1986;33(6):1523-1541.
- Huurman WW, Ginsburg GM. Musculoskeletal injury in children. Pediatr Rev. 1997;18(12):429-440.
- Rodriguez-Merchan CE, Radomisli TE, eds. Symposium: pediatric skeletal trauma. Clin Orthop. 2005;432:8-131.

10 ALTE

Graham Jay

概要
- 乳児の ALTE（apparent life-threatening event：乳幼児突発性危急事態）を正確に定義することは難しい。
- 急性の事象として以下のことが起こる。
  - 観察者が怯える（驚く）ような事象
  - 明確な開始と終わりがある。
  - 突然，不意に起こる。
  - 無呼吸，皮膚色の変化，筋緊張の明らかな変化，気道異物を疑わせる咳，嘔吐しようとする動作が組み合わさって起こる。
- 病院前診療従事者（救命士など）や医師が確認するときには，乳児の状態は回復していたり，正常にみえることが多い。
- 驚いた保護者からの訴えであることが多く，医療スタッフには目撃されないこともある。

発症
- 救急部を訪れる1歳未満の患者の 0.6～0.8％を占める。
- 出生 1,000 人中，約 2.5 人
- ほとんどの患児が 12 カ月未満で，平均年齢は生後 13 週である。
- 発症のピークは生後 1 週～2 カ月
- 季節的変化はない。

ALTE と SIDS
- ALTE と，続いて起こる SIDS（sudden infant death syndrome：乳児突然死症候群）との関連性は弱い。

- ALTEとSIDSは異なる疾病過程をみているものと考える。
- ALTEとSIDSで共通する唯一の明らかな危険因子は，妊娠中の母親の喫煙である。
- ある後ろ向き研究においては，SIDSの乳児の15％にALTEの既往があった。
- ALTEのエピソードのある乳児の前向き研究では，その後SIDSへ発展したのは0％であった。

病歴

- 喫煙：ALTEの患児の60％に，家庭内喫煙者がいる。
- 胃食道逆流症状（32％），出生時からの呼吸器症状（25％），最近の発熱の既往（23％）
- 2/3の乳児が，生後数週間以内に以下の症状のうちどれかを呈する：チアノーゼ，繰り返す無呼吸，顔面蒼白，哺乳困難
- 以下の病歴を聴取する。
  - 事象の詳細
  - 誰がいたのか。どうのような蘇生行為が行われたか。回復までの時間
  - 既往歴と周産期歴
  - 最近の健康状態
  - 家族歴と社会歴
  - 詐病や小児虐待を考慮する。

診察

- 呼吸器系，循環器系には特に注意する。
- 小児虐待を示唆する徴候を探す。
- 身長，体重，頭囲を成長曲線上に記録する。
- 酸素飽和度，血糖値を調べる。
- 毒物と代謝スクリーニング目的の尿検査，感染が疑われるようであれば培養検査をする。

病因

- 40％が特発性である。
- 事象の後に続いて下された診断と因果関係があるとは限らない。
- 最も多い診断は，以下である。
  - 胃食道逆流症（31％）
  - 下気道感染症（21％）
  - 上気道感染症（13％）

- 痙攣（11％）
- 百日咳（11％）
- RS ウイルス感染症（10％）
- 代謝疾患（1.5％）
- 薬物誤飲（1.5％）
- 尿路感染症（1.1％）
- 心奇形（1％）
■ 故意によるもの，詐病，小児虐待は，まれであるが重要な診断である。

再発
■ 0〜24％に及ぶ。
■ 懸念があれば，より広範な検査が必要である。

救急処置
■ ABC（気道，呼吸，循環）
■ 検査（精査）とモニタリングのために入院

検査
■ 病歴，身体所見，最も一般的な疾患を考慮に入れて進める。
■ 以下のものを考慮する。
  - 胃食道逆流症：pH モニタリング
  - 気道感染症：鼻咽頭吸引，胸部 X 線
  - 痙攣：頭部超音波検査，脳波，CT，MRI
  - 心疾患：心電図，心エコー，Holter 心電図
  - 代謝疾患：血清アミノ酸分析，尿中有機酸分析，乳酸，アンモニア
  - 感染：血算，血液培養，尿培養，敗血症精査（septic workup）
  - 中毒・虐待による外傷：尿薬物中毒スクリーニング検査（トライエージ®），骨評価，頭部 CT 検査

帰宅 / 入院の判断
■ 全例，入院させる。
■ 最低 24 時間は観察する。
■ 両親への蘇生行為のトレーニングを考慮する。
■ エピソードの再発や，SIDS のリスク，注意深い観察が必要となることについて過度のパニック，恐怖心，罪悪感を両親がもつことがある。そのための指導が必要である。

文献

- Gibb SM. The management of apparent life-threatening events. Curr Paediatr. 1998;8:152-156.
- Kiechl-Kohlendorf U. Epidemiology of apparent life-threatening events. Arch Dis Child. 2005;90:297-300.
- McGovern MC. Causes of apparent life-threatening events in infants: a systematic review. Arch Dis Child. 2004;89:1043-1048.

11 新生児救急

Suzan Schneeweiss

概要
- 良好な状態および正常範囲内の変化と，重篤な新生児疾患との鑑別が必要である（表 11-1 〜 3）。
- 重篤な新生児疾患の徴候や症状は，非特異的であることが多い。
  - 危険な徴候：哺乳不良，嘔吐，ぐったりとしている，チアノーゼ，無呼吸，痙攣，低体温，高体温，著しい体重減少

治療の必要な皮膚病変
◎ ブドウ球菌性膿皮症
- 生後数週に黄色ブドウ球菌（*Staphylococcus aureus*）が定着することによる。
- 小水疱，膿疱，正常あるいはやや発赤した皮膚にできる大きな水疱。水疱

表 11-1　新生児の正常範囲内の変化

おむつ中の尿酸結晶	・外見：赤煉瓦の粉様 ・血液との鑑別：尿検査あるいは潜血反応陰性
harlequin sign [訳注1]	・新生児の 5％で認める：上半身が蒼白で，下半身の側位下側になっている部分が紅潮する ・新生児の姿勢を変えた際に認める数秒〜数分の一過性の現象 ・4 週間以上症状が持続する場合は，心疾患を疑う
一過性大理石様皮膚	・乳児で，寒冷による末梢チアノーゼに伴って認められる，斑状あるいは網目状の皮膚変化
乳房肥大	・生後 1 週以内の男児・女児，いずれにも認めらる。1 年程度は肥大が残存することがある ・膿瘍形成を起こしやすいので，しぼらないようにする

訳注 1　体の部分ごとに色が異なってみえる。道化師（harlequin）の衣装のようにみえることに由来する。

表 11-2 新生児の良性症状

頭血腫	・生後数日で明らかとなり，増大する。自然に消失する
鼻閉	・鼻の吸引を繰り返し行うことによる粘膜の腫脹 ・片側性の場合は通常は鼻の変形に伴うもので，自然に改善する ・急性ウイルス感染や先天性梅毒を考慮する（"鼻声"）
鎖骨骨折	・表層の腫脹を認め，鎖骨の末端が明らかでない
斜頸	・出生時に胸鎖乳突筋の筋腹内で出血が起こることによる筋線維の短縮 ・乳児が頭部を片側に傾ける。反対側の頸部には 1～3 cm の腫脹を認める ・治療：可動域訓練
臍肉芽腫	・臍基部にできた肉芽組織の過形成 ・漿液血性の滲出液を認めることがある ・鑑別診断：臍帯ポリープ（尿膜管あるいは臍腸管の異常） ・亜硝酸銀の綿棒で焼灼するか，外科的に除去するために二重結紮して治療する

表 11-3 新生児の一過性良性皮膚病変

稗粒腫	・一般的である。毛嚢脂腺にケラチンや脂質が溜まることにより起こる ・鼻，頬部，上口唇，前額部にできる 1～3 mm の白色の丘疹。生後 1 カ月で自然消失する
指しゃぶりによる水疱 （sucking blister）	・親指，示指，手背，手首に認められる水疱。子宮内から指しゃぶりが続くために起こる
新生児痤瘡	・20%の乳児で認める。生後 1～2 週間で現れ，6 カ月以内に自然に消退する ・炎症性丘疹と膿疱疹
新生児中毒性紅斑	・20～60%の新生児で認める。生後 24～72 時間で発症する ・紅斑，丘疹，膨疹，水疱，膿疱を呈する。一過性に悪化，消退し，2 週間以内に消失する
一過性新生児膿疱性黒皮症	・膿疱，小水疱で，数日で破れた後，2～3 mm の色素沈着を伴った発疹となり，色素沈着斑と鱗屑が残る。数週間～数カ月間で消失する ・アフリカ系アメリカ人に多い（2～5%） ・治療は必要ない
汗疹	・汗腺の閉塞による ・汗腺結晶：1～2 mm の弛緩した水疱性病変が集簇し，紅斑は伴わない ・紅色汗疹（あせも）：小さく，鱗状の集簇した紅斑丘疹や膿疱 ・過度の熱や，通気性のない覆いや衣服を避ける

- は簡単に破れ，脱落する鱗屑を伴う浅いびらんとなる。
- 好発部位：臍周囲，頸部の皮膚の重なる部分，腋窩，おむつの接触部位
- 診断：グラム染色，水疱・膿疱内容物の培養
- 治療：限局性であれば局所抗菌薬の軟膏でよいが，ほとんどの乳児はクロキサシリンあるいはセフェム系（セファロスポリン）の抗菌薬内服を要する。

◎ ブドウ球菌性熱傷様皮膚症候群
- 黄色ブドウ球菌の内毒素による。
- 3〜7日の間に，発熱，不機嫌，皮膚の圧痛，皮膚発赤を伴い発症する。発赤した皮膚上に，剥離しやすい弛緩性水疱が出現する。
- Nikolski 現象：皮膚を擦過すると表皮剥離が起こる。
- 治療：クロキサシリン静注療法

◎ 新生児カンジダ症
- たいていは生後第1週目の *Candida albicans* の感染による。おむつ接触部位と口腔粘膜に多く認められる（鵞口瘡）。
- 鱗片状の紅斑であり，周囲にやや離れて特徴的な丘疹と膿疱を伴う。
- イミダゾールクリームが皮疹に対する局所療法である。

◎ 新生児ヘルペス
- HSV（herpes simplex virus）1型または2型による。80％がHSV-2による感染で予後不良である。
- 感染経路は経産道感染（85％）が通常だが，子宮内（5％）や生後の感染（10％）もある。
- 妊娠第3期に妊婦が初感染すると，新生児への感染リスクが高い（50％）。
- 皮膚病変を認めないこともあり，疑うことが必要である。
- 感染した乳児の60〜80％は，陰部ヘルペスの既往のない母親から生まれる。

症状
SEM：皮膚（skin），眼（eye），口（mouth）
- 日齢10〜11で出現する。
- 散在性の小水疱と角結膜炎がみられる。
- 抗ウイルス薬による治療を受けなければ，30〜40％に神経後遺症を残す危険性がある。
- 抗ウイルス薬による治療を受けなければ，75％が中枢神経系あるいは播種性感染に至るため，全例に積極的な治療が必要となる。

中枢神経系感染（脳炎）

- 痙攣（50％），ぐったりする，不機嫌，振戦，哺乳不良，体温調節の低下，大泉門膨隆，錐体路徴候を呈する。
- 髄液培養は 25 〜 40％で陽性である。通常，蛋白の上昇，単核球優位の髄液細胞数増加（白血球 50 〜 100/μL）を認める。
- 40％は皮膚病変を認めない。
- 治療にかかわらず，重篤で死亡率が高い。

播種性感染

- 日齢 9 〜 11 で起こる。
- 複数の臓器病変と徴候：不機嫌，痙攣，呼吸窮迫，黄疸，出血傾向，ショック，しばしば水疱疹を認める。
- 22％は，HSV に感染している新生児である。
- 治療による生存率は 70％である。15％に神経学的異常を認める。

検査

- 播種性感染（臓器），中枢神経系病変を検索する。
    - 血算，肝機能検査，髄液検査（PCR を含む），胸部 X 線（呼吸器症状）
    - 皮膚，結膜，口腔，咽頭，直腸，尿からのウイルス培養
    - 神経系への感染では，PCR アッセイは培養よりも感度が高い。

治療

- アシクロビル静注を 14 〜 21 日間行う（中枢神経病変，あるいは播種性病変を認める場合は 21 日間）。
- アシクロビル静注を行う場合は，好中球数をモニターする（好中球減少症）。

◎ 新生児脂漏性湿疹

- 生後 3 〜 8 週に認める，自然治癒する炎症性病変である。
- 脂漏性の鱗屑で覆われた境界明瞭な紅斑を頭皮，顔面，おむつの接触部位，体幹，四肢の近位屈曲部に認める。
- 治療：頭皮の鱗屑を軟らかくするためにオリーブオイルを塗布する。局所的に作用の弱いヒドロコルチゾンクリームまたは軟膏を使用する。

黄疸

- ビリルビンの産生と排泄の不均衡による。
- 60 〜 70％の正期産新生児と，ほとんどの早産児に起こる。

- 黄疸の程度の目測は困難である。
- 重症黄疸と核黄疸は，健康な正期産児において，明らかな溶血がない，あるいは母乳性黄疸以外の原因がない場合でも起こりうる。
- グルコース-6-リン酸デヒドロゲナーゼ(glucose-6-phosphate dehydrogenase: G6PD)欠損症では，核黄疸のリスクが高い。

◎ 臨床診断

- 母乳栄養の適切性について評価する。
    - 体重減少（生後 3 日までに平均 6.1％）
    - 尿量〔4 ～ 6 回のおむつの濡れ（排尿）〕，1 日 3 ～ 4 回の排便
- 急性ビリルビン脳症
    - ビリルビン毒性による神経症状
    - 初期：ぐったりしている（嗜眠），筋緊張低下，哺乳不良
    - 中期：昏迷，不機嫌，筋緊張亢進，発熱，かん高い声で泣く，傾眠傾向と筋緊張低下が交互に出現することがある。
    - 後期：明らかな後弓反張，かん高い悲鳴，哺乳不可能，無呼吸，発熱，昏迷，昏睡，痙攣が起こり，死に至る。

◎ 黄疸の主な危険因子

- 退院前の血清総ビリルビン値が高リスク域にある。
- 生後 24 時間以内に黄疸を認める。
- 在胎 35 ～ 36 週
- 同胞に光線療法の既往がある。
- ABO 型不適合で Coombs 試験陽性の場合，あるいは他の溶血性疾患
- 頭血腫，著明な皮下血腫
- 母乳栄養の適切性[訳注2]
- 東アジア系人種

> **訳注 2**
> 不十分な経口摂取量と，母乳そのものによる黄疸を意味していると思われる。

◎ 検査

- 総ビリルビン，直接ビリルビン
- Coombs 試験，血液型（ABO 型，Rh 型）
- G6PD スクリーニング
- 直接型高ビリルビン血症の場合は，尿路感染症の評価，考慮されれば敗血症の精査も行う。
- 新生児スクリーニング検査結果を確認する：甲状腺機能，ガラクトース血症スクリーニング

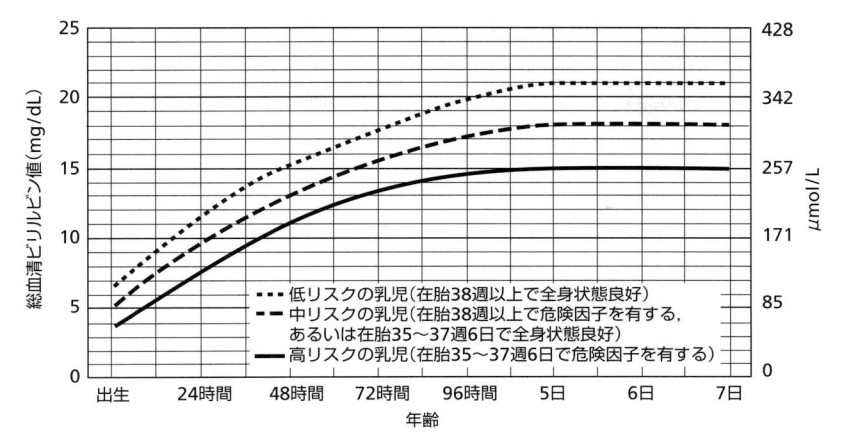

訳注 3
直射日光にあてないように留意しながら屋外に出すことで行う．太陽光を利用した光線療法のことを指すと思われる．

- 総ビリルビン値を用いる．直接あるいは抱合ビリルビンを差し引かない．
- 危険因子：同種免疫性溶血疾患，グルコース-6-リン酸デヒドロゲナーゼ欠損症，低酸素血症，全身状態不良，体温調節障害，敗血症，アシドーシス，アルブミン値＜3.0 g/dL（測定していれば）
- 在胎35～37週6日の全身状態良好な乳児は，中リスクの曲線で総ビリルビン値を調整してよい．35週に近い乳児は，規定よりも低い総ビリルビン値で，37週6日に近い乳児では，規定よりも高い総ビリルビン値で光線療法を開始することも選択肢である．
- 総ビリルビン値がガイドラインの曲線よりも2～3 mg/dL（35～50 mmol/L）低値であれば，院内あるいは自宅で慣習的治療[訳注3]を行ってもよいが，危険因子のある乳児には行ってはならない．

図 11-1　在胎 35 週以上の乳児の光線療法ガイドライン（American Academy of Pediatrics. Pediatrics. 2004;114:1:304 より許可を得て転載）

◎ 治療

- 光線療法のガイドラインを参照（**図 11-1**）．
- 血清総ビリルビン値＞ 428 μmol/L：集中的光線療法のため新生児集中治療室（NICU）に緊急入院
- 同種免疫性疾患の児において光線療法を施行しても血清総ビリルビン値が上昇する場合には，免疫グロブリン大量静注療法を施行する．

◎ 交換輸血ガイドライン

- 緊急交換輸血の適応
  - ビリルビン脳症の徴候を呈する場合
  - 総ビリルビン値がガイドラインの曲線より 85 μmol/L 以上高値を呈する場合

発熱

- 定義：直腸温 38℃以上

◎ 発熱している乳児の重症細菌感染

- 菌血症，髄膜炎，尿路感染症，肺炎，胃腸炎，骨髄炎，化膿性関節炎，皮膚・軟部組織感染症
- 生後 28 日以内の新生児
    - 大腸菌（*Escherichia coli*）と B 群溶血性レンサ球菌（group B *Streptococcus*）の割合が高い（67%）。
    - インフルエンザ桿菌（*Haemophilus influenzae*）と肺炎球菌（*Streptococcus pneumoniae*）（10%）
- その他の病原菌：サルモネラ（*Salmonella*），黄色ブドウ球菌，リステリア菌（*Listeria monocytogenes*），腸球菌（*Enterococcus*），髄膜炎菌（*Neisseria meningitidis*）

発熱の評価と治療

- 生後 28 日以内の新生児：敗血症精査をすべて行う（full septic workup：FSWU），入院，抗菌薬静注
- 生後 60 日以内の乳児
    - Rochester の基準を満たさない場合：FSWU（血算，血液培養，尿培養，髄液検査，必要に応じて胸部 X 線，抗菌薬静注）
    - Rochester の基準を満たす場合：血算，血液培養，尿検査と尿培養，必要に応じて髄液検査，入院，抗菌薬投与
    - アンピシリン＋セフォタキシム静注（髄膜炎，敗血症）
    - アンピシリン＋ゲンタマイシン静注（新生児敗血症）

嘔吐（表 11-4）

- 新生児の胆汁性嘔吐は，そうでないと判明するまでは腸回転異常症として扱う。
- 胎便排泄が正期産児で出生後 24 時間以上，早期産児で出生後 48 時間以上経過しても認められない場合，精査が必要である。

◎ 肥厚性幽門狭窄症

- 北欧系人種に多く，アフリカ系には少ない。アジア系，インド系ではまれである。
- 男女比 = 4：1。第 1 子の男児で頻度が高い。
- 遺伝的素因

表 11-4　新生児の嘔吐の原因

非胆汁性嘔吐	胆汁性嘔吐
胃食道逆流症	腸回転異常症
感染症：肺炎，尿路感染症，髄膜炎，胃腸炎	腸閉塞
代謝疾患	Hirschsprung 病
尿毒症	胎便イレウス
頭蓋内圧亢進	胎便栓症候群
外科的：肥厚性幽門狭窄症，近位十二指腸閉塞，食道閉塞，場合によって気管食道瘻	壊死性腸炎

症状
- 生後 1 ～ 10 週で発症する。
- 噴射性，非胆汁性嘔吐が，哺乳 30 ～ 60 分後に認められることが多い。
- 2％に黄疸がみられる。
- 脱水，体重減少
- 左から右に波のような腹部収縮がみえることがある。
- オリーブ腫瘤
  - 上腹部あるいは正中よりやや右方で触知される，滑らかで，硬い，楕円形の 1 ～ 2 cm の腫瘤
  - 診察時は患者をリラックスさせるため糖水を飲ませるか，経鼻胃管から吸引する。

診断
- 低クロール性低カリウム性代謝性アルカローシス
- エコー診断基準：幽門径 15 mm 以上，長さ 4 mm 以上

治療
- 代謝異常，脱水の補正を行い，外科に紹介する。

Hirschsprung 病
- 遠位腸管の粘膜下神経叢，筋層間神経叢の神経節細胞が先天的に欠損することによる。
- 肛門直腸移行部より上部のさまざまなタイプの神経節細胞の欠損
- 神経節細胞欠損部の腸管の正常な蠕動運動が欠如し，上流の腸管の拡張と機能的閉塞を呈する。

◎ 症状
- 新生児の胎便排泄が48時間以上遅延する場合に疑う。
- 哺乳不良，嘔吐，腹部膨満，体重増加不良
- 出生時より重篤な便秘を認める。
- 直腸診：肛門狭小，直腸膨大部が空虚

◎ 検査
- 腹部X線：拡張腸管，骨盤腔内の便やガス像の欠如
- バリウム注腸：精度80％
  - 移行部：神経節細胞欠損部と存在部の境界で腸管の漏斗状拡張
- 直腸内圧検査と生検について，外科にコンサルトする。

◎ 合併症
- 外科的に貫通手術を行った後も，長期にわたり便秘を認めることが多い。
- 腸炎
  - 外科的修復後33％に認める。
  - うっ滞による細菌の繁殖
  - 腹部膨満，圧痛，激しい下痢，発熱，嘔吐，嗜眠（ぐったりしている），血便，ショック
  - 腹部X線：左側腹部に拡張した腸管，骨盤内で突然消失する。
  - 治療：絶食，経鼻胃管，輸液，腸管の安静，直腸ドレナージ，抗菌薬（アンピシリン，ゲンタマイシン，メトロニダゾール）
  - 直ちに外科にコンサルトする。

胃食道逆流症
- 胃内容物の食道への不随意的逆流
- 頻度は高いが，ほとんどが1歳までに軽快する。
- 生理的なものと病的なものがある。

◎ 合併症
- 食道炎：不機嫌，慢性的な啼泣，哺乳を嫌がる，嚥下障害
- 貧血，吐血
- 体重増加不良
- 呼吸器症状
- ALTE（apparent life-threatening event：乳幼児突発性危急事態）

◎ 検査
- ルーチンに推奨される検査はない。
- 病的な逆流が考えられる場合は，上部消化管造影検査，pHモニタリング検査を考慮する。

◎ 治療
- 家族を安心させる。
- 粘稠度の高い食事：Reflux Index Score[訳注4]を改善しないが，臨床的に嘔吐回数を減少させる可能性がある。
- 人工栄養児：低アレルギー性ミルクを1～2週間試す。
- 腹臥位は逆流を改善させるが，SIDS（sudden infant death syndrome：乳児突然死症候群）のリスクが高まるので，推奨されない。
- 消化管蠕動促進薬の効果は議論があり，ルーチンには推奨されていない。
- ラニチジンが食道炎には有効な可能性がある。

訳注4 食道遠位でのpHが4未満である時間をもとに算出される。

先天性心疾患
- 1/3は，生後数日で症状が出現する。
- 心雑音の有無は，先天性心疾患の診断に確実な所見ではない。
- 心雑音の強度は心疾患の重症度と相関しない。
- チアノーゼ性と非チアノーゼ性に分類されることが多い。

◎ チアノーゼ性心疾患
- 正常の酸素飽和度：右心系70～75％，左心系95～98％
- 動脈管依存性疾患→動脈管閉鎖時にチアノーゼが出現する。
- 5つのT：Fallot四徴症（Tetralogy of fallot），大血管転位症（Transposition of the great arteries：TGA），三尖弁閉鎖症（Tricuspid atresia），総肺静脈還流異常症（Total anomalous pulmonary venous drainage：TAPVD），総動脈幹症（Truncus arteriosus）
- 重度の左心系の流出障害：重度の大動脈弁狭窄症，左心低形成，重度の大動脈縮窄症

症状
- 全身性あるいは中心性チアノーゼ（末梢性チアノーゼとは鑑別する）
- ショック徴候：末梢循環不全，四肢末端の冷感，弱々しい泣き声，頻脈
- 静かな頻呼吸，場合によって呼吸窮迫

初期評価

- 中心性チアノーゼなのか，末梢性チアノーゼなのか。
- 酸素負荷テスト（hyperoxia test）：フェイスマスクで100％酸素を投与する。チアノーゼ性心疾患であれば，動脈血酸素分圧（Pao_2）は軽度の上昇を認めるのみである（< 100 mmHg）。
- 胸部X線検査
    - 心臓陰影の異常を探す〔例：ブーツ型（Fallot四徴症）〕。
    - 肺血管陰影増加：総肺静脈還流異常症，総動脈幹症，大血管転位症
    - 肺血管陰影減少：Fallot四徴症，Ebstein奇形，左心低形成
- 心電図
- 動脈血ガス分析
- 心エコー検査

治療

- ABC（気道，呼吸，循環）
- 100％酸素10〜15 L/min。呼吸窮迫が著明であれば，気管挿管を考慮する。
- 血液検査：血算，電解質，動脈血ガス分析
- プロスタグランジンE_1：動脈管開存を維持するため。
    - 0.05〜0.1 μg/kg/minから開始し，0.2 μg/kg/minまで数分かけて増量する。
    - 副作用：無呼吸，肺うっ血，発熱，低血圧，痙攣，下痢
    - 無呼吸を認める場合や呼吸努力を軽減する目的で選択的気管挿管を考慮する。
- ショックがあれば，生理食塩液10 mL/kgのボーラス投与を行う。心負荷に関しては，再評価をする。
- 体液貯留に対して利尿薬の投与を考慮する。
- 心収縮力を増加させるため，ドブタミン2〜20 μg/kg/minの投与を考慮する。

◎ 循環虚脱

- 心疾患（左心低形成，大動脈縮窄症，重度の大動脈弁狭窄症，大動脈弓離断症），敗血症，頭蓋内出血，代謝性・遺伝性疾患を考慮する。
- 哺乳不良，尿量低下，頻脈，顔色不良，嗜眠（ぐったりしている）などの病歴
- 評価
    - 初期対応：ABC
    - 胸部X線，心電図，四肢の血圧測定

- プロスタグランジン E_1
- 陽性変力作用薬
- 抗菌薬

◎ 非チアノーゼ性心疾患
- うっ血性心不全や心雑音を呈することがある。
- 肺血流の増加：心房中隔欠損症，心室中隔欠損症，動脈管開存症，房室中隔欠損症
- 正常肺血流：大動脈弁狭窄症，肺動脈弁狭窄症，大動脈縮窄症

うっ血性心不全
症状
- 徴候や症状は徐々に進行する。
- 生後2週〜2カ月までは，心雑音を認めないことがある。
- 過剰な肺血流（左右シャント）：頻呼吸，頻脈，発汗，不機嫌，体重増加不良，心雑音，ギャロップリズム，哺乳不良，触知可能な肝臓（肝腫大）
- 心室不全
  - より急性の発症
  - 心筋炎，拡張型心筋症，左冠動脈肺動脈起始症（心筋梗塞を伴うこともある）

評価
- 胸部X線検査：心拡大，肺血流の増加
- 心電図
- 心エコー検査

初期治療
- 酸素，各種モニター
- 初期治療を行っても改善のない，明らかな呼吸窮迫では，選択的気管挿管を考慮する。
- 静脈路確保，血液検査（血算，電解質）
- 利尿薬：フロセミド 0.5 〜 2 mg/kg
- 循環器科にコンサルトする。

不整脈（第21章参照）
- 最も頻度が高いのは，上室頻拍である。
  - 25%は先天性欠損性心疾患である。

- 60%が生後4カ月以内に発症する。
- 1歳までに自然軽快することが多い。
- 治療：アデノシンが80〜90%に奏効する。

新生児痙攣

- 神経過敏や睡眠時の良性ミオクローヌスとの鑑別が必要である。
- 特発性痙攣は新生児では少ない。病因検索が必要である。
- 部分発作は，器質的病変ではなく，代謝異常によって起こることがある。

◎ 分類

- 同定が困難である。
- 脳幹あるいは皮質下が焦点の場合，脳波異常を伴わないことがある。
- 新生児の全身性強直間代性痙攣はまれである。
- 間代性：限局性，多焦点性，強直性，ミオクローヌス性，微細な動き，自動運動
- 微細な動き：自転車こぎ様，舌なめずり様，眼球運動，眼球固定または眼球偏位，無呼吸，口の運動，同じ運動を繰り返す四肢の動き

◎ 病因

- 最も一般的なのは，低酸素性虚血性脳症である。
- その他：頭蓋内出血，感染症，脳奇形，先天性代謝異常，代謝障害，中毒
- 良性特発性新生児痙攣，良性家族性新生児痙攣は除外診断
    - 良性特発性新生児痙攣（fifth-day fits）[訳注5]：正期産児，生後1週での痙攣，間代性，持続時間は24時間以内
    - 良性家族性新生児痙攣：生後2，3日で発症，部分あるいは全身性痙攣，家族歴あり

訳注5
生後5日目に発症することが多いため，このような別名がついている。

◎ 検査

- 迅速血糖測定（Dextrostix®），STAT血糖検査
- 血算，分画，電解質，カルシウム値，血液培養
- 敗血症精査（FSWU）
- 代謝系精査（下記参照）
- 頭部超音波検査，頭部CT検査
- 脳波

◎ 治療

- ABC
- 急性代謝障害の補正
    - 低血糖：10%ブドウ糖液，2～4 mL/kg 静注
    - 低カルシウム血症：50～200 mg/kg の 10%グルコン酸カルシウム[訳注6]を 30 分かけて静注
    - 低ナトリウム血症：Na < 125 mg/dL で痙攣が持続していれば，3%食塩液を 5 mL/kg 投与する。
- 抗痙攣薬
    - ロラゼパム 0.05～0.1 mg/kg 静注[訳注7]
    - フェノバルビタール 20 mg/kg 静注後，5 mg/kg から最大 40 mg/kg までボーラス投与
    - フェニトイン 20 mg/kg 静注
- 広域スペクトル抗菌薬
    - 髄膜炎や敗血症の可能性があれば，腰椎穿刺のために治療が遅れてはならない。
- 抗ウイルス薬（アシクロビル）の投与を考慮する。
- 痙攣が遷延する場合，脳波モニターを行いながらピリドキシン静注投与を考慮する。
- 持続的脳波モニタリングを考慮する。

訳注6
日本の製剤では 8.5%。

訳注7
日本では静注薬は使用できない。

新生児の代謝異常症

- 初期症状は非特異的である：哺乳不良，体重増加不良，嘔吐，意識レベルの変容，不機嫌，頻呼吸，頻脈，痙攣
- まれではあるが，早期発見が長期の予後に影響することがある。
- 新生児スクリーニングは，限定された疾患（フェニルケトン尿症，甲状腺機能低下症，ガラクトース血症など）のみが対象となっている（地域のスクリーニング項目を確認する）。
- 下記の症状があれば疑う。
    - 全身の所見からは考えにくい著しいアシドーシスまたは意識レベルの変容
    - 身体の異常な臭い
    - 低緊張，筋緊張の異常
    - 吃逆（しゃっくり）
    - 家族歴：血族結婚，同胞内の新生児期死亡，母系家系内で男性が罹患
    - 治療抵抗性の低血糖
    - 尿中ケトン体陽性

◎ 代謝疾患の徴候

- 低血糖：特に代謝性アシドーシスやケトン性尿症，あるいは両方を伴う場合
- 高アンモニア血症：尿素サイクル異常症，有機酸アシドーシス，新生児期の一過性高アンモニア血症を考慮する。
    - アシドーシスで尿中ケトン体陽性：有機酸アシドーシスを考慮する。
    - アシドーシスで尿中ケトン体陰性：脂肪酸酸化異常を考慮する。
    - アシドーシスなし：尿素サイクル異常を考慮する。
- アシドーシス：アニオンギャップを計算する。
    - 正常アニオンギャップでも代謝疾患を除外しない。

◎ 検査

血液検査

- 血清電解質，BUN，クレアチニン，血糖
- 静脈・動脈ガス分析
- 肝機能検査，アンモニア
- 乳酸，ピルビン酸（動脈血が最適）
- 定量アミノ酸分析
- 遊離脂肪酸，3-ヒドロキシ酪酸
- ケトン
- インスリン

その他の検査

- 尿：有機酸，アミノ酸，ケトン
- 特別な検査：総カルニチンおよび遊離カルニチン，血漿アシルカルニチン，尿中アシルカルニチン
- 髄液グリシン，乳酸
- ガラクトース血症スクリーニング，フェニルケトン尿症スクリーニング（出生時に行われていない場合）
- 尿クリニテスト：還元糖

◎ 緊急処置

- ABC
- 経口哺乳を中止する。
- 必要な血液採取後，10%ブドウ糖液＋0.2%食塩液を維持量の1.5倍で静脈投与する。
- 代謝科へコンサルトする。

文献

- American Academy of Pediatrics. Subcommittee on Hyperbilirubinemia. Management of hyperbilirubinemia in the newborn infant 35 or more weeks of gestation. Pediatrics. 2004;114:1:297-316.
- Brousseau T, Sharieff GQ. Newborn emergencies: the first 30 days of life. Pediatr Clin N Am. 2006;53:69-84.
- Burton DA, Cabalka AK. Cardiac evaluation of infants, the first year of life. Pediatr Clin N Am. 1994;41(4):991-1015.
- Gerdes JS. Diagnosis and management of bacterial infections in the neonate. Pediatr Clin North Am. 2004;51:939-959.
- Goodman SI, Greene CL. Metabolic disease of the newborn. Peds in Review. 1994;15(9):359-365.
- Hulka F, Campbell TJ, Campbell JR. Evolution in the recognition of infantile hypertrophic pyloric stenosis. Pediatrics. 1997;100:E9.
- Kimberlin D. Herpes simplex virus, meningitis and encephalitis in neonates. Herpes. 2004;11(suppl 2):65A-76A.
- Orenstein SR, Izadnia F, Khan S. Gastroesophageal reflux in children. Gastroenterol Clin of North Am. 1999;28:947-969.
- Ross AJ. Intestinal obstruction in the newborn. Pediatr Rev. 1994;15(9):338-347.
- Swenson O. Hirschsprung's disease: a review. Pediatrics. 2002;109:914-918.
- Zip C, Singhal N. Skin lesions in neonates. Paediatrics Child Health. 1996;1(1):25-32.
- Zupanc ML. Neonatal seizures. Pediatr Clin North Am. 2004;961-978.

Part II

頭頸部の救急

12 眼科救急

Carolyn Calpin

定義
- 球体：眼球
- 前区：角膜，前房，虹彩，水晶体
- 後区：硝子体，網膜，視神経
- 閉鎖性眼損傷：眼球壁全層に及ぶ損傷がないもの。
- 開放性眼損傷（穿孔，破裂，穿通性外傷）：眼球壁全層を損傷するもの。
- 前部虹彩炎：前房に白血球を認める。
- 微細前房出血：前房の出血が，沈降・層形成していない（スリットランプで診断する）。
- 前房出血：前房の出血が沈降・層形成している。
- eight ball hyphema：前房が血液で充満している。ビリヤードの黒球のようにみえる。
- 白色瞳孔：瞳孔が白色にみえる（外傷性白内障）。
- 毛様体発赤：強膜と角膜の境界部分の結膜発赤

眼外傷の病歴
- いつ，どこで，どのようにして損傷に至ったか。
- 外傷機転：鈍的，穿通性，異物
- 初期対応の内容
- 眼鏡，コンタクトレンズ使用の有無
- 受傷前と後の視力変化
- 疼痛，羞明，異物感，分泌物，涙の有無
- 頭痛，悪心，嘔吐，嗜眠
- 既往歴（眼疾患を含む）

眼の一般的診察

◎ 視力検査
- 最初に行うべき，最も重要な眼科診察である。
- 未就学児の多くは，視力 1.0 未満である。
- 両眼の視力が視力検査表上 2 段階以上の差がある場合，左右それぞれの片眼視力の結果より有意な所見と考える。
- ピンホールテスト[訳注1]は屈折異常がある場合に行う（例えば，ピンホールで視覚失認が改善すれば，屈折異常と考える）。

> 訳注1
> 小さな穴を通して見る検査。

◎ 眼の外観の診察
- 眼球の位置：眼球突出，眼球陥凹
- 眼瞼：裂傷，眼瞼の境界の整合性，機能
- 角膜：透明度（混濁度）
- 強膜あるいは結膜の裂傷，異物，出血
- 前房：深さ，透明度
- 瞳孔：形，サイズ，対光反射
- 赤色反射：対称性
- 眼球運動：9 方向
- 視野

◎ 眼底検査
- 乳頭浮腫
- 網膜出血，硝子体出血

◎ フルオレセイン染色
- 角膜上皮欠損のみ診断できる（角膜には角膜上皮，固有層，内皮の 3 層があるが，固有層よりも深いものは識別できない）。

方法
- 生理食塩液に浸したフルオレセインを眼球結膜に軽く接触させる。その間患者には上を見るように指示する。検眼鏡でブルーライトをあて，角膜を観察する。
- 角膜損傷があれば緑色に染まってみえる。

X 線検査所見
- Water 法で眼窩縁の骨折を確認する。
- CT：異物や顔面骨骨折の位置を特定する。

表 12-1　眼外傷

状態	関連する所見	治療
眼穿孔・眼球破裂	・一般的な原因：銃（ペレット銃, BB弾, ペイントボール）, 木の枝 ・眼に対する明らかな外傷の病歴, 一見軽症にみえる高速の物体による外傷 ・眼圧上昇による症状：眼痛, 悪心, 嘔吐（感受性の高い指標）, 視力低下, 角膜混濁	・仰臥位, 頭位固定 ・開眼できるか尋ねる。瞼を触らないようにする ・創傷を介したブドウ膜組織の逸脱, 先鋭化した涙型瞳孔（鍵穴型瞳孔）を探す ・視力の評価：低下は有意な損傷を示唆する ・眼を覆い, 頭部を40度挙上する ・直ちに眼科へコンサルトする
眼球後部破裂	・激しい鈍的外傷 ・眼圧上昇による症状	・瞳孔正常, 視力低下, 異常赤色反射
眼内異物	・金属や高速の銃弾があたった病歴 ・長い物体や高速であれば頭蓋内への穿通も疑う ・有機物が眼内に長く留まると感染リスクが上昇する。修復が遅延すると眼内炎のリスクが高まる	・眼外の検査で眼球内異物を疑う所見が少しでもあれば, 考慮する ・眼球内に血流はない。いったん眼球が一部でも破れると, 眼内炎のリスクが高まる ・眼科にコンサルトする ・CT検査 ・経静脈的抗菌薬投与のために入院。必要に応じて外科的処置
網膜剥離	・片眼の突然の持続的な視力低下, 無痛, 閃光, 飛蚊症 ・カーテンがかかったような見え方, 瞳孔は正常か赤から灰色がかったように見える, 視野欠損	・眼科にコンサルトする
前房出血	・多くは鈍的外傷後 ・穿通性外傷を複雑にする ・外力は虹彩の血管を引き裂き, 前房に出血する ・前房出血による障害の多くは眼内圧上昇に起因する	関連する損傷： 1. 眼内圧上昇 2. 二次的出血：受傷後5日間はリスクが高い 3. 虚血性視神経障害 　眼科にコンサルトする 入院： 1. 眼内圧上昇 2. eight ball hyphema（ビリヤードの黒球） 外来治療： 1. 40度挙上して安静にする 2. 5日間は連日通院 　局所ステロイド, 毛様筋調節薬
外傷性虹彩炎, 白内障	・虹彩炎：一般的に前房出血に関連する ・羞明, 流涙 ・毛様体発赤 ・白内障：水晶体亜脱臼あるいは穿通	・スリットランプで診断：前房内の白血球の存在 ・白色瞳孔 ・眼科にコンサルトする

表 12-1 (続き)

状態	関連する所見	治療
化学熱傷	・多くは軽度で,家庭用薬品・洗剤などが不意に跳ねて眼内に入ることで生じる ・アルカリ熱傷は急速に深く組織を傷害し,酸よりも損傷が大きい	・多量の洗浄液で洗眼:生理食塩液を1Lのバッグで点滴ラインに接続して,20分以上持続洗眼
角膜上皮剥離	・角膜表皮の欠損(上皮) ・救急部で最もよくみられる ・軽症外傷,疼痛,羞明,流涙	・フルオレセイン染色で陽性,視力正常 ・異物がないか,その他の損傷がないか検索することが重要(眼瞼も外反させる) ・眼帯は治癒や不快感の程度を改善しない ・1～2日で治癒する
結膜下出血	・分娩外傷,咳嗽,Valsalva手技,凝固異常に関連する	・視力正常 ・瞳孔周囲に出血あり ・1～2週で正常化する ・360度にわたって出血がある場合は眼科にコンサルトする
眼瞼異物	・開眼困難,流涙,羞明,異物感	・眼瞼を外反させて異物を取り除く ・フルオレセイン染色で複数の線状角膜剥離を認める
眼瞼裂傷	・眼球裂傷を伴うことがあるので注意深く診察する	眼科医にコンサルトすべき場合 ・眼瞼縁に裂傷がある ・涙嚢に裂傷が及んでいる ・眼球表面が露出している

眼外傷(表 12-1)

- 眼球内
- 穿孔性:角膜,強膜,水晶体,網膜,眼球内異物
- 非穿孔性:前房出血,硝子体出血,網膜剥離,外傷性白内障,角膜上皮剥離
- 眼球外:眼瞼裂傷,眼瞼異物

文献

- Friedman LS, Kaufman LM. Guidelines for pediatrician referrals to the ophthalmologist. Pediatr Clin North Am. 2003;50(1):41-53.
- Tomazzoli L, Renzi G, Mansoldo C. Eye injuries in childhood. Eur J Opthalmol. 2003;13(8):710-713.

13 歯科救急

William Mounstephen

> **概要**
> - 保護者が歯科的重症度を察知することは難しく,治療が遅れることが多い。
> - 未就学児の 1/3 が乳歯に影響する外傷に遭遇している。
> - 最も多いのは上顎前方の乳歯である。

> **評価**
> - 軟部組織と歯へ系統的にアプローチする。
> - 乳歯から永久歯への正常な発達についての知識が必要である。

> **病歴**
> - 受傷機転,経過時間,外傷が起きた場所
> - 予防接種歴:軟部組織の損傷を伴うことがあるため,破傷風の予防が必要なこともある。
> - 温痛覚,歯牙可動性
> - 損傷のつじつまが合わない場合は,小児虐待による外傷を考慮する。
> - 虐待で,顎顔面外傷,歯牙外傷をみることがある。
> - 過去の歯科的既往歴や治療歴

> **口腔外の診察**
>
> ◎ **視診**
> - 顔面・前頭骨・輪郭・頸部の対称性:非対称は下顎骨骨折や膿瘍を示唆する。
> - 皮膚:血腫,打撲傷(あざ),裂傷
> - 口:開口時の幅,下顎の動きの対称性
> - 口唇:色調,腫脹,潰瘍,裂傷

◎ 触診
- 開閉口時の側頭下顎骨関節を触診する。下顎頭の疼痛，圧痛は顎関節突起骨折を示唆する。
- 顎関節運動時の動作の左右差，偏位の有無
- 下顎に沿って全体を触診する。
- 眼窩縁，頬骨，鼻骨を触診する。
- 頸部のリンパ節，腫脹，膿瘍，腫瘤の触知
- 顔面の感覚を検査する。感覚の欠落や無感覚は，三叉神経の異常を示唆する。

口腔内の診察
- 適切な照明のもとでの観察が必須である。

◎ 視診
- 腫脹，出血，炎症，潰瘍
- 異物
- 歯肉，粘膜，口蓋，舌，口腔底，歯（口腔底の血腫や変色は下顎骨骨折を示唆する）
- 閉口時，外傷性偏位による歯列不正の自覚
- 歯が欠けている，偏位，破折
- 歯槽からの出血は外傷性損傷を示唆する。
- 乳歯の生理的な動揺か，あるいは外傷によるものか。

◎ 触診
- すべての歯の可動性，圧痛，破砕の有無を触診する。
- 歯槽骨を触診する。軟らかい場合は骨折を示唆する。
- 口蓋触診の際の捻髪音は，上顎骨骨折を示唆する。

◎ 打診
- 舌圧子か歯科用器具でそれぞれの歯を打診する。
- 打診によって疼痛がある場合，膿瘍，破折，外傷を示唆する。

初期評価
- ABC（気道，呼吸，循環）：出血，歯牙の誤嚥，下顎骨折による舌根沈下などに伴う気道閉塞を除外する。
- 直接圧迫による止血
- 破傷風トキソイドによる予防を行う。

- 先天性・後天性心疾患，免疫抑制下にある患者には，心内膜炎予防を考慮する。

歯科外傷の種類

◎ 歯牙破折

単純歯牙破折

- 歯の硬い組織（エナメル質，象牙質，セメント質）を含むが，歯髄を含まない。
- 多くの場合，辺縁はギザギザしていて，歯髄から出血の徴候はない。
- 歯髄を壊死させないよう保護するため，48時間以内に歯科医の診察を受けさせる。

複雑歯牙破折

- 歯髄からの出血を伴う。
- 直ちに歯科にコンサルトし，歯髄を保護するため速やかに治療を行う。

◎ 歯牙振盪

- 軽度外傷による歯周靱帯の損傷で，歯牙の動揺や偏位はない。
- 歯肉縁に沿った出血を認め，打診に過敏である。
- 軟らかい食事にする。特別な治療は必要ない。歯科医に経過観察を依頼する。

◎ 亜脱臼

- 垂直あるいは水平方向へ過剰に可動する状態。ただし，歯列弓を越える偏位はない。
- 打診に過敏なことが多い。
- 歯肉縁に沿った出血がみられることもある。
- 軟らかい食事にする。2 mm 以上の可動性がある場合や永久歯の場合は速やかに歯科医に紹介する。

◎ 側方脱臼

- 唇側，舌，側方への偏位がある。
- 乳歯の偏位でよくみられるのは，歯冠の口蓋への偏位である。
- 偏位があればできるだけ速やかに歯科医に治療を依頼する。
- 唇側に脱臼した乳歯は，永久歯芽への損傷を避けるため，抜歯する必要がある。その他の脱臼はスプリント固定でよい。
- 永久歯は位置を戻してスプリント固定するよう歯科医に治療を依頼する。

◎ 陥入
- 歯槽へ押し込まれているような状態
- X線検査が必要である。
- 直ちに歯科医に紹介する。
- 乳歯の陥入：発育してきている永久歯とどのくらい近接しているかを評価し，陥入の程度がひどければ抜歯する。
- 永久歯の陥入：重度なら直ちに外科的整復をするか，経過観察して将来的には歯列矯正で挺出させる。

◎ 挺出
- 歯槽から垂直に偏位している。
- 直ちに歯科医に紹介する。
- 乳歯：挺出が小さくない限り，通常は抜歯する。
- 永久歯：歯科医に整復・スプリント固定してもらう。

◎ 完全脱臼（脱落）
- 歯槽から完全に離れて抜けている。

乳歯
- 永久歯芽を傷つけるリスクが高いことと，歯強直（隣接する歯槽骨が癒着すること）のため，再移植することはほとんどない。

永久歯
- 抜けてから30分以内に治療を開始した場合は，予後が良好である。
- 汚染されている場合は，こすらずにゆすぎ洗いをする。
- 歯槽に再移植を試みる。歯冠部を保持し，根部には触らないようにする。歯槽部は，凝血塊などで再移植困難なときに限り，生理食塩液でそっと洗浄する。
- 再移植できない場合は，歯は牛乳，唾液，水，生理食塩液などに浸しておく（Hanks液が望ましい）[訳注1]。
- 歯は乾燥させないように注意する。紙や布で包まない。
- 歯がみつからない場合は，異物（口腔内に埋入，あるいは誤飲や誤嚥）となっていないかX線で確認する。
- 直ちに歯科医に紹介する。

訳注1
保存液を使用することで24時間程度の保存が可能になる。

◎ 歯根破折

- 前歯の水平破折が多い。
- 歯根部の水平破折は，破折部位で分類される（歯根尖部，中間部，歯頸部[訳注2]）。
- 破折が歯冠部に近いほど，予後不良である。
- X線で診断する。
- 可動性のある歯牙と偏位は歯根破折を示唆する。
- 乳歯：ぐらつきや，ずれがあれば，歯冠部の歯片を取り除いてから経過観察する。なければ経過観察のみ行う。
- 永久歯：歯冠部を整復固定する。
- 24時間以内に歯科医の診察を受けさせる。

訳注2 歯冠と歯根の境目のこと。

◎ 軟部組織損傷

- あらゆる口腔内軟部組織損傷で，洗浄して異物がないか確認する。
- 歯片や砂利などの異物を除去する。
- 舌小帯損傷は，縫合しなくても治癒する。
- 舌裂傷
  - 歯によって損傷が起こることが多い。
  - 重傷であれば縫合する[訳注3]。

訳注3 出血のコントロールができない場合や，舌縁部の裂創などが縫合の適応となる。

文献

- Belanger G. Dental injuries. In: Barkin R, Rosen P, eds. Emergency Pediatrics. 6th ed. Philadelphia: Mosby; 2003:449-455.
- Mistry GJ, Kraus S. Dental emergencies. In: Crain E, Gershel J, eds. Clinical Manual of Emergency Pediatrics. 4th ed. New York, NY: McGraw-Hill; 2003:67-71.
- Nowak AJ, Slayton RL. Trauma to primary teeth: setting a steady management course for the office. Contemp Ped. 2002;11:99.
- Robert D. Dentoalveolar trauma. In: Rutkansloas J, ed. Emer Med Clin North Am, Oral-Facial Emer. 2000;18(3):521-538.

14 中耳炎

Amina Lalani

概要（表 14-1，表 14-2）

- 中耳炎は，中耳腔の炎症性疾患である。
- 小児期における最も頻度の高い感染症の1つである。
- 先進国では，抗菌薬を処方する頻度が最も高い疾患である。
- 保育所などに預けられる児に多く認められる。
- 母体からの移行抗体が消失する6～12カ月の乳児で，最も多くみられる。
- 典型的な原因菌：肺炎球菌（Streptococcus pneumoniae），Moraxella catarrhalis，分類不能型インフルエンザ桿菌〔nontypable（NT）Haemophilus influenzae〕

臨床ガイドライン

- American Academy of Pediatrics（AAP）ガイドライン改訂版（2004）
- 抗菌薬への耐性化の増加を懸念し，特定の例では中耳炎の治療開始を遅らせることも含む。
- カナダでは，ペニシリン耐性肺炎球菌（penicillin-resistant S. pneumoniae）は12～14％に上る。
- 地域での耐性化率を知る必要がある。

表 14-1 抗菌薬耐性化の危険因子

ペニシリン耐性	マクロライド耐性
保育所	以前の抗菌薬投与
1カ月前の抗菌薬投与	年齢＜5歳
年齢＜3歳	院内感染
	ペニシリン耐性

表 14-2 中耳炎の分類

急性中耳炎	診断には，以下の 3 つの徴候すべてを認める必要がある 1. 急性に発症した中耳の滲出液・炎症症状 2. 次の所見から示唆される中耳の滲出液の存在 　・鼓膜の膨隆 　・鼓膜の可動性の制限ないしは消失 　・鼓膜の奥に水面形成を認める 　・耳漏 3. 中耳の炎症を示唆する症状や徴候 　・鼓膜の発赤，または 　・耳痛（日常生活や睡眠を妨害もしくは不能にするもの） 症状を伴った中耳腔の滲出液のみでは急性中耳炎の診断を下せない 疑い例は経過観察をし，再評価をする
滲出性中耳炎	・急性感染症の症状や徴候を伴わない中耳の滲出液の存在 ・中耳炎罹患後によくみられる ・痛みや発熱は通常は認めない ・急性中耳炎との鑑別は難しいことがある
慢性中耳炎	感染が 2 〜 3 週間以上続くもの

- 合併症のない急性中耳炎患者を経過観察する AAP の推奨には，異論もある。
- 3 つの異なるメタアナリシスで，80％に上る小児が抗菌薬を投与せずに治癒したとあるが，これらは滲出性中耳炎の小児を含んでいた可能性がある。

American Academy of Pediatrics 2004 年 臨床ガイドライン

◎ 治療（表 14-3，表 14-4）

- アモキシシリンは第 1 選択薬である。高用量で 80 〜 90 mg/kg/日が推奨される。
- 最適な治療の継続期間は不明である。
  - 年少児や重症例：10 日間の治療
  - 健康な児で合併症のない急性中耳炎：5 日間の治療
- 急性中耳炎の管理には，痛みの評価も含まれる。
- 経過観察（48 〜 72 時間）は，以下の場合にのみ適応がある。
  - フォローアップが確実にできる。
  - 鎮痛薬が処方されている。
  - 症状が持続したり悪化した場合には，抗菌薬が開始できる。

◎ 合併症

- 急性期の最もよく起こる合併症は，穿孔と排膿である。

表 14-3 急性中耳炎の治療選択基準：初期から抗菌薬投与するか，経過観察か

年齢	確定診断	不確かな診断
＜ 6 カ月	抗菌薬投与	抗菌薬投与
6 カ月～ 2 歳	抗菌薬投与	軽症例[*1]は経過観察 重症例[*2]には抗菌薬投与
＞ 2 歳	重症例には抗菌薬投与 軽症例には経過観察	経過観察

[*1] 軽症例とは，最近 24 時間に軽度の耳痛と発熱＜ 39℃を認めるもの。
[*2] 重症例とは，中等度から重度の耳痛または発熱＞ 39℃を認めるもの。

表 14-4 中耳炎の第 2 選択薬

抗菌薬	用量	回数
アモキシシリン・クラブラン酸（Clavulin®)	80 ～ 90 mg/ kg/ 日	1 日 2 回または 3 回
セフプロジル (Cefzil®)	30 mg/ kg/ 日	1 日 2 回
セフロキシムアキセチル (Ceftin®)	40 mg/ kg/ 日	1 日 3 回
クラリスロマイシン (Biaxin®)	15 mg/ kg/ 日	1 日 2 回
アジスロマイシン (Zithromax®)	初日 10 mg/ kg/ 日，その後は 5 mg/ kg/ 日，または 10 mg/ kg/ 日	1 日 1 回× 4 日間 1 日 1 回× 3 日間
クリンダマイシン (Dalacin®)	30 mg/ kg/ 日	1 日 3 回
セフトリアキソン (ロセフィン®)	50 mg/ kg/ 日 筋注か静注	1 日 1 回× 1 日，または 3 日間

- 40％の例で治療後 3 ～ 6 週間にわたって滲出液が残ることがある。一過性の聴力低下や発語の遅延をきたすことがある。
- 乳様突起炎は，発熱，乳様突起上の圧痛に加えて耳介の前方偏位を認めることがある。経静脈的抗菌薬投与を要する。
- 他のまれな合併症：菌血症，髄膜炎，脳膿瘍

◎ 鼓膜切開，チューブ留置の適応

- 臨床ガイドラインは存在せず，適応には異論がある。
  - 繰り返す感染：6 カ月間に 3 回以上，もしくは 1 年間に 4 回以上の感染
  - 中耳の液体貯留が 3 ～ 6 カ月以上持続し，聴力低下を伴うもの

■ チューブは6カ月〜2年間留置され，自然に脱落する。

文献

- American Academy of Family Physicians, American Academy of Otolaryngology-Head and Neck Surgery, American Academy of Pediatrics. Otitis media with effusion. Pediatrics. 2004;113:1412-1429.
- American Academy of Pediatrics and American Academy of Family Physicians Clinical Practice Guideline: diagnosis and management of acute otitis media. Pediatrics. 2004;113:1451-1465.
- Finkelstein JA, Stille CJ, Rifas-Shiman SL, et al. Watchful waiting for acute otitis media: are parents and physicians ready? Pediatrics. 2005;115:1466-1473.
- Glasziou PP, Del Mar CB, Sanders SL, et al. Antibiotics for acute otitis media in children. Coch Data Syst Rev. 2006;3.
- Kozyrskyj AL, Hildes-Ripstein GE et al. Short course antibiotics for acute otitis media. Coch Data Syst Rev. 2006;3.
- McCormick DP, Chonmaitree T, Pittman C, et al. Nonsevere acute otitis media: a clinical trial comparing outcomes of watchful waiting versus immediate antibiotic treatment. Pediatrics. 2005;115:1455-1465.
- Rovers MM, et al. Otitis media. Lancet. 2004;363:465-473.

15 副鼻腔炎

Suzan Schneeweiss

概要
- 多種多様な非特異的症状を呈するため，診断されにくいことが多い。
- 小児は成人と異なり，鼻閉，痛み，頭痛を訴えない。
- 小児では5〜13％の上気道炎に合併する（ウイルス性上気道炎は5〜7日間持続する）。アレルギー性鼻炎ではまれである。
- 50％近くは抗菌薬を使用しなくてもゆっくりと自然治癒する（通常4週間以内）。
- 3〜6歳に最も多い。

副鼻腔の発達
- 上顎洞と篩骨洞は出生時より存在し，思春期まで発達する。これらは最も感染しやすい副鼻腔である。
- 蝶形骨洞は生後数年の間に発達し（5歳まで），単独では侵されにくい。
- 前頭洞は7〜8歳までに出現し，思春期後期まで発達し続ける。前頭洞炎が単独で起こることはまれだが，眼窩や中枢神経系への炎症拡大への病巣となる可能性がある。

症状
◎ 持続性
- 10日以上，30日以下の期間持続する気道症状で，改善の兆しを認めない。

◎ 重症
- 通常より重症感がある感冒
- 3〜4日間続く高熱（39℃以上）と膿性鼻汁

急性副鼻腔炎の診断基準
- 10日以上症状が続く。

◎ よくある症状
- 鼻閉
- 膿性鼻汁，または咽頭分泌物
- 咳嗽：湿性または乾性。日中も認める。
- 眼窩周囲の浮腫

◎ まれな症状
- 耳痛，咽頭痛
- 咳払い
- 口臭
- 発熱（しばしば微熱）
- 倦怠感

◎ 年長児・10歳代
- 頭痛，顔痛，歯痛，嗅覚障害

診断
- 小児では画像検査は，診断確定に必須ではない。
- 血液学的または画像評価は，診断において補足的なものにすぎない。
- 単純副鼻腔X線：びまん性の混濁，液面形成，粘膜肥厚（最低でも4 mm）
- CT検査
    - スクリーニングは，感度が低い。
    - 上気道炎でも臨床症状の改善後2週間はCT検査上の異常所見が残る。
    - 適応：副鼻腔炎患者で，骨膜下または眼窩の膿瘍や，頭蓋内合併症が疑われる場合

急性副鼻腔炎の合併症
◎ 眼窩周囲・眼窩
- 隔膜前蜂巣炎（眼窩周囲蜂巣炎），眼窩蜂巣炎，眼窩膿瘍，骨髄炎，骨膜下眼窩膿瘍

◎ 頭蓋内合併症
- 年長児や思春期男性に多い。

- 硬膜下・硬膜外膿瘍，髄膜炎，脳膿瘍，皮質静脈血栓性静脈炎，海綿静脈洞・矢状静脈洞血栓症

◎ 頭皮下軟性腫瘤（Pott's puffy tumor）
- 前頭洞の副鼻腔炎に合併する。
- 前頭骨の骨髄炎と，それに続く骨膜下膿瘍である。
- 前頭部の腫瘤として認められる。軟らかく，波動のある腫脹で，発赤，熱感，痛みを認めることが多い。
- 患者は頭痛，羞明，発熱（微熱が多い）を訴える。
- 抗菌薬の経静脈的投与のため入院を要し，耳鼻咽喉科へコンサルトが求められる。

急性副鼻腔炎の治療
- 病歴と身体所見が副鼻腔炎に合致するものであれば，画像検査で確定しなくても治療を開始できる。
- 治療によって症状が改善すれば，さらなる評価は必要ない。
- よくある原因菌：肺炎球菌（*Streptococcus pneumoniae*），分類不能型インフルエンザ桿菌〔nontypable（NT）*Haemophilus influenzae*〕，*Moraxella catarrhalis*

◎ 抗菌薬
- アモキシシリン：保育所に入所していなくて，最近抗菌薬を投与されていない2歳未満ならば，妥当な第1選択薬（45 mg/kg/日，経口）である。
- アモキシシリン（高用量）：80～90 mg/kg/日，経口
- ペニシリンアレルギーの場合：クラリスロマイシン，セフロキシムアキセチル，セフィキシム，クリンダマイシン
- 48～72時間で反応がなければ，アモキシシリン・クラブラン酸に変更する（アモキシシリンは高用量で）。
- 治療期間：10～14日間（症状が改善してから7日間は抗菌薬を継続する）
- 重篤感があったり経口摂取が不良な患者には，経静脈的治療を考慮する。
- 補助療法（抗ヒスタミン薬，吸入ステロイド，うっ血除去薬，生理食塩液洗浄）に関するデータは限られており，異論がある。現在は推奨されていない。
- 合併症がある，または疑われる患者については，積極的な治療（抗菌薬の経静脈的投与）と専門家への紹介が必要である。

亜急性副鼻腔炎

- 急性期の症状ほど強くないが，30〜90日間症状が持続する。
- 夜間に悪化する慢性の咳，鼻詰まり，鼻すすりがある。
- 発熱，頭痛，倦怠感はあまりみられない。
- 膿性粘液が，鼻咽頭蓋や後鼻漏としてみられることがある。
- 治療：最低14日間の抗菌薬，必要に応じて経口または点鼻のうっ血除去薬

再発性急性細菌性副鼻腔炎

- 6カ月以内に3回，もしくは12カ月以内に4回の急性細菌性副鼻腔炎に罹患する。
- 抗菌薬への反応は良好で，間欠期には症状は認めない。

慢性副鼻腔炎

- 90日以上炎症症状が続く。
- 慢性咳嗽，鼻閉，ときに頭痛を認める。
- いびきを伴う口呼吸，咽頭痛，しばしば反応性のアデノイド肥大を認める。
- 治療には3〜4週間の抗菌薬，必要に応じて鼻閉改善薬や，経口または点鼻ステロイドを要する。

文献

- American Academy of Pediatrics. Clinical practice guideline: management of sinusitis. Pediatrics. 2001;108(3):798-808.
- Conrad DA, Jenson HB. Management of acute bacterial rhinosinusitis. Curr Opin Pediatr. 2002;14(1):86-90.
- Jacobs RF. Judicious use of antibiotics for common pediatric respiratory infections. Pediatr Infect Dis. 2000;19:938-943.
- Zacharisen MC, Kelly KJ. Allergic and infectious pediatric sinusitis. Pediatr Ann. 1998;27(11):759-766.

16 口腔咽頭内感染

Jonathan Pirie

概要
- ほとんどの感染はウイルス性であるが，他の病因も考慮する必要がある。
- 2歳以下では溶血性レンサ球菌感染はまれである。
- 年長児では伝染性単核球症を考慮するが，乳幼児でも認めることがある。

咽頭炎
- 急性咽頭炎は，多種類のウイルスもしくは細菌が原因である。
- ウイルス性がほとんどであるが，細菌性のなかではA群溶血性レンサ球菌（group A *Streptococcus*）が主な原因菌である。
- *Chlamydia trachomatis* と肺炎マイコプラズマ（*Mycoplasma pneumoniae*）は，思春期の咽頭炎の原因となりうる。
- 乳児，免疫抑制された児，抗菌薬内服中の児では，カンジダ（*Candida*）が原因となることがある。

◎ 症状
- 鼻漏，嗄声，咳嗽，下痢，結膜炎，口腔前方の口内炎，散在する潰瘍性病変は，ウイルス性を示唆する。
- Epstein-Barrウイルスとサイトメガロウイルス感染の典型的症状として，咽頭の炎症，びまん性リンパ節腫脹，肝脾腫がある。
- レンサ球菌性咽頭炎の典型的特徴として，発症が急である，発熱，咽頭痛，場合によって頭痛，嘔吐，腹痛，猩紅熱様発疹などがみられる。
- 他の症状：扁桃・咽頭の発赤と場合によっては扁桃滲出液，有痛性頸部リンパ節腫大，牛肉のように赤く腫脹した口蓋垂，口蓋の点状出血，乳児では鼻孔の表皮剥離がみられる。

◎ 検査

- 咽頭培養は，レンサ球菌性咽頭炎の検査のゴールドスタンダードである．
- 咽頭培養検査を行うかどうかは，患者の年齢，徴候や症状，季節，家族，地域の流行などを考慮して判断する．
- 臨床基準が使用されているが，その陽性的中率は低い．
- ラテックス凝集反応や免疫測定法は，陽性の場合は有用な検査であるが，陰性でもレンサ球菌感染を否定できない．
- 症例によって，血算，Epstein-Barr ウイルス抗体価，Monospot[訳注1]や他の細菌〔*Chlamydia*，淋菌（*Neisseria gonorrhoeae*），*Mycoplasma*〕を検査する．
- Monospot は一般的に5歳以下の小児では陰性になるので，Epstein-Barr ウイルスの血清検査が必要になる．

訳注1
Epstein-Barr ウイルス感染を検出する迅速テスト．

◎ 治療

- 急性レンサ球菌性咽頭炎の治療には，ペニシリンを選択する．
- A群溶血性レンサ球菌を最大限除去するためには，10日間の治療が必要である．
- 咽頭培養もしくは溶血性レンサ球菌迅速抗原検査が陽性とならなければ抗菌薬投与を控える．
- ペニシリン，アモキシシリン，エリスロマイシンは，10日間用いるのであれば，投与方法として1日2回，1日3回，1日4回でも効果は同等である．
- 他の抗菌薬（アジスロマイシン，セフィキシム，セフロキシムアキセチル）は，より短い投与期間（5日以下）で効果は同等であると示されている．
  - 報告が限られていることと，その抗菌活性が広域であることから，ルーチンで第1選択として使用してはならない．

◎ 合併症

- 化膿性咽頭炎の進行は以下の病態の原因となる．
  - 扁桃周囲膿瘍（化膿性扁桃腺炎）
  - Ludwig アンギナ（顎下膿瘍）
    - 顎下および舌下スペースの炎症は，気道を危険にさらす可能性がある．
    - 急速に拡大する炎症で生命を脅かす可能性がある．
    - さまざまな病原体により生じる：ブドウ球菌，溶血性レンサ球菌，グラム陰性菌，嫌気性菌
    - 治療は，高用量ペニシリンを経静脈投与する．
  - Lemierre 症候群

- *Fusobacterium* 感染に伴う，片側化膿性頸静脈血栓性静脈炎と頸部痛による急性の口腔咽頭感染である。
- 菌塊塞栓からの肺膿瘍のリスクがある。
■ 血行性の進展により，頸部や腸間膜リンパ節炎，海綿静脈洞血栓症，心内膜炎，骨髄炎，化膿性関節炎，敗血症を起こす可能性がある。
■ 溶血性レンサ球菌感染の非化膿性合併症には，猩紅熱，糸球体腎炎，リウマチ熱がある。

扁桃周囲膿瘍
■ 耳鼻咽喉科領域の深部感染症で最もよくみられる。
■ 典型的にはレンサ球菌感染後に起こるが，Epstein-Barr ウイルス感染に伴うこともある。
■ 12 歳以下の小児ではあまり認められない。
■ 一般的に，膿瘍内には複数種の病原体が認められる（A 群溶血性レンサ球菌，*Peptostreptococcus*，*Peptococcus*，嫌気性菌，インフルエンザ桿菌，肺炎球菌，黄色ブドウ球菌など）

◎ 症状
■ 通常は同側の嚥下障害が増強する。
■ 流涎，開口障害，構音障害，嚥下痛
■ 声はくぐもった感じになり，しゃべりにくい（Epstein-Barr ウイルス感染などでみられる）。
■ ぐったりとして重篤感があることもある。
■ 口腔内所見としては，扁桃周囲のびまん性腫脹を伴う蜂巣炎，開口障害を伴う膿瘍形成，軟口蓋や口蓋垂の偏位などがある。

◎ 検査と診断
■ 非特異的：白血球数の上昇
■ 培養検査ではレンサ球菌が陽性になることが多い。
■ 初期治療への反応がみられない患者では，扁桃周囲の吸引は有用である。
■ 治療で改善されず，傍咽頭間隙への炎症の進展が疑われる場合に，CT 検査を施行する。

◎ 鑑別診断
■ 傍咽頭間隙感染症
■ 頸部リンパ節炎や膿瘍

- 歯の膿瘍
- 唾液腺感染症

◎ 治療

- ほとんどの患者は，輸液，経静脈的抗菌薬投与，鎮痛のために入院する必要がある。
- 経静脈的抗菌薬投与を行っても，波動する腫瘤があるか大きさが増大する場合は，外科的ドレナージの適応となる。
- 多くの抗菌薬治療が推奨されている。
  - クリンダマイシン
  - セフォキシチン[訳注2]
  - ペニシリンとβラクタマーゼ阻害薬の合剤（例：クラブラン酸）
- 再発する患者では，最終的には扁桃摘出術が必要になる。

◎ 合併症

- 傍咽頭間隙の拡大
- 壊疽性筋膜炎
- 気道閉塞
- 誤嚥性肺炎
- 敗血症

咽頭後部の感染症

- 咽頭後膿瘍や傍咽頭間隙の感染症はまれであるが，死に至ることもある疾患である。
- まれであり，症状が多様で特異な身体所見が乏しいため，診断は難しい。
- 2/3の患者は男児で，6歳未満である。冬期に多い。
- 原因としてレンサ球菌が多く，嫌気性菌，黄色ブドウ球菌の場合もある。

◎ 症状

- 症状や症候はさまざまであるため，診断には強く疑うことが必要である。
- 典型的な症状や症候は，上気道炎または咽頭炎から進行して生じる。
- よく認める症状には，発熱，咽頭痛，斜頸，頸部痛，頸部腫瘤などがある。
- まれに嚥下障害，開口障害，流涎，喘鳴，頸部硬直などの症状を呈する。

◎ 鑑別診断

- 喉頭蓋炎

訳注 2
日本では未認可。

- クループ
- 扁桃周囲膿瘍
- 単核球症

◎ 検査と診断

- 非特異的：白血球数の上昇
- 切開やドレナージからグラム染色と培養をする。
- 頸部側面 X 線軟部検査で椎前間隙に軟部組織の腫瘤を認める。
  - 椎前間隙の偽拡大を避けるため，撮影は伸展位，吸気時で，患者が泣いていない状態で行う。
  - 椎前間隙は通常 C2 で 7 mm 以下，C3 〜 C4 で 5 mm，もしくは近接する椎体幅の 50％以下である。椎前間隙の異常値については議論があり，近接する椎体幅の 100％以上であれば咽頭後膿瘍の疑いが強い。
  - 正常では，喉頭の高さ（およそ C4 の高さにあたる）で咽頭後壁と気管の後壁の間に段差がある。この段差が消失している場合は咽頭後膿瘍が疑われる。
  - 傍咽頭間隙の感染症は，頸部側面 X 線検査では確認できない。
- CT 検査
  - 咽頭後隙の拡大を確認するために行う。
  - 膿瘍と咽頭後部の蜂巣炎を区別する所見は，辺縁が造影されることと，髄液と同様の濃度なことである。
  - 手術の際に膿の存在を正確に予測できるものではない。

◎ 治療

- 臨床症状，X 線，CT 検査による切開排膿の基準には議論がある。
- 一般的に，CT で咽頭後部の蜂巣炎を認めた患者には経静脈的抗菌薬の投与を行う。
- CT で咽頭後膿瘍の所見が認められた患者では，最初に経静脈的抗菌薬投与を行ってもよいが，再検した CT で改善がない，もしくは悪化を認めた場合は外科的治療を行う。
- 呼吸が危険にさらされている場合は，直ちに手術が必要である。
- 抗菌薬の選択
  - クリンダマイシン（第 1 選択）
  - 代替薬：第 3 世代セファロスポリン，クロキサシリン，メトロニダゾール

◎ 合併症

- 気道閉塞
- 誤嚥性肺炎
- 食道，縦隔，肺への破裂
- 血管系が侵食されて出血することがある。
- 膿瘍の再形成（0 〜 5％）

文献

- Abrunzo T, et al. Emergencies of the oral cavity and neck. In: Strange GR, ed. Pediatric Emergency Medicine: Just the Facts. New York, NY: McGraw-Hill Companies; 2004:309-311.
- Bisno AL, Gerber MA, Gwaltney JM, et al. Diagnosis and management of group A streptococcal pharyngitis: a practice guideline. Clin Infect Dis. 1997;25:574-583.
- Brook I. Microbiology and management of peritonsillar, retropharyngeal, and parapharyngeal abscesses. J Oral Maxillofac Surg. 2004;62:1545-1550.
- Craig FW, Schunk JE. Retropharyngeal abscess in children: clinical presentation, utility of imaging, and current management. Pediatrics. 2003;111;1394-1398.
- Dajani A, Taubert K, Ferrieri P, et al. Treatment of acute streptococcal pharyngitis and prevention of rheumatic fever: a statement for health professionals. Pediatrics. 1995;96:758-764.
- Daya H, et al. Retropharyngeal and parapharyngeal infections in children: the Toronto experience. Int J Pediatr Otorhinolaryngol. 2005;69(1):81-86.
- Dawes LC, Bova R, Carter P. Retropharyngeal abscess in children. ANZ J Surg. 2002;72:417-420.
- Ebell, MD, Mark, H, Mindy, A, et al. Does this patient have strep throat? JAMA. 2000;284:2912-2918.
- Rimoin AW, et al. Evaluation of the WHO clinical decision rule for streptococcal pharyngitis. Arch Dis Child. 2005;90:1066-1070.

Part III

呼吸器の救急

17 細気管支炎

Suzanne Schuh

概要
- ウイルス性の下気道感染症で，通常は11月から4月にかけてみられる。
- 主に2歳未満の小児が罹患する。
- 細気管支炎はウイルス感染による気道過敏症だが，初回喘息発作との鑑別は困難である。
- アトピーの既往や家族歴，入院を要するほどの重症細気管支炎では，喘息に移行しやすい。

症状
- 鼻漏，咳嗽に続いて呼吸窮迫が起こる。
- 頻呼吸および陥没呼吸，呼気性喘鳴を伴う呼吸窮迫を呈する。
- 有熱性または無熱性で，捻髪音をしばしば聴取する。
- 重症例では，呻吟および鼻翼呼吸，換気不良を呈する。
- 呼吸不全が切迫すると，興奮，ぐったり感，顔面蒼白，チアノーゼ，無呼吸を認める。

臨床上のポイント：診断
- 喘鳴は，特に初診時には聴取されない可能性がある。
- 気管支拡張薬の吸入後に，喘鳴が現れることがある。
- 喘鳴が全く聴取されなければ他の疾患を考慮すべきだが，細気管支炎が除外されたわけではない。
- 細気管支炎の喘鳴は，ピッチが短く，低音性連続音（水泡音）である。

◎ 他の疾患を示唆する危険な徴候

- 全身状態不良（敗血症，細菌感染）
- 先行する慢性的な哺乳の問題
- 体重増加不良
- 慢性の呼吸器症状（うっ血性心不全，先天性肺奇形，嚢胞性線維症，慢性の誤嚥）

病歴

- 先行する鼻漏および咳嗽の増悪
- 咳嗽の程度が強く，ときに発作的で百日咳が疑われる。
- 咳嗽後の嘔吐がよくみられる。
- 細気管支炎と百日咳の比較
    - 細気管支炎：咳嗽発作の間に，通常は呼吸窮迫症状を認める。
    - 百日咳：咳嗽発作の間には，通常は呼吸窮迫を認めない。
- 中等度の細気管支炎でも経口摂取不良に陥りやすい。
- 通常は2～3週間で症状が緩和するが，まれに3～4週間以上続く。
- 重症化および入院を要するリスクの高い病歴として，生後6～8週未満，早期産児，新生児期に人工呼吸管理の既往，慢性肺疾患の合併，循環動態に問題のある心疾患，神経筋疾患，免疫不全症などがある。

診察

- 重篤感がない（ときに高熱を呈する）。
- 興奮および病的なぐったり感がない。
- 日中の意識レベルは正常
- 哺乳不良を呈するが脱水になることはまれである。
- 頻呼吸の程度はさまざまだが，80/min以上の呼吸数が持続するならば通常は重症例である。
- 頸部が短く胸骨上や鎖骨上の陥没呼吸が観察しにくい。
- 胸壁の著明な陥没呼吸（特に外側と背側）は，有用な所見である。
- 細気管支炎では捻髪音は一般的で，以降の精査を必要とするものではない。
- 気管支拡張薬の吸入前後に喘鳴を認めることが多いが，全例にみられるわけではない。

検査

- パルスオキシメトリ
- 血液検査および胸部X線撮影は，通常は不要である。

- 胸部X線所見上，通常の気道疾患に加えて肺胞性疾患の所見（浸潤影）を認める。
    - 細気管支炎に矛盾しない所見であり，抗菌薬投与の根拠にはならない。
- 気道疾患を伴わない孤立性の浸潤影は，細気管支炎よりも細菌性肺炎を示唆する所見である。
    - このような患者では，典型的な細気管支炎の臨床症状を呈さない（通常は喘鳴を聴取しない）。
- 胸部X線の適応は，乳児で他の疾患が疑われる場合のみである（上記「他の疾患を示唆する危険な徴候」参照）。
- ウイルス培養や迅速抗原検査は，通常の患者管理には有用ではない。

救急処置

- $SpO_2 < 90\%$ ならば酸素を投与する。
    - 不要な興奮を避ける。多くは吹流し酸素が有効である。
    - 酸素濃度60％以上を投与するには非再呼吸式マスクが必要である。
- 多くは少量の経口摂取が必要である。補液の適応は，重症例や脱水のある患者（まれである）のみである。

◎ サルブタモール（アルブテロール）

- サルブタモールの吸入は，中等症〜重症の呼吸窮迫を呈する細気管支炎罹患者に適応がある。
    - 年少児では，年長児よりも吸入した薬物の沈着が少ない。
    - 気道粘膜の浮腫および老廃物により，末梢の気管支への薬物の沈着が少なくなる。
    - したがって，乳児には相対的に高用量のサルブタモールが必要になる。
    - 最小投与量：0.5 mL（2.5 mg）の吸入か，定量式噴霧器（MDI）やスペーサーを用いて4〜5吸入を20〜30分おきに3回繰り返す。
    - 反応が少なかったり，なかった場合は中止する。

◎ アドレナリン

- 1,000倍希釈アドレナリン2.5〜5 mLを1〜4時間ごとに吸入させる。
- 通常1〜2時間で吸入の効果が消失しはじめる。
- 重症な呼吸窮迫や，特にサルブタモールへの反応が悪い場合に適応となる。
- MDIでの投与や外来での使用は行わない。

◎ デキサメタゾン

- 公表前の研究結果によれば，経口のデキサメタゾンが重症細気管支炎の児に効果がある可能性が示されている。
- デキサメタゾン 0.3 〜 1 mg/kg の経口投与を，中等症〜重症の呼吸窮迫に考慮する（至適投与量は不明）。
- 効果発現まで最低 3 〜 4 時間を要する。
- ステロイド治療の至適投与間隔は不明である。

臨床上のポイント：治療

- 細気管支炎に吸入ステロイドが有効というエビデンスはない。
- 細気管支炎の急性期管理には吸入ステロイドを使用しない。
- リバビリンは細気管支炎の急性期管理には無効である。
- 抗菌薬は，細菌感染を疑わせる感染源（中耳炎など）がない限り適応外である。
- X 線で肺炎像がある細気管支炎の多くで，抗菌薬は不要である。

入院

◎ 絶対適応

- サルブタモールの 2 〜 3 回吸入後やステロイド投与後 4 時間以降も重度の呼吸窮迫が持続する。
- 酸素を必要とする。
- 脱水の所見
- 無呼吸の病歴

◎ 相対適応

- 生後 8 週未満
- 併存する疾患
- 心理社会的な要因
- 同病による救急部への再受診

帰宅時の説明

- 細気管支炎の回復は遅く，症状が 3 〜 4 週間続く可能性を保護者に説明する。
- 危険な徴候として，哺乳不良，ぐったり感，呼吸窮迫の増悪を説明する。
- 頻回の経過観察が必要である。
- 少量で頻回の授乳
- 6 カ月未満の児の場合，サルブタモール（ベネトリン®）0.5 mL を生理食塩液 3 mL に入れ吸入させる。

訳注 1
日本では，サルブタモールのMDI製剤であるサルタノール®の救急での使用は一般的ではない。

- 6カ月以上の児の場合は，救急治療に反応がよければ，サルブタモール2〜3吸入を4時間ごと，5〜7日間行う[訳注1]。
- 24〜48時間後に再評価する。
- 保護者に悪化のサインを指導する（陥没呼吸の悪化，無呼吸，哺乳不良）。

文献

- Dawson KP, Long A, Kennedy J, et al. The chest radiograph in acute bronchiolitis. J Paediatr Child Health. 1990;26:290-311.
- Gadomski AM, Lichensttein R, Horton L, et al. Efficacy of albuterol in the management of bronchiolitis. Pediatrics. 1994;93:907-912.
- Kellner JD, Ohlsson A, Gadomski AM, et al. Efficacy of bronchodilator therapy in bronchiolitis: a meta-analysis. Arch Pediatr Adolesc Med. 1996;150(11):1166-1167.
- Menon K, Sutcliffe T, Klassen TP. A randomized trial comparing the efficacy of epinephrine with salbutamol in the treatment of acute bronchiolitis. J Pediatr. 1995;126:1004-1007.
- Reionen T, Korppi M, Pitkakangas S, et al. The clinical efficacy of nebulized racemic epinephrine and albuterol in acute bronchitis. Arch Pediatr Adolesc Med. 1995;149:686-692.
- Roosevelt G, Sheehan K, Grupp-Phelan J, et al. Dexamethasone in bronchiolitis: a randomized controlled trial. Lancet. 1996;348:292-295.
- Schuh S, Coates AL, Binnie R, et al. Efficacy of oral dexamethasone in outpatients with acute bronchiolitis. J Pediatr. 2002;140:27-32.

18 クループ

Suzanne Schuh

概要
- クループとは，上気道のウイルス性感染症を指す。
- 原因として，パラインフルエンザウイルス感染症が最多である。
- 主に生後6カ月～3歳までの小児が罹患するが，15歳まで罹患する可能性がある。

症状
- 犬吠様咳嗽にて突然発症し，多くは吸気時の喘鳴や嗄声，呼吸窮迫を伴う。

病歴
- 主に夜間に発症する。
- 犬吠様，オットセイ様の咳嗽
- 嗄声，かすれた泣き声
- 呼吸窮迫症状および呼吸時の雑音は，救急部を訪れるまでの道のりで夜間の冷たい空気にあたって改善することが多い。
- 症状は48～72時間持続する。

臨床上のポイント
- ぐったりして全身状態が不良な場合や，流涎を呈する場合，不安感が強い場合には，喉頭蓋炎を考慮する。
- クループ症状が急激に悪化したり，全身状態が悪化したり，アドレナリン吸入に反応が不良の場合は細菌性気管炎を考慮する。

診察

- 嗄声，かすれた泣き声
- 犬吠様，オットセイ様咳嗽
- 体位により変化しない吸気時喘鳴（興奮時および安静時）
- 胸壁の陥没
- 多くに発熱を伴うが，高熱ではない。
- 流涎を呈さない。

検査

- 通常，検査は不要である。
- 呼吸窮迫の改善後にのみ施行する。
- 非典型例では，他疾患の除外目的に正面と側面の頸部X線検査を施行する。

救急部での管理

- 上体挙上
- 不必要な介入は控える。
- 加湿の効果は否定的であり，行わない。
- SpO_2 値が90%未満の場合には酸素投与を行う。
- 全例にデキサメタゾンを投与する（呼吸窮迫のない場合でも）。
  - 0.6 mg/kgの単回経口投与により，2〜4時間で改善する[訳注1]。
- 重症例ではアドレナリンを吸入する[訳注2]。
  - 半減期45分
  - 状態の変化を2時間経過観察する[訳注3]。
  - 1,000倍希釈で5 mLをネブライザーを用いて施行する[訳注4]。
  - 小児の重症例では2, 3回吸入を繰り返す。

入院

- デキサメタゾン内服後4時間経過しても安静時喘鳴や著明な呼吸窮迫症状が残存する場合
- 1, 2回以上のアドレナリン吸入を要する場合
- 心理社会的要因を考慮する場合

訳注1 0.15〜0.3 mg/kgでも効果があると考えられている。

訳注2 通常，安静時に吸気性喘鳴を認める場合はアドレナリン吸入を行う。

訳注3 リバウンドの可能性があるため。

訳注4 日本では1〜3 mLで使用することが多い。

文献

- Bjornson CL, Klassen TP, Williamson J, et al. A randomized trial of a single dose of oral dexamethasone for mild croup. N Engl J Med. 2004;351:1306-1313.

- Johnson DW, Jacobson S, Edney PC, et al. A comparison of nebulized budesonide, intramuscular dexamethasone, and placebo for moderately severe croup. N Engl J Med. 1998;339:498-503.
- Kairys S, Olmstead EM, O'Connor GT. Steroid treatment of laryngotracheitis: a meta-analysis of the evidence from randomized trials. Pediatrics. 1989;83:683-693.
- Neto GM, Kentab O, Klassen TP, Osmond MH. A randomized controlled trial of mist in the acute treatment of moderate croup. Acad Emerg Med. 2002;9:873-879.

19 喘息

Suzanne Schuh

概要
- 真の喘息とウイルス感染症による喘鳴は鑑別が困難であるが（多くは一過性で喘息への移行例は少ない），急性期の治療は同じである。
- ときにアレルギー反応や肺炎，サリチル酸中毒により喘息症状による呼吸窮迫症状を認めるが，詳細な病歴聴取と身体所見により鑑別する。

病歴
- 発作の大部分は上気道感染症の病歴を伴ったウイルス感染症に起因する。
- 現在の喘息の治療薬と用量および投与回数
- 過去6〜12カ月間で急激に症状が増悪した回数
- 過去6〜12カ月以内の入院歴
- 喘息発作によるICU入院の既往
- 非典型的な症状（高熱の持続，湿性咳嗽など。多くの場合は肺炎を示唆する）

診察
- 通常の診察所見：頻呼吸，肋間および鎖骨上部の陥没呼吸，呼気性および吸気性喘鳴
- 一般に発熱（特に微熱）と捻髪音を伴う。
- 危険な徴候
  - 鼻翼呼吸，呻吟，エア入りの低下
  - 顔面蒼白，顔色不良
  - 易興奮性，嗜眠傾向（ぐったり感）の持続
  - 話し方が1文区切り，乳児では哺乳不良，苦しくて遊べない

検査

- 多くは検査の必要はない。
- SpO_2 値
- 診断が未確定な場合や，治療効果判定に FEV_1 値は有用である。
  - FEV_1 が予測値 50％未満：重症喘息を示唆
  - FEV_1 が予測値 50〜70％：中等症の喘息
  - FEV_1 が予測値 71〜80％：軽症の喘息
  - 症状が著明でも FEV_1 が 80％以上の場合や，軽症例でも FEV_1 が 70％未満の場合もある。
- 胸部X線検査は非典型例および全身状態不良例，慢性持続症例，重篤な症例で適応
- 動脈血液ガス検査は，症状が重篤な場合，意識レベルが低下している場合，酸素需要の増大する場合に必要である。

救急部での管理

- SpO_2 値 90％未満では，酸素を投与する。

◎ サルブタモール（アルブテロール）

- ネブライザー吸入：重症例では，2.5〜5 mg（0.5〜1.0 mL）と生理食塩液 2〜3 mL を最初の 1 時間で 20 分ごとに 3 回施行する。
  - 反応不良例では吸入を繰り返す。
  - 吸入後 1〜2 時間で呼吸窮迫を認めない軽症例では，通常は帰宅可能である。
- MDI：上記の間隔で毎回 4〜8 吸入（400〜800 μg/回）を施行する。
  - 6 歳未満の乳幼児ではマウスピース（マスクチャンバー）を使用する。
- 救急部で 10 回以上の頻回吸入施行例ではカリウムを補充する。

◎ イプラトロピウム

- 250〜500 μg/回をサルブタモールに混ぜてネブライザーで吸入させる [訳注1]。
- MDI：100 μg/回の MDI をエアロチャンバーを用いて吸入させる。
- 重症喘息例では，3 回以上施行する。

◎ 副腎皮質ステロイド

- 中等症以上の喘息症例に適応する。
- 早期に内服すれば 3〜6 時間で効果が出現する。
- 通常は経口投与である。

訳注1
日本では吸入液は採用されていない。

- 経口摂取不能例や，嘔吐が持続，脱水，症状が重篤な場合には，経静脈投与する。
- 経口投与と経静脈投与の効果は同等である。

治療方法

- デキサメタゾン 0.3 mg/kg を救急部で経口投与し，その後プレドニゾロン 1 mg/kg を 24 時間ごとに 4，5 回追加投与する。
- プレドニゾロン 2 mg/kg を救急部で経口投与し，その後 1 mg/kg を 4，5 日間経口投与する。

デキサメタゾンの利点

- 投与量が少量である。
- プレドニゾロンより味がよい。
- 半減期がプレドニゾロン（24〜30 時間）より長い（50 時間）。

臨床上のポイント

- 重症度にかかわらず，喘息発作の急性増悪に対して吸入ステロイドを使用しない。
- 経口ステロイドの反復投与は副作用と関連しないとするエビデンスがある。

吸入ステロイド（ICS）

- 救急部で加療された急性期の喘息発作小児症例に対して，以降の発作の予防を目的に吸入ステロイドを 8〜12 週間投与する。
- 治療方法
  - フルチカゾン 100 μg/回を MDI もしくはスペーサーを用いて 1 日 2 回吸入させる。
- 少量投与で再発した場合には，一時的に吸入を増量する。
- 定期的に吸入する。無症状であっても中止しない。

◎ リン酸マグネシウム

- 重篤な症例では，ICU での管理が妥当である。
- 臨床上の重症度により，受診時に投与するか，気管支拡張薬およびステロイドによる集中治療後に投与する。
- 投与量：25〜75 mg/kg を 30 分以上かけて静脈投与
- 通常は数分で反応する。
- 必要時には 1〜2 時間後に再投与する。

- 副作用はまれだが，血圧を測定し低血圧をモニターする。

入院

◎ 絶対適応
- 酸素需要がある。
- 副腎皮質ステロイド投与後4〜6時間（サルブタモールを1〜2時間ごと4時間吸入後）経過しても，呼吸窮迫症状が明らかである。

◎ 相対適応
- 併存する症状が著明である。
- 一度の発作に対して受診が頻回，喘息に対する教育がされていない。
- 社会的に，喘息管理上の大きな問題がある。

退院
- MDIおよびエアロチャンバーの正しい使用に関する教育が終了している。
- 小児患者は，年齢にかかわらず全例エアロチャンバーを使用すべきである（6〜7歳以上の小児ではマウスピース付きのスペーサーが使用可能）。
- ステロイド投与中に水痘患者との接触があった場合には，医師に連絡するように両親に指導する。
- 自宅吸入の増量や吸入回数が頻回になった場合には，直ちに受診させるように指示する。
- 全例24〜48時間後に再評価する。

◎ サルブタモール（アルブテロール）
- 中等症〜重症：1回0.2〜0.3吸入/kg（最大8吸入）を1日4回で24時間，その後1回2〜3吸入を1日4回7日間，MDIとエアロチャンバーを用いて施行する。
- 軽症〜中等症：1回2吸入を1日4回7日間，MDIとエアロチャンバーを用いて施行する。

◎ 経口ステロイド
- プレドニゾン（プレドニゾロン）を1日1 mg/kgで5日間（至適投与期間は不明）
- この段階ではステロイドを経口から吸入に代えてはならない。
- 減量，中止は不要である。

◎ 吸入ステロイド

- 軽度の発作でも炎症がおさまるまでには数週を要するため，全例にフルチカゾンの 100 〜 200 μg/kg/日を 4 〜 8 週投与する。
- 過去 1 年間に頻回の発作（5 回以上）を起こした場合や，慢性管理を受けていても管理が不十分なため年に 3 回以上発作を起こした場合には，さらに長期の治療が必要である。
- 吸入ステロイド投与中に再発した場合には，一時的な増量を考慮する。

文献

- Edmonds ML, Camargo CA, Pollack CV, Rowe BH. The effectiveness of inhaled corticosteroids in the emergency department treatment of acute asthma: a meta-analysis. Ann Emerg Med. 2002;40:145-154.
- Johnson D, Jacobson S, Edney P, et al. A comparison of nebulized budesonide, intramuscular dexamethasone, and placebo for moderately severe croup. NEJM. 1998;339(8):498-503.
- Kellner J, Ohlsson A, Gadomski AM, Wang EEL. Efficacy of bronchodilator therapy in bronchiolitis, a meta-analysis. Arch Adol Med. 1996;50:1166-1172.
- Klassen T, Feldman M, Watters L, et al. Nebulized budesonide for children with mild to moderate croup. NEJM. 1994;331(5):285-289.
- Klassen TP, Rower PC, Sutcliffe T, et al. Randomized trial of salbutamol in acute bronchiolitis. J Pediatr. 1991;118:807-811.
- Menon K, Sutcliffe T, Klassen T. A randomized trial comparing the efficacy of epinephrine with salbutamol in the treatment of acute bronchiolitis. J. Pediatr. 1995;126(6):1004-1007.
- Scarfone RJ, Fuchs SM, Nager AL, Shane SA. Controlled trial of oral prednisone in the emergency department: treatment of children with acute asthma. Pediatrics. 1993;92:513-518.
- Schuh S, Canny G, Kerem E, et al. Nebulized albuterol in acute bronchiolitis. J Pediatr. 1990;117(4):633-637.
- Schuh S, Johnson D, Callahan S, et al. Efficacy of continuous nebulized ipratropium bromide in severe asthma. J Pediatr. 1995;126(4):639-644.
- Schuh S, Parkin P, Rajan A, et al. High vs low dose continuous nebulized albuterol in severe childhood asthma. Pediatrics. 1989;83(4):513-519.
- Schuh S, Reisman J, Alshehri M, et al. A comparison of inhaled fluticasone and oral prednisone for children with severe acute asthma. N Engl J Med. 2000;343:689-694.

20 肺炎
Sami Al-Farsi

概要
- 年少児ではウイルス感染が肺炎の主な原因である。
- 大多数の小児は外来治療で軽快する。

市中肺炎
- 定義：特に既往のない健康な小児が，市中感染により，発熱および急性の呼吸器症状と胸部X線画像上での肺実質の浸潤影を呈するもの。
- 頻度と重症度を増悪させる危険因子：早期産児，栄養不良，低所得者層，受動喫煙，保育所への通園，人の密集，肺炎や喘鳴の既往

◎ 病因
- 年齢は原因ウイルス（菌）の予測に有用である。
- 生後3週未満の新生児肺炎は，通常は周産期の母体からの感染による。
- 年少児で以下の症状を伴う場合には，*Chlamydia trachomatis* 感染を考慮する：発熱がない，症状が重篤でない，乾性咳嗽，末梢血の好酸球増加
- 特に予防接種が未施行であれば百日咳を考慮する。
- 5歳以上の小児と思春期患者では，肺炎球菌（*Streptococcus pneumoniae*）が最も多く，続いて肺炎マイコプラズマ（*Mycoplasma pneumoniae*）および肺炎クラミジア（*Chlamydia pneumoniae*，TWAR株）が多い。
- 特に乳幼児の重症例では黄色ブドウ球菌（*Staphylococcus aureus*）や溶血性レンサ球菌（*Streptococcus pyogenes*），インフルエンザ桿菌（*Haemophilus influenzae*），*Moraxella catarrhalis* が他の原因菌である。

◎ 症状

- 発熱，呼吸困難および以下の1項目以上がみられる：頻呼吸，咳嗽，鼻翼呼吸，陥没呼吸，ラ音，呼吸音の低下
- ぐったりしたり，哺乳不良，胸腹部局所の疼痛を認めることがある。
- 小児の肺炎を診断する際には，聴診所見よりも発熱や頻呼吸，陥没呼吸などの所見の方が信頼性が高い。
- 乳児の肺炎では，頻呼吸（呼吸数 50/min 以上）が最も感度の高い指標である。
- 喘鳴と肺野の過膨張の所見は，年少児ではウイルス性を，年長児ではマイコプラズマを示唆する。
- 年長児では，診察時の陥没呼吸よりも病歴上の呼吸困難の方が肺炎の診断には有用である。
- 年長児では，ときに打診上の濁音，ラ音，気管支呼吸音，触覚振盪音といった古典的症状がみられる。

◎ 所見

- 典型的症状：発熱，悪寒，胸膜炎性胸痛，喀痰を伴う咳嗽
- 非典型的症状：数日～数週に及ぶ緩徐な発症，頭痛や倦怠感が優位，喀痰を伴わない咳嗽，微熱

◎ 検査

- 酸素化の評価は重症度判定の優れた指標である。
- 左方移動を伴う白血球増加では細菌感染を示唆する。
- C 反応性蛋白（CRP）や赤血球沈降速度（ESR）では，細菌性とウイルス性の鑑別は困難であり，通常は推奨されない。
- 入院患者では全例に血液培養検査が推奨される。
- 血液培養の陽性率は，全症例のうちわずか 10～30％程度である。
- 鼻咽頭吸引（NPA）によるウイルス抗原検査は，ルーチンには推奨されない。
- マイコプラズマおよびクラミジアの培養検査も，ルーチンには推奨されない。
- 思春期と年長児では，喀痰によるグラム染色が可能である。

胸部 X 線検査

- 診断確定に際して考慮する。
- 細菌性と非細菌性の鑑別は困難である。
- 年少児では，肺炎球菌性（肺炎）で円形もしくは小葉状の浸潤影を呈する。
- 間質性の浸潤影はウイルス性およびマイコプラズマ感染に一般的な所見である。

- 小葉性および間質性の浸潤影は，あらゆるタイプの感染でみられる所見である。

胸水

- 少量の胸水は，肺炎球菌およびマイコプラズマ感染によることが一般的で，ウイルス感染ではまれである。
- 大量胸水や膿胸の所見は，特に乳児の黄色ブドウ球菌性肺炎でみられる。
- 胸腔穿刺の適応：低酸素血症，呼吸困難，胸部X線側臥位撮影で移動を伴う大量胸水
- 採取した胸水は顕微鏡検査と培養検査に提出する。
- 胸水の異臭や膿胸，グラム染色で細菌陽性，pH < 7.3 では，胸腔チューブを留置する。
- 胸部X線検査で肺炎と胸水貯留の鑑別が困難な場合には，超音波検査を考慮する。
- 少量胸水や小房化例では，超音波ガイド下での穿刺とドレナージを考慮する。

◎ 入院を考慮する状態

- 全身状態不良
- 生後6カ月未満
- SpO_2 値が92％未満
- 呼吸数が乳児で70/min以上，年長児で50/min以上
- 呼吸窮迫症状
- 嘔吐，経口摂取の低下，脱水の所見
- 両親の低コンプライアンス
- 間欠的な無呼吸，喘ぎ呼吸
- 最初の内服治療の不成功
- 大量胸水

◎ ICUでの治療を考慮する状態

- 濃度60％以上の酸素投与が必要な場合
- ショック
- 重篤な呼吸窮迫および疲労により呼吸数と心拍数が増加
- 繰り返す無呼吸，不規則な呼吸

◎ 治療（表20-1）

- 経験的な治療方針は，患者の年齢と予測される病原体に基づく。

表 20-1　肺炎治療での年齢別の抗菌薬選択

年齢	原因菌	外来患者 抗菌薬選択	外来患者 代替選択	入院患者 抗菌薬選択	入院患者 代替選択
1〜3カ月	肺炎球菌 (Streptococcus pneumoniae) Chlamydia trachomatis 百日咳 (Bordetella pertussis) 黄色ブドウ球菌 (Staphylococcus aureus) インフルエンザ桿菌 (Haemophilus influenzae)	初期の外来治療は推奨されない		セフロキシム、必要に応じてエリスロマイシンかクラリスロマイシン	アンピシリン、必要に応じてエリスロマイシンかクラリスロマイシン
3カ月〜5歳	肺炎球菌 黄色ブドウ球菌 インフルエンザ桿菌 肺炎マイコプラズマ (Mycoplasma pneumoniae)	アモキシシリン	セフロキシム、またはアモキシシリン・クラブラン酸	アンピシリン	セフロキシム、またはアモキシシリン・クラブラン酸
5歳以上	肺炎球菌 黄色ブドウ球菌 インフルエンザ桿菌 肺炎マイコプラズマ 肺炎クラミジア (Chlamydia pneumoniae)	クラリスロマイシンまたはエリスロマイシン	アモキシシリン、またはアモキシシリン・クラブラン酸、またはセフロキシム	アンピシリン＋エリスロマイシン、またはクラリスロマイシン	セフロキシム、またはアモキシシリン・クラブラン酸＋エリスロマイシン、またはクラリスロマイシン

注意：黄色ブドウ球菌による肺炎が疑われるときや、臨床的に敗血症を疑う乳児では、クロキサシリンを使用する。βラクタムのアレルギー患者にはマクロライドやクリンダマイシンをセフロキシムの代わりに使用する。

(Kowalczyk A, ed. The 2005-2006 Formulary of Drugs, The Hospital for Sick Children. 24th ed. Toronto: The Graphic Centre, HSC; 2005 より改変)

誤嚥性肺炎

- 主に神経筋疾患を有する小児の胃内容物および口腔内容物の誤嚥による．
- 気道や消化管の異常，鎮静や麻酔の影響，薬物乱用でもみられる．
- 誤嚥により化学性肺炎をきたす．
- 誤嚥による細菌性肺炎の頻度は不明だが，損傷を受けた肺は感染の影響を受けやすい．
- 90％以上で，受傷後1時間以内に症状を呈する．
- 通常は発熱，頻呼吸，咳嗽，低酸素血症を伴う．
- X線上所見が明らかになるまでに数時間かかる．
- 多くの場合は慎重な経過観察と対症療法を要する．
- 医学的に複雑な問題を抱える場合や，異臭を伴う喀痰排泄のある小児には，抗菌薬（ペニシリン）の投与を考慮する．
- ステロイドの使用に関しては賛否両論あり，救急部での適応はない．

文献

- Allen U, Baron T, MacLusky I. Emergency guidelines for the treatment of community-acquired bacterial pneumonia. Pediatr Infect Rep, HSC. 2005;8(13).
- Gaston B. Pneumonia. Pediatr Rev. 2002;23(4):132-140.
- Jadavji T, Law B, Lebel M, et al. A practical guide for the diagnosis and treatment of pediatric pneumonia. CMAJ. 1997;156:S703-11.
- Kowalczyk A, ed. The 2005-2006 Formulary of Drugs, The Hospital for Sick Children. 24th ed. Toronto: The Graphic Centre, HSC; 2005.
- Kumar P, McKean M. Evidence based paediatrics: review of BTS guidelines for the management of community acquired pneumonia in children. J Infect. 2000;48:134-138.
- McCracken G. Diagnosis and management of pneumonia in children. Pediatr Infect Dis J. 2000;19:924-928.
- McIntosh K. Pneumonia in children. NEJM. 2002;346:429-437.
- Ostapchuk, M, et al. Community-acquired pneumonia in infants and children. Am Fam Physician. 2004;70(5):899-908.

Part IV

循環器の救急

21 循環器の救急疾患

Luba Komar

概要
- 先天性心疾患は，しばしば新生児期に発症し，救急対応を要する（第 11 章参照）。
- その他の循環器系救急疾患として，不整脈，心筋炎，心外膜炎がある。
- 小児の胸痛が，心疾患に起因することはまれである（5％未満）。

不整脈
- 頻脈性不整脈は，正常範囲よりも多い脈拍数である。
- 心拍数の正常値は**表 21-1** を参照。
- 狭い，あるいは広い QRS 幅
- 発症機序：リエントリー，異常自動能，または何らかの原因で誘発する。

表 21-1　心拍数の正常値

年齢	正常値の範囲（/min）	平均値（/min）
0〜3 カ月	90〜180	140
3〜6 カ月	80〜160	130
6 カ月〜1 歳	80〜140	115
1〜3 歳	75〜130	105
6 歳	70〜110	95
10 歳	60〜90	80

◎ QRS 幅の狭い頻脈
■ 最も多い頻脈である。

洞性頻脈
■ 小児で最も多い頻脈である。

心電図の特徴
■ 心拍数が，年齢相当の正常値上限より多い。
■ 心拍数
　■ 乳児：通常は，220/min 未満
　■ 小児：180/min 未満
■ 正常 P 波軸
■ 正常な房室伝導
■ 正常 QRS 幅
■ 脈間の変動性
■ RR 間隔の変動性があるが，PR 間隔は一定である。

原因
■ 発熱，循環血液量減少（脱水，出血），痛み，敗血症，ストレス，中毒，貧血，甲状腺機能亢進症

治療
■ 原因となる疾患の治療（解熱薬，輸液，鎮痛薬など）

上室頻拍
■ 速く，一定のリズム
■ 突然発症することが多い。
■ リエントリーによる機序が最も頻度が高く，副伝導路を有する。
■ 通常，乳児や小児では重篤にならない。
■ うっ血性心不全や心血管系の虚脱を引き起こすことがある。

心電図の特徴（図 21-1）
■ 60％の乳幼児で，心拍数 220/min 以上を呈する。
■ 小児では，心拍数 180/min 以上を呈する。
■ P 波の同定は困難で，P 波の極性異常がある。
■ 脈間の変動性がない。

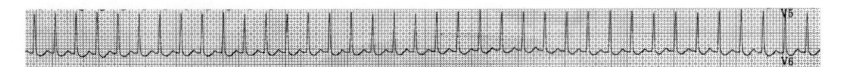

図 21-1　上室頻拍の心電図

> 原因

- Wolff-Parkinson-White（WPW）症候群（22％）
- 先天性心疾患（23％）：修正大血管転位，Ebstein 奇形，僧帽弁逸脱症，無脾症候群，多脾症候群，Mustard 術後，Fontan 術後，心房中隔欠損修復術後
- 甲状腺機能亢進症
- 心筋炎
- 薬物：交感神経作動薬，カフェイン，ジギタリス中毒

> 循環良好な上室頻拍の治療

- 救急蘇生室で，心電図と経皮的酸素飽和度モニターを行う。
- 最初に 12 誘導心電図を記録する。その後のカルジオバージョンの間も継続する。
- 迷走神経刺激（62％で成功するが，乳幼児では成功率は低い）
    - 寒冷刺激（潜水反射）：氷水を入れた袋を 15 ～ 20 秒間前頭部，眼窩上にのせる。
    - 息こらえ，頸動脈洞マッサージ，腹圧刺激，Valsalva 手技。年長児には，ストローで息を吹かせる，肛門刺激（眼球圧迫は避ける）
- 静脈路確保
- アデノシン：0.05 ～ 0.25 mg/kg を静脈・骨髄内から急速投与。2 分おきに 0.05 mg/kg ずつ増量する [訳注1]。初回最大量は 6 mg
- 他の薬の使用については，循環器科にコンサルトする。フェニレフリン，ネオスチグミン，ベラパミル，プロプラノロール，エスモロール，プロカインアミド，ジゴキシン投与を考慮する。
- 経食道ペーシング
- カルジオバージョン後の心電図

> 循環不良な上室頻拍の治療

- ABC（気道，呼吸，循環）
- 同期下カルジオバージョン：0.25 ～ 1 ジュール（J）/kg，以降 0.5 ～ 2 J/kg，最大 10 J/kg まで。
    - 注意：カルジオバージョンは低酸素血症や，酸塩基平衡異常があると成功率が下がる。

訳注 1
PALS（Pediatric Advanced Life Support）で推奨されている量とは異なる。実際は 0.3 mg/kg を必要とする専門家もいる。

カルジオバージョン

- カルジオバージョンや電気的除細動を成功させるためには，十分な電流が心臓を通り抜ける必要がある。
- エネルギー量：最適な量は現在のところ明示されていない。
- パドルのサイズ：より大きなサイズの方が，電気抵抗が小さい。胸壁にしっかり接触できるもので，可能な限り大きなサイズを使用する。
- 乳児用パドル (4.5 cm) は，1 歳あるいは 10 kg までの児に使用する。
- 電極界面：除細動用パッドを用いること。超音波用のゼリーや，生理食塩液に浸したガーゼを使用してはならない。
- ショートの原因になるので，電極が互いに接触しないようにする。
- 電極の位置
  - 体幹の前後（胸部と背部）：1 歳まで
  - 標準位置（右上胸部，左乳頭線の左縁）：1 歳以上
- 安全確保：(1) 自分，(2) 一緒に処置を行う人，(3) チーム全員が離れていて，(4) 酸素が流れていないことを確認する。

◎ QRS 幅の広い頻脈

- QRS 幅の広い頻脈
- 他の病態が判明しない限り，心室頻拍として扱う。
- 鑑別診断
  - 変行電導を伴う上室頻拍（上室頻拍患者の 8％）
  - 変行電導を伴う心房粗動
  - 逆行性の WPW 症候群
  - **注意**：伝導路の枝の脚ブロックがあるときは，90％以上で心室頻拍となる。

心室頻拍

- 小児ではまれである。

心電図の特徴（図 21-2）

- 心室由来の拍動が連続して 3 拍以上ある。
- 心拍数 120/min 以上
- QRS 波の形は正常洞調律のものと異なる。
- 乳児：QRS 幅は正常なことがある（0.06 〜 0.11 秒）。
- 小児（3 歳以上）：QRS 幅 0.09 秒以上
- 非持続型心室頻拍：3 〜 30 拍
- 持続型心室頻拍：30 拍以上

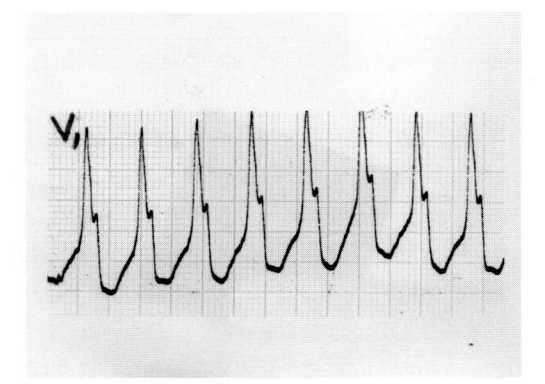

図21-2　心室頻拍の心電図

- 単形性と多形性がある。
- 房室解離
- 混合型，または洞性捕捉収縮がある。

⌜ torsades de pointes（波形頂点のねじれ）⌝
- QRS波の形が徐々に変化する。
- QRS波の形は5〜10拍ごとに変化する。基線を中心にねじれるような変化である。
- 通常，QT延長症候群の患者にみられる。

⌜ QTcの計測 ⌝
- II誘導で計測する。
- Bazettの式：$QTc = (QT時間) / \sqrt{RR間隔}$
- 正常値
  - 乳児：0.45秒未満
  - 小児：0.44秒未満
  - 思春期：0.43秒未満

⌜ 心室頻拍の先天的な原因 ⌝
- 心室過誤腫
- QT延長症候群（Jervell-Lange-Neilsen症候群，Romano-Ward症候群）
- 僧帽弁逸脱症
- Ebstein奇形

- 肥大型心筋症
- Fallot 四徴症の根治術後

心室頻拍の後天的な原因
- 心原性
  - 細菌性心内膜炎
  - 心筋炎（リウマチ熱を含む）
  - 心筋梗塞（高脂血症，川崎病）
- 代謝異常：アシドーシス，低酸素症，電解質異常，liquid protein/starvation diet [訳注2]
- 薬物中毒・薬物刺激：麻酔薬，抗不整脈薬，ジギタリス，交感神経作動薬，フェノチアジン，三環系抗うつ薬，有機リン酸化合物
- 違法薬物（麻薬など）
- 環境：電撃傷
- 植物：ジギタリス，ドイツスズラン，セイヨウイチイ，アオカイソウ，セイヨウキョウチクトウ

循環良好な心室頻拍の治療
- ABC
- 血液検査と静脈路確保
- 心電図

初期治療
- アミオダロン 5 mg/kg を 20 ～ 60 分かけて静注，あるいはプロカインアミド 15 mg/kg を 30 ～ 60 分かけて静注する。
- アミオダロンとプロカインアミドは同時に使用しない。
- 同期下カルジオバージョン：0.5 ～ 1 J/kg，以降 2 J/kg
- 過剰ペーシング：心房または心室の刺激を実際の脈より 30 ～ 50/min 速く設定し，5 ～ 10 分間維持した後，ペーシングを停止する。

特別な処置
- 電解質異常を補正する。
- 薬物
  - ジギタリス中毒：ジゴキシン特異抗体 [訳注3]，フェニトイン 15 mg/kg を 60 分以上かけて静注する。
  - 三環系抗うつ薬：炭酸水素ナトリウム

訳注2
米国で流行したダイエット方法で，QT 延長に伴う心室頻拍で突然死が急増して問題となった (Isner JM, Sours HE, Paris AL, et al. Sudden, unexpected death in avid dieters using the liquid-protein-modified-fast diet. Observations in 17 patients and the role of the prolonged QT interval. Circulation 1979;60(6):1401-1412)。

訳注3
商品名 Digibind®。日本では承認されていない。羊血清より抽出。血中ジゴキシンに迅速に結合し組織にジゴキシンを吸着させて，血中濃度を下げる。

- 有機リン中毒：アトロピン，プラリドキシム

循環不良な心室頻拍の治療
- 第3章の図3-1を参照。

心室細動
- 小児では，心停止の波形としてはまれである（6〜19%）。
- 無秩序な心室の脱分極で，有効な拍出を伴わない。

心電図の特徴（図21-3）
- 低電位で，速く不規則な心室の収縮
- P波，QRS波，T波の同定は不能
- 細かい：非常に低電位（心静止に類似する）
- 粗い：より高電位
- 心電図の電極接着不良による波形と類似する。

原因
- 低酸素症，低体温，電撃傷，胸部外傷，QT延長症候群，重症心筋肥大，Wolff-Parkinson-White症候群

治療
- American Heart Association（AHA）2005年ガイドライン（図21-4）を参照。

心筋炎
- 心筋壁の筋肉の炎症

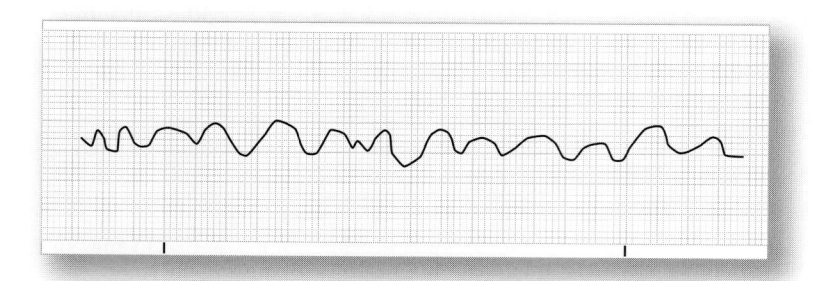

図21-3　心室細動の心電図

21 循環器の救急疾患

1
頻拍
脈拍あり，および循環不良
- ABC（気道，呼吸，循環）を評価し，必要に応じて補助
- 酸素を投与
- モニター／除細動器を装着

症状が持続

2 QRS 時間の評価
- QRS 時間が狭い（≦0.08 秒）
- QRS 時間が広い（＞0.08 秒）

3 12 誘導心電図またはモニターにて心リズムを評価

9 心室頻拍の可能性あり

4 洞性頻脈と考えられる場合
- 既知の原因と一致する既往歴
- P 波が存在／正常
- RR 時間が変動，PR 時間が一定
- 乳児：心拍数は通常＜220/min
- 小児：心拍数は通常＜180/min

5 上室頻拍と考えられる場合
- 一致する既往歴（不明瞭，非特異的）
- P 波が存在しない／異常
- 心拍数が変動しない
- 突発性の心拍数変動歴
- 乳児：心拍数は通常≧220/min
- 小児：心拍数は通常≧180/min

10
- 同期下カルジオバージョン：0.5〜1 J/kg。効果がない場合は 2 J/kg に上げる
  可能であれば鎮静薬を投与するが，そのためにカルジオバージョンを遅らせない
- 電気的カルジオバージョンを遅らせないのであれば，アデノシンを投与してよい

6 原因を検索し，治療

7 迷走神経刺激を考慮（遅らせない）

8
- 静脈路が容易に確保できれば：
  アデノシンを投与：0.1 mg/kg の急速ボーラス静注（初回最大投与量 6 mg）
  効果のない場合は，2 倍量を 1 度のみ追加投与してもよい（2 回目最大投与量 12 mg）
  または
- 同期下カルジオバージョン：0.5〜1 J/kg。効果がない場合は 2 J/kg に上げる
  可能であれば鎮静薬を投与するが，そのためにカルジオバージョンを遅らせない

11 専門医への相談を推奨
- アミオダロン 5 mg/kg を 20〜60 分かけて静注
  または
- プロカインアミド 15 mg/kg を 30〜60 分かけて静注
「アミオダロンとプロカインアミドをルーチンに併用しない」

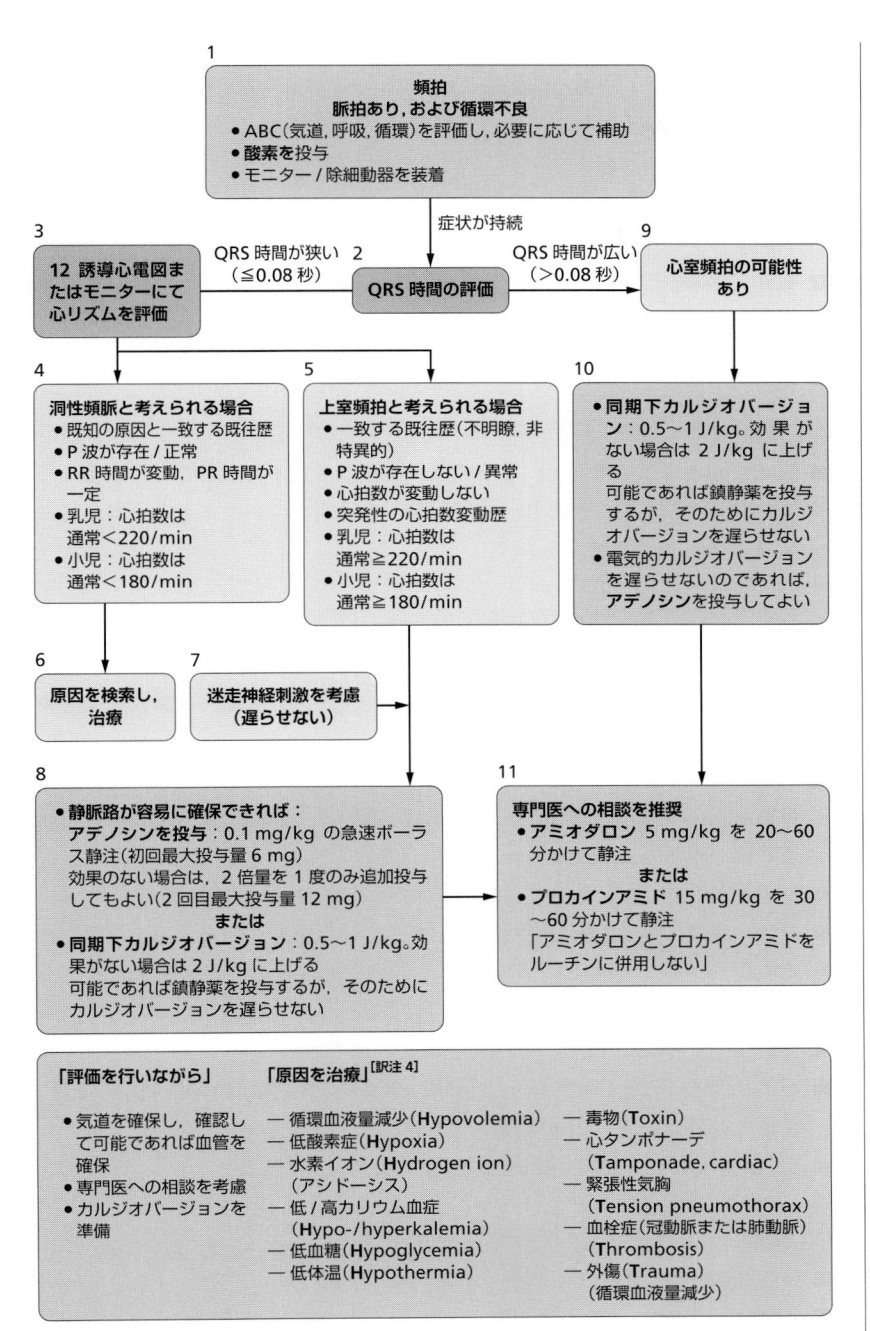

「評価を行いながら」
- 気道を確保し，確認して可能であれば血管を確保
- 専門医への相談を考慮
- カルジオバージョンを準備

「原因を治療」[訳注4]
- 循環血液量減少（Hypovolemia）
- 低酸素症（Hypoxia）
- 水素イオン（Hydrogen ion）（アシドーシス）
- 低／高カリウム血症（Hypo-/hyperkalemia）
- 低血糖（Hypoglycemia）
- 低体温（Hypothermia）
- 毒物（Toxin）
- 心タンポナーデ（Tamponade, cardiac）
- 緊張性気胸（Tension pneumothorax）
- 血栓症（冠動脈または肺動脈）（Thrombosis）
- 外傷（Trauma）（循環血液量減少）

図 21-4 PALS（Pediatric Advanced Life Support）頻拍アルゴリズム（訳文は，日本蘇生協議会監修．「AHA 心肺蘇生と救急心血管治療のためのガイドライン日本語版〈2005〉」American Heart Association, Inc. 2006 より許可を得て転載）

訳注 4
日本救急医療財団心肺蘇生法委員会監修『救急蘇生法の指針（2005）医療従事者用』で小児の心停止の原因としてあげられている「4 つの H と 4 つの T」と同じである。

- ウイルス性感染で，最も多いのはコクサッキーウイルス B 群である。
- 発熱，発熱に比して著しい頻脈，蒼白，チアノーゼ，肺浮腫に伴う呼吸窮迫
- ギャロップリズムを伴う，減弱した心音
- 右室不全に伴う肝腫大

◎ 検査

- 胸部 X 線検査
- 心電図：非特異的所見，低電位 QRS 波（肢誘導で 5 mm 以下），深い Q 波，前胸部誘導の低い R 波，ST 変化，房室伝導障害，心室性不整脈

◎ 治療

- 臨床上あるいは心電図上，心筋炎を示唆する所見がある場合は，厳密なモニタリングの必要性があり，循環器科への迅速なコンサルトと心臓超音波検査と ICU 入院を要する。

心外膜炎

- 心膜（心臓を包む膜）の炎症である。
- 原因はさまざまである：感染，膠原病血管炎，悪性腫瘍，代謝疾患，心膜切開後症候群
- 主な細菌感染：黄色ブドウ球菌（*Staphylococcus aureus*），インフルエンザ桿菌（*Haemophilus influenzae*），髄膜炎菌（*Neisseria meningitidis*），肺炎球菌（*Streptococcus pneumoniae*）
- ウイルス感染：エンテロウイルス，コクサッキーウイルス B 群
- 発熱，胸痛，呼吸困難（仰臥位で悪化），心膜摩擦音，頻脈，遠くに聞こえる心音
- 前傾姿勢で胸痛は改善する。
- 胸痛は，通常は，胸骨上，胸骨近傍で鋭い痛みである。
- 心タンポナーデを示唆する所見：頻脈，低血圧，脈拍微弱，頸静脈圧の上昇，肝腫大，20 mmHg 以上の奇脈
- 心膜摩擦音は，大量に心嚢液が貯留した場合に消失する。

◎ 検査

- 胸部 X 線検査：心拡大
- 心電図：低電位，ST 上昇，PR の抑制とそれに続く陰性 T 波
- 心臓超音波検査
- 血算，赤血球沈降速度（ESR）

◎ 治療

- 膠原病血管炎に伴うもの，炎症に起因するもの：非ステロイド性抗炎症薬，ステロイド
- 細菌性のもの：抗菌薬
- 心タンポナーデの徴候があれば，心膜穿刺をする。

文献

- American Heart Association. Part 12: Pediatric Advanced Life Support. Circulation. 2005;112:167-187.
- Chameides L. Dysrhythmias. In: Barkin RM, ed. Pediatric Emergency Medicine: Concepts and Clinical Practice. 2nd ed. St Louis: Mosby-Year Book Inc.; 1997:156-165.
- Garson A. Ventricular arrhythmias. In: Gillette PC, Garson A Jr, eds. Pediatric Arrhythmias: Electrophysiology and Pacing. Philadelphia: W. B. Saunders Co.; 1990:427-500.
- Gewitz M, Vetter V. Cardiac emergencies. In: Fleisher G, Ludwig S, eds. Textbook of Pediatric Emergency Medicine. 4th ed. Philadelphia: Lippincott Williams & Wilkins; 2000:676-684.
- Gillette P, et al. Preexcitation syndromes. In: Gillette PC, Garson A Jr, eds. Pediatric Arrhythmias: Electrophysiology and Pacing. Philadelphia: W. B. Saunders Co.; 1990:360-379.
- Kugler JD, Danford DA. Management of infants, children and adolescents with paroxysmal SVT. J Ped. 1996;129:324-338.
- Ludomirsky A, Garson A. Supraventicular tachycardia. In: Gillette PC, Garson A Jr, eds. Pediatric Arrhythmias: Electrophysiology and Pacing. Philadelphia: W. B. Saunders Co.; 1990:380-426.
- Perry JC, et al. Pediatric use of intravenous amiodarone: efficacy and safety in critically ill patients from a multicenter protocol. J Am Coll Cardiol. 1996;27:1246.
- Tinglestad J. Cardiac dysrhythmias. Pediatr Rev. 2001;22(3):91-94.

22 失神

Sanjay Mehta

概要
- 失神の定義は,突然起こる,一時的でびまん性の可逆的な脳の機能障害により,一過性に意識を消失し,姿勢保持ができなくなることである。
- 通常は良性で,孤発する。頻度は高い。
  - 罹患率:小児では0.1〜0.5%,救急部を受診する患者の1〜3%
  - 思春期に多い。女性に多い。
- 良性であることが多いので最小限の介入で十分なことがほとんどであるが,生命を脅かすような重篤な原因が隠れている場合もある。

意識消失の鑑別診断
- 真の失神
  - 血管拡張,あるいは心拍出量の減少による二次的な脳虚血によって生じる,一過性で,急性の意識障害である。
- 神経性
  - 痙攣,片頭痛
- ヒステリー性
  - 偽性意識消失

失神のよくある原因(表22-1)
- 血管迷走神経反射
- 起立反射
- 過換気
- 息こらえ

表 22-1 失神の分類

神経調節性失神	迷走神経性，反射性（息こらえ，咳嗽，排尿） 過換気
起立性	出血，水分喪失
心血管性	不整脈 先天性心疾患 心筋症
代謝性	低血糖
低酸素	一酸化炭素中毒
神経原性	失神性片頭痛（まれであり，脳底動脈が多い）

◎ 迷走神経性失神（単純性意識消失）

- 10歳代女性に多い。
- 小児の失神の50%を占める。
- Bezold-Jarisch反射による全身血管の緊張の変容による。この反射は起立時の血圧調節にかかわっている。
- 血管拡張と迷走神経性徐脈
- 急速な血圧低下，徐脈，悪心，嘔吐，発汗，顔面蒼白，無感覚，かすみ目，虚脱

誘因

- 長時間の立位
- 高温多湿な環境（人混み，温水浴，シャワー浴）
- 併発疾患，市販薬（OTC薬品[訳注1]）
- 疼痛，感情，恐怖や不安による刺激，咳嗽発作，髪をとかす，排尿

3つの段階

1. 前駆症状（数秒〜数分単位）
    - めまい，浮遊感
    - 視覚，聴覚の変容
    - 頭痛
    - 悪心，腹痛
    - 暖かい，暑い，寒いなどの感覚
    - 発汗
2. 意識消失（5〜20秒）

訳注1
over-the-counter medications：処方箋不要の薬物。

- 患者は覚えていないことが多い。
- 患者は，顔面蒼白か青白い顔をして，皮膚冷感，多量の発汗，瞳孔散大と，まれに痙攣様運動を認めていたと，目撃者によって表現される。

3. 回復期（5～30分）
   - 倦怠感，めまい，筋緊張低下，頭痛，悪心などを訴える。

管理
- 誘因の予防

◎ 心原性失神
- 救急部では，心原性失神を除外することが重要である。
- 生命を脅かすことが多く，突然死の原因になりうる。

心原性の突然死

器質的心疾患に起因
- 心筋症（肥大型，拘束型，拡張型）
- 先天性心疾患術後
- 心筋炎
- 先天性冠動脈奇形
- 大動脈縮窄症
- 肺高血圧症

原発性伝導障害
- QT延長症候群
- Wolff-Parkinson-White（WPW）症候群
- 心房・心室細動
- カテコラミン誘発性心室頻拍
- 房室ブロック
- 洞不全症候群

病歴
- 詳細な病歴聴取が必須である：誘発因子と考えられるもの，すなわち最終の食事時間，動作，環境，姿勢，発作の期間，痙攣様の動き，回復過程の詳細などについて
- 最近の服薬歴，既往歴（心機能，痙攣，失神），代謝異常，併発疾患，妊娠

> 心原性失神を示唆する病歴

- 発作の状況
    - 激しい運動や，ストレスに起因する。
    - 動悸，失神前の胸痛
    - 前駆症状が欠如し，結果的に失神による身体への外傷を伴う。
    - 痙攣様の動き，失禁
    - 心肺蘇生を要する事象や，神経後遺症を伴う。
    - 仰臥位で起こる。
- 主要な病歴
    - 最近の倦怠感，運動ができない
    - 既知の器質的心疾患，不整脈
- 家族歴
    - 失神
    - 30歳未満の若年死や原因不明の突然死
    - 説明のつかない事故（自動車の自損事故，溺水）
    - 既知の不整脈，QT延長症候群，埋め込み型心補助装置
    - 若年者の心筋梗塞
    - 痙攣性疾患

> 生命に危険を及ぼす失神の症状

- 心血管病変の存在：うっ血性心不全，心電図異常
- 心臓に起因する危険な徴候：胸痛，チアノーゼ発作，無呼吸または徐脈発作で強い刺激を要するもの
- 中枢神経系異常所見：局所神経症状，痙攣重積，髄膜刺激症状
- 急性中毒
- 起立性低血圧（輸液療法に抵抗性）

> 診察

- バイタルサイン（姿勢），脱水，顔面蒼白
- 心臓，肺の診察
- 神経所見
- 失神時に受傷した外傷

> 検査

- ルーチン検査は，あまり意味がない。
- 全患者に12誘導心電図検査を施行する。

考慮する検査

- 胸部 X 線検査
- 血算，血糖，一酸化炭素ヘモグロビン，中毒のスクリーニング，β-hCG（ヒト絨毛性ゴナドトロピン β サブユニット）
- 脳波，頭部 CT 検査，MRI 検査などが必要であれば，神経科へ紹介する。
- 反復性または心原性失神と考えられる病歴の場合には，運動ストレス検査，Holter 心電図，心臓超音波検査のため循環器科へ紹介する。

専門科への紹介を考慮する適応

- 非典型的な発作
- 反復性または難治性の発作
- 運動誘発性の発作
- 胸痛，不整脈，動悸
- 異常な病歴，身体所見，心電図所見
- 突然死の家族歴
- 痙攣
- 局所神経徴候

文献

- Fleisher GR, Ludwig S, eds. Textbook of Pediatric Emergency Medicine. 4th ed. Philadelphia: Lippincott Williams & Wilkins; 2000.
- Steinberg LA, Knilans TK. Syncope in children: diagnostic tests have a high cost and low yield. J Pediatr. 2005;146(3):355-358.
- Strieper MJ. Distinguishing benign syncope from life-threatening cardiac causes of syncope. Semin Pediatr Neurol. 2005;12(1):32-38.
- Wathen JE, et al. Accuracy of ECG interpretation in the pediatric emergency department. Ann Emerg Med. 2005;46(6):507-511.

Part V

消化器の救急

23 胃腸炎と経口補液療法

Leah Harrington, Suzan Schneeweiss

概要
- 胃腸炎とは，急性発症の下痢症である。
- 悪心，嘔吐，発熱，腹痛などを伴うことが多い。
- 腹痛で救急部を受診する小児の一般的な原因である。
- 症状が嘔吐のみでは胃腸炎と診断できない。
- 嘔吐のみで下痢症状のない小児を，胃腸炎と診断することは注意しなければならない。他の疾患を除外するための評価が必要である。
- 抗菌薬が必要になることは少ない。

病因
- 80％以上がウイルス性である。
- 血性の下痢は，細菌性の可能性が高い所見である(**表 23-1**)。

◎ 一般的な病因ウイルス
- ロタウイルス：3〜15カ月の児に多い。発熱と嘔吐が先行する非血性下痢である。期間は5〜7日間
- ノーウォークウイルス，アデノウイルス，トロウイルス

鑑別診断
- 虫垂炎
- 腸重積
- 尿路感染症
- 腸軸捻転を伴う回転異常
- 溶血性尿毒症症候群

表23-1 胃腸炎の主な病因

病因	抗菌薬による治療
細菌性	
Clostridium difficile	メトロニダゾール，バンコマイシン
Campylobacter	エリスロマイシン
Shigella	アモキシシリン，スルファメチゾール
Yersinia	スルファメトキサゾール・トリメトプリム（ST合剤），テトラサイクリン（＞9歳）
寄生虫性	
Giardia lamblia	メトロニダゾール

病歴

- 水分摂取：量，種類〔高張液，低張液，経口補水液（oral rehydration solution：ORS）〕，頻度
- 排便状況：頻度，硬さ，血便や粘液便の有無
- 嘔吐：頻度，量，胆汁性か非胆汁性か，血性
- 発熱，食欲，体重減少
- 保育所の通所を含む，病児との接触歴
- 旅行歴
- 基礎疾患：心臓病，糖尿病，腎臓病，囊胞性線維症

診察（表23-2）

- 胃腸炎の原因があれば特定する。
- 初期症状は，3～4％の脱水になるまで出現しない。5％の脱水でさらなる症状が出現し，9％の脱水で重度脱水症状が現れる。
- 軽度～中等度脱水を，臨床症状で区別するのは難しい。最新の推奨では，これらの患者は同じ群に分類する（例：3～9％）。

検査

- 尿検査：尿路感染症と尿比重の評価
- 血液検査
  - 単純な下痢の病歴と矛盾するような中等度脱水がある場合や，すべての重度脱水の場合に施行する。
  - 血算，電解質，BUN，クレアチニン，静脈血ガス，血糖を測定する。
  - 血清重炭酸イオン濃度は中等度～重度脱水の最もよい指標である。

表 23-2 脱水の症状と徴候

症状，徴候	最小限または脱水なし（3％未満の体重減少）	軽度〜中等度の脱水（3〜9％の体重減少）	重度の脱水（9％を超える体重減少）
意識状態	良好，清明	正常，倦怠感，落ち着きがない，興奮	無関心，嗜眠傾向，鈍い
大泉門	正常	くぼむ	陥凹
口渇	正常に飲水，飲水を拒否することもある	口渇，飲水を熱望	わずかしか飲めない，まったく飲めない
粘膜	湿潤	乾燥	からからに乾燥
涙	あり	減少	なし
眼	正常	わずかに陥凹	深く陥凹
心拍数	正常	正常〜増加	頻脈，重症例では徐脈
血圧	正常	正常，起立性の変化	低下
呼吸	正常	正常，頻呼吸	頻呼吸，過呼吸
脈拍の性質	正常	正常〜低下	弱い，ほとんど触れない，または触知できない
毛細血管再充満時間	正常	2秒以上かかる	4秒以上かかる
皮膚のツルゴール	すぐに戻る	2秒以内に戻る	戻るのに2秒以上かかる
末梢	温かい	やや冷たい	冷たい，まだら，チアノーゼ
尿量	正常〜減少	減少	最小限

〔Duggan C, Santasham M, Glass RI. MMWR. 1992;41(RR-16):1-20, King CK, Glass R, Bresee JS, Duggan C. MMWR 2003;52(RR-16):1-16 より改変〕

初期治療

- 脱水の臨床評価に基づく。
- 脱水の程度を最も正確に評価できるのは，病期中の体重減少の割合である。これは水分の喪失量を表しているが，利用できないことが多い。
- 等張性脱水が最も多い。
- 高張性脱水を疑う所見
  - 主に高張性のものを摂取していた場合（例：食塩水）

- 低張液の喪失（例：大量の水様性下痢）
- 脱水の徴候は軽度だが，意識の低下や嗜眠傾向などが認められる場合

◎ 脱水がない場合

- 適切な水分を与え，年齢相当の食事を続ける（食事制限は必要ない）。
- 水分摂取は喪失量を補う分だけ増加させる：経口補水液を使用する。
  - 嘔吐や下痢のたびに 10 mL/kg を追加して摂取させる。
  - または，体重 10 kg 以下の場合は 60〜120 mL，体重 10 kg 以上の場合は 120〜240 mL を摂取させる。

◎ 軽度〜中等度脱水で，水分摂取が可能な場合

- 計算された水分喪失量を補うために，2〜4 時間で 50〜100 mL/kg の経口補水液を摂取させる。加えて，嘔吐，下痢により継続的に失われている水分を経口補水液で補充する。
- 少量の経口補水液を頻回に与える（1 回 5 mL を 1〜2 分ごとに与えれば，1 時間に 150〜300 mL になる）。
- 脱水と電解質異常の補正には，より多い量を長めの期間で与えてもよい。
- 早期に固形物の摂取を開始すると，予後が改善する可能性がある。
- 乳児では母乳を継続し，経口補水液を補助的に与える。
- 嘔吐している場合は，経鼻胃管の使用も考慮し，少量の水分を持続的に投与する。
- 脱水の症状が正常化するまで観察を続けて，定期的に再評価する。

◎ 重度脱水

- 重度脱水（ショックや，それに近い状態）に対しては，経静脈的治療を行う。
- 生理食塩液 20 mL/kg をボーラス投与する。必要であれば同量の投与を繰り返す。
- 100 mL/kg の経口補水液を 4 時間で，または維持量の 2 倍の 5％ブドウ糖液 +0.45％食塩液を静注する。
- 初期の水分投与後は，授乳または年齢相当の食事摂取を継続してもよい。
- 継続的に喪失している分を補充する。

経口補液療法（oral rehydration therapy：ORT）

- 軽度〜中等度の脱水に対して，経口補液療法は点滴による治療と同等の効果がある。したがって，これらの患者に対しては治療の第 1 選択とすべきである。

- 水分や電解質の喪失を補うためには効果的だが，下痢の期間，便の量には影響しない。
- 病院滞在時間を短縮できる可能性がある。
- 経鼻胃管が経口補水液を投与するのに有用なこともある。
- 家庭で調整した経口補水液の使用は，準備段階での重大な間違いや，その結果生じる代謝異常の危険性があるため，推奨しない。商品化されている経口補水液はすべて使用してよい。
- 炭水化物ベースの飲料（コーラ，ジンジャーエール，リンゴジュース，スポーツドリンク）は，浸透圧の違いから下痢を増悪させる原因となり，またナトリウム含有量が低いため低ナトリウム血症を引き起こすことがある。

◎ 禁忌
- 昏迷，昏睡
- イレウス，腸管閉塞，急性腹症

脱水に対する点滴による治療の適応
- 中等度の脱水で，嘔吐や増悪する下痢により喪失分の補水ができない場合
- すべての重度脱水，ショックまたはショックに近い状態

制吐薬，止痢薬
- 小児の胃腸炎に対する治療において，制吐薬や止痢薬の役割は限られている（議論がある）。

◎ オンダンセトロン [訳注1]
- 選択的 5-HT$_3$ 受容体拮抗薬
- 制吐作用について，臨床的に明らかな効果がある。
- 救急部では単回投与する。
- 錠剤は舌の上で溶解する。
- 投与量：体重 8〜15 kg：2 mg，15〜30 kg：4 mg，＞30 kg：8 mg

◎ メトクロプラミド
- プラセボと比較して，有意性はない。
- 高率で副作用がある（眠気，緊張，被刺激性，ジストニア反応）。

◎ ジメンヒドリナート
- 使用するにはエビデンスが不十分である。

訳注1
日本では胃腸炎に伴う嘔吐に対する使用は認可されていない。

◎ ロペラミド
- 止痢薬
- 下痢の期間については大きな変化がない。
- 現在は推奨されていない。

抗菌薬
- 抗菌薬は，治療が必要な細菌性の下痢であることを確認せずに使用すべきではない。

早期栄養補給
- 水分，電解質の摂取を改善し，便からの喪失を減らす。
- 複合糖質，赤身の肉，ヨーグルト，果物，野菜。ショ糖の多いものは避ける。
- 初期の補液の後に開始する。
- 下痢に関係なく母乳は継続する。
- ミルクの早期再導入（無乳糖乳を用いてもよい）

フォローアップ
- 3カ月未満の乳児は，脱水の注意深い評価が必要である。医療従事者による観察下で補水を行う。
- 24〜48時間以内にフォローアップする。
- 確実なフォローアップが困難な場合は，入院して経過観察や看護師による訪問が必要になることがある。
- 入院を考慮する場合
  - 重度の脱水
  - 低張性もしくは高張性の脱水

文献
- Borowitz SM. Are antiemetics helpful in young children suffering from acute viral gastroenteritis. Arch Dis Child. 2005;50:646-648.
- Burkhart DM. Management of acute gastroenteritis in children. Amer Fam Phys. 1999;60(9):2555-2563.
- Canadian Paediatric Society Statement. Oral rehydration therapy and early refeeding in the management of childhood gastroenteritis. Can J of Paeds. 1994;1(5):160-164.
- Duggan C, Santosham M, Glass RI. Centers for Disease Control and Prevention. The management of acute diarrhea in children: oral rehydration, maintenance, and nutritional therapy. MMWR. 1992;41(RR1-16):1-20.

- Fonseca BK, Holdgate A, Craig JC. Enteral vs intravenous rehydration therapy for children with gastroenteritis: a meta-analysis of randomized controlled trials. Arch Pediatr Adolesc Med. 2004;158:483-490.
- Freedman SB, Adler M, Seshadri R, Powell EC. Oral ondansetron for gastroenteritis in a pediatric emergency department. NEJM. 2006;354(16):1698-1705.
- Gorelick MH, Shaw KN, Murphy KO. Validity and reliability of clinical signs in the diagnosis of dehydration in children. Pediatrics. 1997:99:5:1-6.
- King CK, Glass R, et al. Centers for Disease Control and Prevention. Managing acute gastroenteritis among children: oral rehydration, maintenance, and nutritional therapy. MMWR Recomm Rep. 2003;52(RR-16):1-16.
- Provisional Committee on Quality Improvement, Subcommittee on Acute Gastroenteritis. Practice parameter: the management of acute gastroenteritis in young children. Pediatrics. 1996:97:3:424-435.

24

水・電解質異常

Stephen Freedman

概要：体液コンパートメント

- 体内総水分量 (total body water：TBW) = 67％細胞内液 (intracellular fluid：ICF) + 33％細胞外液 (extracellular fluid：ECF)
- 細胞外液 = 25％血管内 + 75％間質+細胞間隙
- 体内総水分量の体重に占める割合は，年齢が増加するに従い減少していく。

維持水分量と電解質量（表24-1）

- 不感蒸泄 = 400～600 mL/体表面積 (m^2)/日+尿量+便量
- 体重は簡単に計測できるため，体表面積の代わりとして適当である。

電解質必要量

- ナトリウム：1～3 mmol/kg/日
- カリウム：1～3 mmol/kg/日

ナトリウム恒常性の異常

◎ 高ナトリウム血症（血清ナトリウム濃度 145 mmol/L 以上）

病因

1. 過剰摂取もしくは高アルドステロン血症により，体内総ナトリウムが増加する。
2. 体内総ナトリウムが正常で，水分が喪失する。
    - 不感蒸泄，腎臓（尿崩症），不十分な水分摂取
3. 下痢，嘔吐，腎臓由来により，体内総水分量が減少する。
4. 体内総ナトリウム・水分量は正常だが，中枢神経系調節の異常を伴う。
    - 視床下部の異常（本態性高ナトリウム血症，潜在性口渇[訳注1]）

訳注1
口渇を感じないため，ほとんど飲水をしない状態。

表 24-1 必要水分量

体重 (kg) = X	維持水分量 /24hr	維持水分量 /hr
< 10 kg	100 mL/kg	4 mL/kg
10〜20 kg	1,000 mL + 50 mL × (X − 10) kg	40 mL + 2 mL × (X − 10) kg
> 20 kg	1,500 mL + 20 mL × (X − 20) kg	60 mL + 1 mL × (X − 20) kg

症状
- 体液量の状態,高ナトリウム血症の程度,ナトリウム濃度上昇の速さに依存する.
- 口腔粘膜乾燥,被刺激性,衰弱,嗜眠傾向,昏睡,痙攣
- 細胞外液浸透圧の上昇が循環を保ち,皮膚がたるむ.

検査
- 血液:電解質,BUN,クレアチニン,浸透圧
- 尿:検尿,比重,ナトリウム,浸透圧

診断へのアプローチ
- 尿浸透圧 > 700 mOsm/kg 以上:正常な生体反応
- 尿浸透圧 < 血漿浸透圧:尿崩症(中枢性/腎性)
- 尿浸透圧高値だが,< 700 mOsm/kg:ループ利尿薬,浸透圧性利尿,尿崩症

治療
- 循環が不安定な場合は,生理食塩液 20 mL/kg をボーラス投与する.
- 自由水欠乏量を計算する.
  - 自由水欠乏量 = 0.6 × 体重 (kg) × [(血漿ナトリウム /145) − 1]
  - 簡単な計算式:4 mL × 体重 (kg) × 変化させたいΔNa
  - 4 mL/kg の水分で,血漿ナトリウムは 1 mEq/L 低下する.
- 治療による血漿ナトリウム濃度の低下は,中枢神経系の浮腫の予防のために 1 日 10〜12 mmol/L 以下とする.
- 水分必要量 = 自由水欠乏量+継続的に失われている水分量 + 維持量
- 抗利尿ホルモン (ADH) の上昇による場合は,維持水分量の 75% を与える.
- 通常は,5%ブドウ糖液 + 0.45%食塩液で開始し,頻回にナトリウムをモニタリングするとよい.
- カリウムは排尿が確立された後で,かつ腎機能が正常な場合に加える.

- 最初はナトリウム値と，血糖，カルシウム，中枢神経系の状態を1〜4時間ごとに評価する．
- 高ナトリウム血症による症状を認める，もしくは原因が明らかでなくナトリウム濃度が160 mmol/L以上の場合は，入院させる．
- ナトリウム濃度170 mmol/L以上の重度高ナトリウム血症の場合は，最初の48〜72時間で150 mmol/L以下に補正してはならない．腎臓科とICUにコンサルトする．

◎ 低ナトリウム血症（血清ナトリウム濃度135 mmol/L以下）

病因
- 高浸透圧状態（高血糖），極端な高脂血症，高蛋白血症による偽性低ナトリウム血症（体内総水分量，ナトリウム値は正常）
- 浮腫と低ナトリウム血症：うっ血性心不全，低アルブミン血症，肝硬変，急性腎不全
- 脱水と低ナトリウム血症
    - 嘔吐，下痢，チューブドレナージ，腎性の喪失，サードスペースへの喪失
- 体内総ナトリウム量正常で，体内総水分量が増加する．
    - 抗利尿ホルモン不適合分泌症候群（SIADH），原発性多飲症，低浸透圧成分の食品摂取，甲状腺機能低下症
    - **注意**：低浸透圧の維持輸液をしている入院患者は抗利尿ホルモン（ADH）高値を示す場合があり，重度の低ナトリウム血症に進展するリスクがある．

症状
- 体液量の異常を反映して，浸透圧，血清ナトリウムは低下する．
- 悪心，嗜眠傾向，見当識障害，低体温，痙攣，脳浮腫
- 脳浮腫は，頭痛，悪心，嘔吐，痙攣，呼吸停止を引き起こす．
- 血清ナトリウムが急激に補正されると，中枢神経の脱髄のリスクとなる．
    - 錯乱，四肢麻痺，仮性球麻痺，偽性昏睡（閉じ込め症候群）などが認められる場合がある．

検査
- 血液：電解質，BUN，クレアチニン，浸透圧
- 尿：検尿，比重，ナトリウム，浸透圧

診断へのアプローチ
- 診断，治療法を決定するために，体液量の状態を尿中ナトリウム・尿比重

とともに評価する。

体液量減少性の低ナトリウム血症

- 循環動態が不安定な場合，生理食塩液 20 mL/kg をボーラス投与する。
- 神経所見がある場合，3% NaCl を 6 mL/kg 投与し，30 分以上かけて血漿ナトリウムを 5 mmol/L 上昇させる。
- ナトリウム欠乏量を計算する。
  - ナトリウム欠乏量 =（目標とするナトリウム値 − 実際のナトリウム値）× 0.6 × 体重
- 水分必要量＝欠乏量＋維持量＋継続的な喪失量
  - 脳浮腫予防のために血漿ナトリウム濃度の変化は，1 日 12 mmol/L 以下にする。
  - 望ましい溶液を求めるために，電解質量を水分必要量で割る。
  - 尿排泄が確立され，腎機能が正常な場合のみカリウムを加える。
  - 補正速度は，ナトリウムの絶対値ではなく臨床状態で判断する。
- 血漿ナトリウムと中枢神経系の状態を詳細にモニターする。
- 症状を認める，または原因が明らかでなくナトリウム濃度が 130 mmol/L 以下の場合は，入院させる。

体液量正常の低ナトリウム血症

- 病因を同定する。最も一般的なのは SIADH である。
- 急性症候性：高張食塩液を投与して，血漿ナトリウム濃度を 5 mmol/L 上昇させる。
- 慢性症候性：症状が改善するまでフロセミドを投与して水分を排泄させ，水分制限をする。
- 無症候性：水分制限（慢性の場合はフロセミド投与を考慮する）

体液量増加性の低ナトリウム血症

- 病因を同定する。
- 水分制限，塩分制限，フロセミド投与

カリウム恒常性の異常

◎ 高カリウム血症（カリウム濃度 5.5 mmol/L 以上，新生児で 6.0 mmol/L 以上）

病因

- 溶血に伴う偽性高カリウム血症（駆血帯，ヒールカットなどによる）

- 細胞内からの移動（アシドーシス，薬物，高浸透圧，インスリン欠乏）
- 摂取量の増加
  - 内因性（横紋筋融解，大量の溶血）
  - 外因性
- 排泄量の減少
  - 腎不全，低アルドステロン症，アンジオテンシン変換酵素（angiotensin converting enzyme：ACE）阻害薬，非ステロイド性抗炎症薬（nonsteroidal anti-inflammatory drug：NSAID）

症状
- 四肢知覚異常，脱力，倦怠感，上行性麻痺，錯乱，不整脈

検査
- 心電図
  - 尖鋭T波，PR間隔延長，QRS幅増加
  - カリウム濃度8 mmol/L以上で，P波の消失，QRS幅が増加，T波と合体し"サイン波様"となる。
- 血液検査：電解質，BUN，クレアチニン，血算，血液ガス，クレアチンキナーゼ（CK）
- 尿検査：検尿，ナトリウム，カリウム

治療
- ABC（気道，呼吸，循環管理）
- カリウム摂取の中止
- カリウム濃度8 mmol/L以上，もしくは心電図上で尖鋭T波以外の変化がある場合：
1. 細胞膜の安定化
   - グルコン酸カルシウム10%溶液[訳注2] 0.5〜1 mL/kgを，5分以上かけて投与する[訳注3]。
2. カリウムを細胞内に移動させる。
   - 炭酸水素ナトリウム1〜2 mmol/kgを20分以上かけて投与する。
   - ブドウ糖1 gm/kg＋ブドウ糖3 gあたりインスリン（レギュラー）1単位を30分以上かけて投与する。
   - サルブタモール（アルブテロール）吸入
3. カリウム排泄の増加
   - ポリスチレンスルホン酸ナトリウム（ケイキサレート®）1回1 g/kgを4

訳注2
日本では8.5%製剤が使用されている。

訳注3
実際は塩化カルシウムを使用した方が作用発現は速いとされている。

～6時間ごとに経口または注腸
- 上記の方法で改善が認められない，または腎不全が明らかな場合は，透析を行う。

4. 血漿カリウム濃度が6.5 mmol/L以下になるまで1時間ごとにカリウム濃度を確認する。
   - カリウム濃度が6.5～8.0 mmol/Lで，場合によって尖鋭T波であれば，上記2，3を行う。
   - カリウム濃度が6.5 mmol/L以下で，場合によって尖鋭T波であれば，上記3を行い，4時間ごとに再確認する。

◎ 低カリウム血症（カリウム濃度3.5 mmol/L以下）

病因
- 細胞中への移動（アルカローシス，インスリン，β_2カテコラミン，周期性四肢麻痺）
- 摂取量の減少：神経性食欲不振症，カリウムを除いた輸液，低カリウム食
- 非腎性の喪失：嘔吐，下痢，経鼻胃管からの喪失，下剤の乱用
- 尿中への喪失：利尿薬，尿細管性アシドーシス，糖尿病性ケトアシドーシス，アルドステロン過剰

症状
- 筋力低下，イレウス，自律神経不安定，不整脈，横紋筋融解

検査
- 心電図：期外収縮，ST低下，U波
- 血清電解質，血液ガス，尿中カリウム

治療
- 基礎にある病因を同定する。
- 軽度もしくは慢性（カリウム濃度＞3.0 mmol/Lで心電図変化がない）
  - 維持量＋3 mmol/kg/日のカリウムの経口補充
- 重度（カリウム濃度＜3.0 mmol/Lあるいは心電図変化がある）
  - KCl 0.2 mmol/kg/hrを持続静注する（末梢静注の最大濃度は40 mmol/L）。
- 生命にかかわる場合は，中心静脈路よりKCl 0.2～1 mmol/kg/hrを持続静注する（最大濃度は80 mmol/L）。

カルシウム恒常性の異常

◎ 高カルシウム血症（総カルシウム濃度 2.75 mmol/L 以上，イオン化カルシウム濃度 1.3 mmol/L 以上）

病因
- 原発性副甲状腺機能亢進症
- 薬物関連性（ビタミン A・D，サイアザイド系利尿薬，リチウム）
- 長期間の不動，悪性腫瘍

症状
- 消化器系：便秘，食欲不振，悪心，嘔吐，腹痛，膵炎
- 神経系：頭痛，筋力低下，ぐったり感，混迷，精神異常，昏睡
- 尿路系：腎結石，多飲症，多尿，低カリウム血症，アミノ酸尿

検査
- 血液：カルシウム（イオン化カルシウム，総カルシウム），リン，アルカリホスファターゼ，蛋白，アルブミン，電解質，BUN，クレアチニン，副甲状腺ホルモン，ビタミン D
- 尿：カルシウム，リン，クレアチニン
- 心電図：QT 短縮，徐脈，房室ブロック，洞停止，不整脈

治療
- 重大な症状または循環器系の変化があり，総カルシウム濃度が 3.5 mmol/L 以上の場合
  - 細胞外液の補給：急速な水分補給に続けて維持量の 2 倍の輸液
  - カルシウムの排泄：フロセミド 1〜2 mg/kg 6〜8 時間ごと。腹膜透析または血液透析

◎ 低カルシウム血症（総カルシウム濃度 2.25 mmol/L 以下，イオン化カルシウム濃度 1.1 mmol/L 以下）

病因
- 真の副甲状腺機能低下症
- 新生児一過性（早期，後期，母親の副甲状腺機能亢進症）
- ビタミン D 欠乏性・抵抗性・依存性
- マグネシウム欠乏
- クエン酸化された血液の大量輸血
- 高リン酸血症

症状

- 非特異的：嘔吐，筋力低下，被刺激性，倦怠感，筋痙攣
- 神経筋：痙攣，テタニー，喉頭痙攣，Chvostek 徴候，Trousseau 徴候
- くる病，うっ血性心不全

検査

- 血液：カルシウム（イオン化カルシウム，総カルシウム），リン，アルカリホスファターゼ，蛋白，アルブミン，電解質，BUN，クレアチニン，副甲状腺ホルモン，ビタミン D，マグネシウム
- 尿：カルシウム，リン，クレアチニン
- 心電図：QT 延長，徐脈，不整脈

治療

- 重度または症候性（痙攣，不整脈）
  - グルコン酸カルシウム 10％溶液を 2％に希釈（10％グルコン酸カルシウム 10 mL ＋生理食塩液 40 mL ＝ 0.04 mmol/mL カルシウム）して静注。0.1 mmol/kg/hr で投与する。
  - 血漿カルシウム値を 4 時間ごとに確認し，静注速度を調節する。
- 重度以外（筋攣縮，四肢知覚異常）
  - カルシウム 0.05 mmol/kg/hr を投与する。

文献

- Cheng A, Williams BA, Sivarajan BV, eds. The HSC Handbook of Pediatrics. 10th ed. Toronto: Elsevier Canada; 2003.
- Fleisher GR, Ludwig S, eds. Textbook of Pediatric Emergency Medicine. 4th ed. Philadelphia: Lippincott Williams & Wilkins; 2000.
- Hoorn EJ, Geary D, et al. Acute hyponatremia related to intravenous fluid administration in hospitalized children: an observational study. Pediatrics. 2004;113(5):1279-1284.
- Moritz ML, Ayus JC. Disorders of water metabolism in children: hyponatremia and hypernatremia. Pediatr Rev. 2002;23(11):371-379.
- Moritz ML, Ayus JC. Prevention of hospital-acquired hyponatremia: a case for using isotonic saline. Pediatrics. 2003;111(2):227-230.
- Strange GR, Ahrens WR, et al, eds. Pediatric Emergency Medicine: A Comprehensive Study Guide. 2nd ed. New York: McGraw-Hill; 2002.

25 便秘
Leah Harrington

概要
- 便秘：1週間に排便が3回未満，あるいは硬いか多量の便による排便時痛がある状態
- 機能性便秘：器質的，解剖学的，薬物的な原因ではないもの
- 便失禁：器質的，解剖学的な病変がなく，便が下着に付着する。
- 遺糞症：4歳程度の小児で，機能的便秘を伴う便失禁

鑑別診断
- 胃腸炎，尿路感染症，腸重積，虫垂炎，慢性・再発性の腹痛

急性（1〜4週）
- 最も一般的な病因は，ウイルス性疾患と食生活の変化である。

慢性（4週以上）
- 機能性
- 器質的/機械的閉塞（Hirschsprung病など）
- 薬物性（鉄剤内服など）
- 内分泌（甲状腺機能低下症など）
- 神経筋疾患（脳性麻痺など）

症状
- すべての年齢に起こりうる。
- 小児の腹痛の最も多い原因の1つである。
- 重要な質問項目：出生後24時間以内の胎便排泄の有無，便の様子，内服歴，

最近のウイルス感染

診察

◎ 急性便秘
- 脱水はなく，栄養状態は良好である。
- 重度の痛みによって両足を腹部に引きつけることがある。

◎ 慢性便秘
- 機能性の病因があれば上記と同様である。
- 器質的，閉塞的な経過があった場合は，二次的に成長障害や気分不良，中毒性の状態が認められることがある。

◎ 腹部の診察
- 便塊が触知できることがある。通常，腹部は軟らかく，全体に腹膜刺激症状を欠く圧痛がある。
- 器質的，閉塞的な経過があった場合は，腹部は外科的処置を要する急性の症候を示すことがある。
- 硬い便塊が直腸内に触れることがある。便塊周囲からのゆるい便の流出も認められる。

検査
- 急性の機能性便秘は，最小限の検査で十分である（尿検査を考慮する）。
- 放射線検査は，合併症のない便秘では推奨されない[訳注1]。
- 器質的な原因が示唆される慢性の便秘は，病歴や身体所見をもとに後で検査する。

> **訳注1**
> 腹部単純X線による便秘の診断率はきわめて低い。Reuchlin-Vroklage LM, et. al. Diagnostic value of abdominal radiography in constipated children: a systematic review. Arch Pediatr Adolesc Med. 2005; 159: 671-678.

治療
- 急性の便秘は，一般的に緩下薬や食生活の調整など経口的な治療ができる。
- 浣腸や坐薬は小児に精神的外傷を与えることがあるので，慎重に使用する。

◎ 乳児
- コーンシロップ
  - 母乳栄養児：5〜10 mLを60〜120 mLの水か果物のジュースに入れ，毎日与える。
  - 人工栄養児：7.5〜30 mL/日，または5〜10 mLを2回ごとに与える。
- プルーンジュース，乳児用プルーン：2カ月以上の乳児に，月齢×30 mL/日

を与える。
- ミネラルオイルは，1歳未満の乳児には推奨されない[訳注2]。

◎ 幼児，未就学児，就学児
- ミネラルオイルまたは Lansoyl®：1日1～3 mL/kg を1～2回に分けて投与。2倍量を3日ごとに結果が出るまで投与。5日で改善することがある。
- ラクツロース：1日5～10 mL。排便が得られるまで毎日2倍量投与する。
- センナ (Senokot®) シロップ：1～5歳は毎日5 mL，5～10歳は毎日10 mL

◎ 便塊摘出
- 中等度の不快感がある場合に行う。
- 用手的便塊摘出も含まれる（手技の前に前投薬を考慮する）。
- 2歳までの乳児：グリセリン (Dulcolax®) 坐薬
- 2歳以上の小児：高浸透圧性のリン酸塩溶液 (Fleet® 浣腸) 約2 mL/kg，または生理食塩液の浣腸 20 mL/kg
- Fleet® 浣腸と他の高リン酸溶液 (PegLyte® など) は，不適切に使用すると小児の生命を脅かすことがある。先天性，後天性の消化器・泌尿生殖器の奇形がある5歳未満の小児は，これらの使用で代謝異常を生じることがある。
- Picosalax®
  - 活性成分は，ピコスルファート塩とクエン酸マグネシウムである。
  - 刺激性下剤と浸透圧性下剤の合剤である。
  - 20％あるいはそれ以上のマグネシウムが吸収されるため，腎機能不全では禁忌である。
  - 小児での前向き研究はない。
  - オレンジ味で，口あたりがよい。
  - 投与量：8オンス（約240 mL）の水に対して，1/4パック（1～6歳），1/2パック（6～12歳），1パック（12歳以上）
  - 8時間後に再投与する。

再発の防止
- 乳児：上記「治療」の項参照。
- 1歳以上の小児：ミネラルオイルまたは Lansoyl® を1日1～3 mL/kg，3～6週間

食物繊維摂取の推奨
- 食物繊維補助食品。精製された繊維は，4歳未満の小児には適さない。

訳注2
誤嚥による化学性肺炎のリスクがあるため。

- 自然の食物繊維は，1歳以下の乳児にも適する（ピューレ状の果物，野菜，乳児用シリアル）。
- 年長児には，食物繊維に富んだ食品を毎日与える。
- 便秘を起こしやすい食品を食べさせない（米，チーズ，バナナ）。

文献

- Bulloch B, Tenenbein M. Constipation: diagnosis and management in the pediatric emergency department. Pediatr Emerg Care. 2002;18(4):254-258.
- Harrington L, Schuh S. Complications of Fleet(R) enema administration and suggested guidelines for use in the paediatric emergency department. Pediatr Emerg Care. 1997; 13(3):225-226.
- Loening-Baucke V. Chronic constipation in children. Gastroenterology. 1993;105:1557-1564.
- Maraffa JM, Hui A, Stork CM. Severe hyperphosphatemia and hypocalcemia following the rectal administration of a phosphate-containing Fleet pediatric enema. Pediatr Emerg Care. 2004;20(7):453-456.
- Williams CL, Bollella M, Wynder EL. A new recommendation for dietary fiber in childhood. Pediatrics. 1995;96(5):985-988.

26 急性腹症

Leah Harrington

概要
- 腹痛は，救急部での主訴として多くみられる。
- 原因：内科的，外科的
- 病因は年齢によって異なる。

治療の原則
- ABC（気道，呼吸，循環）
- 20 mL/kg の生理食塩液による，急速輸液
- 絶飲食
- 外科へコンサルトする。
- 疼痛管理

急性腹症でよくみられるもの（表 26-1）
- 腸重積
- 腸閉塞：腸回転異常症
- 消化管出血（第 27 章参照）
- 虫垂炎（第 28 章参照）

腸重積
- 回盲部での腸管のはまり込みにより，診断されず無治療で経過した場合は，腸管虚血，続いて壊死を引き起こし，最終的に死に至る。
- 三徴は，間欠的腹痛，嘔吐，右上腹部腫瘤で，加えて潜血便や肉眼的血便を認める場合は陽性的中率100%である。しかし，すべての症状がみられるのは 10 ～ 20%である。

表 26-1　急性腹症の年齢別の主な鑑別診断

	幼児	小児	思春期
内科的	尿路感染症 便秘 胃腸炎 敗血症 胃食道逆流症 疝痛	尿路感染症 便秘 胃腸炎 機能的 Henoch-Schönlein 紫斑病 炎症性腸疾患 溶血性尿毒症症候群 肺炎 溶血性レンサ球菌咽頭炎 鎌状赤血球症の発作 糖尿病性ケトアシドーシス 腸間膜リンパ節炎	尿路感染症 便秘 胃腸炎 機能的 炎症性腸疾患 骨盤内炎症性疾患 鎌状赤血球症の発作 糖尿病性ケトアシドーシス
外科的	腸回転異常，腸軸捻転 Hirschsprung 病 壊死性腸炎 鼠径ヘルニア嵌頓 腸重積 肥厚性幽門狭窄症	腸重積 虫垂炎 精巣捻転 膵炎	虫垂炎 胆嚢炎 子宮外妊娠 精巣捻転

- 2カ月～6歳（ピークは5～9カ月），男児に多い。
- 見逃さないために積極的に疑うことが重要である。
- 胃腸炎症状が先行している場合もあり，腫大した腸間膜リンパ節が先進部に関係する。
- 特に年長児の腸重積では，重積部に異常（例：腸管リンパ肉腫）を認めたり，Henoch-Schönlein 紫斑病に合併する場合もある。
- 鑑別診断：便秘，胃腸炎，尿路感染症，虫垂炎
- 小腸重積：短い部分で起こり，病理所見では先進部に異常を認めない。無症状のこともあり，その際は保存的に経過観察をする。

◎ 症状

- 元来健康であるか，胃腸炎やウイルス感染の症状が先行している。
- 数分間継続する間欠性疝痛性腹痛，なだめられない啼泣。足を腹部に屈曲させていることもある。
- 疼痛の緩和により，啼泣をやめて落ち着いた状態に戻る。
- 嘔吐がある場合は，胆汁性の場合もある。
- 10％では，ぐったりしていることが唯一の症状の場合もある[訳注1]。
- 早期では便は正常である。晩期症状は，イチゴゼリー状，血便である。

訳注1
年少児の意識障害の鑑別の1つである。

- **腹部所見**
  - 腹痛の間欠期では正常の場合もある。
  - びまん性腹痛，腹部膨満，右上腹部のソーセージ様腫瘤

◎ 検査

- 腹部 X 線の特異度は低い。
  - 閉塞の所見を認める場合もある。
  - ターゲットサイン（pseudokidney sign），crescent sign（三日月徴候：腸重積部に閉じ込められた腸管ガスのポケット），肝辺縁の消失
- 腹部超音波検査は，ある小児病院では陰性的中率 97.4％であった。
- 空気とバリウムの二重造影
  - 診断と治療のゴールドスタンダードである。
  - 穿孔，完全閉塞，循環動態が不安定な症例では，禁忌である。

腸閉塞：腸回転異常

- 乳児の胆汁性嘔吐を認めた場合，除外されるまでは腸軸捻転を伴った腸回転異常を疑う。
- 頻度は，500 出生に 1 人
- 男女比は，2：1（新生児）
- 発症時期：生後 1 カ月以内が 50％，1 年以内が 75％
- 腸軸捻転，小腸閉鎖，Meckel 憩室，Hirschsprung 病，腸重積など，その他の消化管異常と関連する場合もある。

◎ 鑑別診断

- 敗血症：乳児で嘔吐，窮迫症状，嗜眠傾向などを認める場合に必ず考慮する（麻痺性イレウスに合併したり，虚血または壊死した腸管から起こる場合もある）。
- その他の先天性・後天性の閉塞機転をきたす疾患（例：十二指腸閉鎖）

◎ 症状

- 乳児
  - それまで健康だった乳児での，急な腹痛と胆汁性嘔吐
  - 過去に，一過性の胆汁性嘔吐や，摂食不良を認めた乳児での急な腹痛
- 年長児の症状は，より不明確である。
  - 慢性の間欠的な嘔吐，激しい腹痛，発育障害，便秘，血性下痢，吐血
  - 鑑別疾患：腸重積，Hirschsprung 病，壊死性腸炎

◎ 診察

- 50％が正常の腹部所見を呈する。
- 軽度の膨満やびまん性の圧痛，拡張した腸管を触れる場合もある。
- 直腸診：肉眼で確認可能なほどの血液付着は，腸管虚血や腸管壊死を考える。
- 病気の進行：腸管虚血から，壊疽になる。
- 症状の進行
  - 腹部膨満
  - 腹痛と腹膜炎
  - 頻脈，循環血漿量減少
  - 嗜眠傾向，不機嫌になり，ショックへと進行する。

◎ 検査

- 血液検査
  - 血算，分画，電解質，BUN，クレアチニン，静脈血液ガス，血液培養，尿培養，血液型，クロスマッチ
- 単純X線検査（仰臥位と立位）
  - 胃もしくは近位十二指腸の拡張，場合によって遠位の腸管ガス
  - 小腸ループが肝陰影にかかり，多数の液面形成を伴う腸管拡張や，胃と十二指腸の著明な拡張が認められる。
- 上部消化管造影
  - Treitz靱帯の欠損と，十二指腸のCループ
  - 十二指腸が脊柱の右側に位置
  - 空腸：右上腹部での陰影像（coiled spring appearance[訳注2]）
  - 腸回転異常検出の感度：100％
- 下部消化管造影
  - 腸回転異常を指摘できる（偽陰性5〜20％）。
  - 結腸閉塞を否定する（例：腸閉鎖，Hirschsprung病，胎便性イレウス，胎便性栓）。

◎ 初期治療

- ABC
- 絶飲食，経鼻胃管を挿入し吸引する。
- 輸液投与
- 緊急の外科コンサルト
- 腸軸捻転の場合は，腸管虚血が急激に進むため緊急の介入が必要である。

訳注2
"コークスクリュー"または"コイル状のばね"とも表現される造影所見。

文献

- Barkin RM. Pediatric Emergency Medicine: Concepts and Clinical Practice. St. Louis: Mosby-Year Book Inc.; 1992:784-790.
- Harrington L, et al. Ultrasonographic and clinical predictors of intussusception. J Pediatr. 1998;132:836-839.
- Leung A, Sigalet D. Acute abdominal pain in children. Am Fam Phys. 2003;67(11):2321-2326.
- Schnaufer L, Mahboubi S. Abdominal emergencies. In: Fleisher G, Ludwig S, eds. Textbook of Pediatric Emergency Medicine. 4th ed. Philadelphia: Lippincott Williams & Wilkins; 2000:1513-1539.

27 消化管出血

Leah Harrington

> **概要**
> - 上部消化管出血
>   - 吐血：Treitz 靭帯より近位からの出血
>   - 下血：黒色でタール状の便，回盲弁より近位からの出血
> - 下部消化管出血
>   - 血便：直腸からの鮮血

> **評価**
> - 患者の循環動態は安定しているか。
> - 本当に血液か（**表 27-1**）。
> - 新生児の場合，母体血か児血か。
> - 上部消化管出血か下部消化管出血か（**表 27-2，表 27-3**）。
> - 診断として何が考えられ，出血はどこからか。

表 27-1 嘔吐物や便中で血液と間違えやすいもの

吐血	血便	下血
染料	月経血	鉄
嚥下した母体血	染料	鉛
鼻腔，口腔，咽頭からの出血	アンピシリン	甘草
	血尿	炭
		ブルーベリー
		泥
		ホウレンソウ
		テンサイ
		ビスマス

表 27-2　上部消化管出血の原因

	よくみられるもの	まれなもの
新生児，乳児	嚥下した母体血 食道炎	胃炎 胃十二指腸潰瘍 凝固障害
幼児，小児	嚥下した血液 重症胃食道逆流症 Mallory-Weiss 症候群	敗血症 肝不全 ビタミン K 欠乏 機械的 / 化学的損傷 感染症 食道静脈瘤 十二指腸潰瘍

表 27-3　下部消化管出血の原因

	よくみられるもの	まれなもの
早期産児	壊死性腸炎	
新生児，乳児	ミルクアレルギー 裂肛 嚥下した母体血（短時間での消化管通過）	血管病変 Hirschsprung 病 Meckel 憩室 腸管重複 腸重積 中腸軸捻転
幼児，年長児	裂肛 感染性腸炎 炎症性腸疾患（＞ 4 歳） 腸重積 レンサ球菌性肛門周囲蜂巣炎 若年性 / 炎症性ポリープ	炎症性腸疾患（＜ 4 歳） 血管奇形 腸管重複 孤立性直腸潰瘍 Henoch-Schönlein 紫斑病 結腸 / 直腸静脈瘤 性的虐待 直腸外傷 Meckel 憩室 盲腸炎

◎ Apt-Downey テスト：母体血か児血か

- 便や吐物に蒸留水を加えて混ぜ（1：5），遠心分離する。
- 5 mL の上澄み液に 1 mL の 0.25％水酸化ナトリウムを加えて，5 分待つ。
  - 成人ヘモグロビン：茶〜黄色
  - 胎児ヘモグロビン：ピンク

◎ グアヤックテスト（便潜血試験）
- 肉眼的，顕微鏡的血便の検査

初期治療
- 血管内容量減少の徴候を評価する。
    - 15％未満：循環動態に変化なし
    - 15％以上：頻脈
    - 30％以上：血圧低下
- ベッド上で頭部挙上
- 径の太い静脈路を2本確保する。
- 状態に応じて，10〜40 mL/kg の晶質液を投与する。
- 血算，プロトロンビン時間（PT），活性化部分トロンボプラスチン時間（APTT），肝機能検査，血液型，クロスマッチ
- プロトロンビン時間の延長や，既に肝疾患の罹患がわかっている場合は，ビタミン K 5〜10 mg を静注または筋注（アナフィラキシー対応セットを用意しておく）

◎ 上部消化管出血の追加治療
- 口径の太い経鼻胃管：胃の減圧，上部消化管からの出血確認，失血量の推定
- パントプラゾール[訳注1]（Pantoloc®）（プロトンポンプ阻害薬）
    - 5〜15 kg：2 mg/kg を静注し，0.2 mg/kg/hr で持続静注する。
    - 15〜40 kg：1.8 mg/kg を静注して，0.18 mg/kg/hr で持続静注する。
    - 40 kg 以上：80 mg を静注し，8 mg/hr で持続静注する。
- 重症出血（特に静脈瘤から）の場合
    - オクトレオチド（サンドスタチン®）1 μg/kg 静注し，1 μg/kg/hr 持続静注
- 消化器科へコンサルトし，内視鏡を考慮する。

◎ 必要に応じた輸血
- 濃厚赤血球，新鮮凍結血漿，血小板
- 凝固系の異常の補正のため，もしくは失われた凝固因子の補正のために，濃厚赤血球液2〜3単位ごとに新鮮凍結血漿を投与する。
- 血小板は，5万/μL 未満になるまで投与は控える。

上部消化管出血：食道静脈瘤
- 突然発症で，生命にかかわることがある。
- 大量の吐血がある。

訳注1
日本では未認可。

- 下血が先行する場合もある。
- **注意**：大量の輸液負荷，過剰な輸血が門脈圧の亢進をきたし，出血が続く原因となる場合もある。

下部消化管出血：裂肛
- 硬い便が肛門を通過する際に，扁平上皮粘膜を傷つけることで起こる。
- 6〜24カ月の乳児に多い。全年齢において，鮮血便の主原因である。

◎ 症状
- 排便後に，硬い便の表面やおむつ，トイレットペーパーに線状の鮮血がつく。

◎ 診断
- 肛門部の視診による。

◎ 治療
- 食事改善，緩下剤，座浴

若年性ポリープ
- 良性の過誤腫で，悪性腫瘍化はしない（小児ポリープの80%）。
- 2〜8歳で多くみられる（ピークは3〜4歳）。

◎ 症状
- 無痛性の下血，直腸脱（4%），腹痛（10%）

◎ 診断
- 下部消化管（S状結腸）内視鏡，造影注腸

◎ 治療
- 経過観察をする。自然に脱落する場合がある。
- 結腸・直腸ポリープからの出血が持続する場合は，内視鏡的切除を行う。

◎ ポリープ症候群
- 若年性ポリポーシス
- Peutz-Jeghers症候群：口，手足の粘膜皮膚色素沈着を伴う腸管過誤腫性ポリープ
- 家族性腺腫性ポリポーシス

- 下血，貧血，腹痛，下痢
- 家族歴のある児へのスクリーニングによって診断する。

Meckel 憩室

- 最も多い先天性小腸奇形である。
- 2 歳未満の小児の 45％に認める。

◎ 症状

- 5 歳以下：異所性胃粘膜による潰瘍形成が原因。急性で，多くは痛みを伴わない下部消化管出血を起こす。

◎ 診断

- ^{99m}Tc シンチグラフィ（Meckel 憩室シンチグラフィ）
- 胃粘膜の検出に 95％の正確度をもつ。

◎ 治療

- 切除を外科に依頼する。

炎症性腸疾患

- 自己腸管に対する原発性免疫反応による。
- 潰瘍性大腸炎（病変は大腸に限局）と，Crohn 病（病変は口から肛門まで，どの部位にも起こりうる）がある。
- 5 〜 16 歳の小児でみられる（10％は 18 歳以下）。

◎ 症状

- 成長障害，体重減少，原因不明の血便，血性下痢，腹痛
- 頻度の低い症状：発熱，関節炎，皮膚症状，口腔や肛門周囲潰瘍
- 潰瘍性大腸炎：特徴的所見は粘血下痢便である。
- Crohn 病：腹痛を伴う，潜行性の経過で，体重減少がある。病変が小腸に限局している場合は，下痢を認めないこともある。

◎ 診断

- 注腸 X 線検査や下部消化管（S 状結腸・大腸）内視鏡
- 消化器科へコンサルトする。

◎ 治療
- 5-アミノサリチル酸，効果がない場合はステロイドを使用する。
- 重症例は腸管安静のために入院させ，ステロイド静注と，必要があれば免疫抑制薬を投与する。

アレルギー性腸炎（ミルクアレルギー）
- 牛乳や豆乳への過敏性や，母乳栄養児の母親が摂取した牛乳蛋白成分に対するアレルギーによって起こる。
- 免疫反応は典型的な肥満細胞を刺激するものから，免疫複合体の形成によるものまで多様である。
- 生後2週〜1歳の乳児にみられる。

◎ 症状
- 血便や粘液便，嘔吐
- ミルク摂取開始後の下痢
- 通常は，体重増加が順調な健康新生児である。

◎ 診断
- 白血球数増加，ヘモグロビン低下
- 場合によっては好酸球増加，低アルブミン血症（蛋白喪失性腸症を合併する場合）

◎ 治療
- 原因になっている蛋白質を除去した食事にする。
- カゼイン加水分解ミルクで代用する（Nutramigen®, Pregestimil®, Alimentum®）。
- 母乳栄養のみの児：母親の食事を原因蛋白質（ミルク）除去食にする。
- カゼイン加水分解ミルク投与後1週間経っても肉眼的血便を認める場合は，直腸S状結腸内視鏡検査を考慮する。
- 治療が奏効した場合は，1年後にミルクの再開を行ってみる。

感染性腸炎（表27-4）
- 1歳以上の腸炎の原因で，最も多い。
- 細菌性，ウイルス性，寄生虫性がある。
- 80％以上がウイルス性である。
- 細菌性で多くみられるもの：大腸菌（*Escherichia coli*），赤痢菌（*Shigella*），サルモネラ（*Salmonella*），*Campylobacter*，*Yersinia*

表 27-4 感染性腸炎の管理

原因菌	治療
Campylobacter, Yersinia	エリスロマイシン, アジスロマイシン 抗菌薬は一般的に必要ない。投与の有無で経過に違いがみられない
大腸菌（Escherichia coli）	腸管出血性大腸菌に対しての抗菌薬投与は, 溶血性尿毒症症候群のリスクを増す可能性があり, 発症の予防や治療に対する効果は証明されていない
サルモネラ（Salmonella）	アンピシリン, ST合剤, セフォタキシム, セフトリアキソン 幼児, 免疫不全, 全身状態不良な場合は, 治療を考慮する
赤痢菌（Shigella）	アンピシリン（ある地域では80％が耐性をもつ）, ST合剤（47％が耐性）, セフトリアキソン 抗菌薬治療により有症期間が短縮する
偽膜性腸炎（Clostridium difficile）	メトロニダゾール, バンコマイシン
ランブル鞭毛虫（Giardia lamblia）	メトロニダゾール

- *Clostridium difficile* は, 抗菌薬（特にクリンダマイシン）を使用した後に起こる偽膜性腸炎の主な原因菌である。

◎ 症状

細菌性腸炎

- ウイルス性腸炎に比べて血性下痢であることが多い。
- サルモネラ
  - 汚染された卵, 乳製品, 肉から感染する。
  - *Salmonella enteritidis* は, 胃腸炎の原因菌として多くみられる。
  - *Salmonellla typhi* は, 腸チフスの原因菌である。
- 赤痢菌
  - 小腸粘膜細胞を破壊し, 粘膜潰瘍や出血が生じる。
  - 生成された外毒素が下痢を引き起こす。
- 大腸菌
  - O157:H7 や, O26:H11 などの腸管出血性大腸菌（EHEC）をはじめとする多くの病原性株が知られている（溶血性尿毒症症候群は, 小児ではO157感染後の10〜15％でみられる）。

寄生虫腸炎

- 水様性，腐敗臭の便で，痙性痛がある。分泌成分を多く含む。
- 赤痢アメーバ（*Entamoeba histolytica*）
    - 最もよくみられる寄生虫腸炎の原因である。
    - 栄養型の経口摂取で感染する。
    - 便に汚染された水が口に入ることが原因（糞口感染経路）である。
- ランブル鞭毛虫（*Giardia lamblia*）は，下痢の患者からよく分離される。

文献

- Arain Z, Rossi TM. Gastrointestinal bleeding in children: an overview of conditions requiring non-operative management. Semin Pediatr Surg. 1999;8(4):172-180.
- Barkin RM. Pediatric Emergency Medicine: Concepts and Clinical Practice. St. Louis: Mosby-Year Book Inc.; 1992:784-786.
- D'Agostino J. Common abdominal emergencies in children. Emerg Med Clin North Am. 2002;20(1):139-153.
- Dennehy PH. Acute diarrheal disease in children: epidemiology, prevention, and treatment. Infect Dis Clin North Am. 2005;19(3):585-602.
- Gibbons TE, Gold BD. The use of proton pump inhibitors in children: a comprehensive review. Pediatr Drugs. 2003:5(1):25-40.

28 虫垂炎
Bruce Minnes

概要
- 幼児期と思春期の緊急開腹手術の非外傷性原因として，最も多い疾患である。
- 虫垂炎の見逃しや診断の遅れは，救急診療におけるクレームや訴訟の原因になりやすい。
- どの年齢層でも起きうるが，10歳代，20歳代に最も多い（ピークは9〜12歳）。
- 虫垂炎の生涯リスクは約15人に1人以下である。
- 男女比は，2：1
- 診断時に穿孔を伴っている確率は，1歳以下が最も高く（ほぼ100％），2歳以下が94％，6歳以下が60〜65％である。
- 死亡率は，非穿孔例で0.1％，穿孔例で3〜5％である。
- 年少児は，症状発現から6〜12時間以内の短期間で穿孔することがある。
- 多くの症例でまず疑うことが必要である。

病態生理
- 虫垂内腔の閉塞機転が起こる。
- 乳児は，虫垂が未発達であることや相対的にリンパ組織が少ないことにより閉塞機転が起きにくい。
- 閉塞は以下の理由によって生じることが多い。
    - リンパ組織の肥大は，ウイルス感染症で認める。
    - 糞石，寄生虫，果物，野菜
- 閉塞により，静脈うっ血や炎症が起こり，壊死が生じ穿孔する。
- 思春期または成人では，大網が虫垂炎を囲い込み閉じ込める場合がある。
- 年少児では大網が未発達で，汎発性腹膜炎を起こしやすく，合併症や死亡率が増加する。

症状

- 典型的症状：腹痛，微熱，嘔吐
- 腹痛
    - 典型的には，初期は鈍いまたはうずく痛み，後期は疝痛や痙攣性の疼痛，最終的には持続痛になる。
    - 部位は初期には臍周囲や心窩部，後期には壁側腹膜が刺激されることにより右下腹部に限局していく。
- 食欲不振，非胆汁性嘔吐
- 程度にかかわらず，発熱があることが多い。
- 多くの症例で，症状は非典型的であり，誤診が生じる。
- 炎症の起きた虫垂が尿管や膀胱の近くに位置していると，頻尿や排尿障害が認められる。
- 盲腸後部の虫垂炎，または虫垂が大腸に近接していると，下痢（頻回，少量，軟便）やテネスムス（頻回の便意）が認められる。

診察

- 非穿孔症例では，安静時の頻脈や発熱を認めないことがある。
- 背中を丸めるようにして歩いたり，動かずにじっと横になっている場合もある。
- 動作で痛みが強くなる。
- 病初期では，腹部は触診上軟らかく，腹部全体の痛みを訴える。
- 後期では，疼痛は右下腹部に限局するようになり，McBurney 点で最も痛みを訴える。
- 下行結腸を触診または打診することで，疼痛が強まることがある（Rovsing 徴候）。
- 右側の軽い触診で反跳痛を認め，右下腹部に筋性防御を認める場合がある。
- iliopsoas sign や obturator sign は，盲腸後部の虫垂炎を示唆する。
    - iliopsoas sign：股関節の伸展で疼痛が誘発される。
    - obturator sign：股関節の内旋で疼痛が誘発される。
- 直腸診は限られた情報しか得られないが，疑い症例や診察の困難な症例（肥満など），または思春期の女性での骨盤内疾患との鑑別に役立つ場合がある。

検査

- どの検査でも確定診断はできない。
- 血算と分画は正常の場合もある。好中球や桿状球の増加を伴う 1 万以上の白血球数上昇を認めることが多い。

- 1万5,000以上の白血球数上昇は，穿孔を疑う。
- 尿検査は正常もしくは白血球軽度陽性であることが多い。
- 尿中白血球高度陽性や亜硝酸塩陽性があれば，尿路感染症を疑う。
- 思春期以降の女性は妊娠テストを行う（特にX線検査またはCTを行う前）。

小児急性虫垂炎スコア（Pediatric Appendicitis Score：PAS）(表28-1)

- Samuelによるこのスコアは，診断の正確性を上げ，病初期に虫垂炎が疑われる症例で不要な開腹術を減らすためのものである。
- 現在，有効性についての前向き研究が行われている（R. Goldman, The Hospital for Sick Childrenの私信より）。
- スコア≦5：虫垂炎の可能性は低い。
- スコア≧6：虫垂炎が疑わしい。
- スコア7〜10：強く虫垂炎を疑う。
- 軽度〜中等度に疑わしい症例で経時的な診察や画像診断を行うべきかどうか判断する助けとなる。

画像診断

- 典型的な症例や強く虫垂炎を疑う症例では，画像検査が診断確定に寄与する有益な情報を提供する可能性は低い。
- CTや超音波検査を待つために治療の開始を遅らせることは，患者をより不快にさせ，穿孔の頻度を高め，その他の合併症罹患や入院期間を延ばすことになる。
- 適切な画像検査は疑わしい症例の診断を助けるとともに，穿孔や試験開腹術の頻度を低め放射線曝露を減らす。

表28-1　小児急性虫垂炎スコア（Pediatric Appendicitis Score：PAS）

明らかな臨床所見	スコア
咳嗽，打診，跳躍で誘発される疼痛	2
右下腹部圧痛	2
食欲低下	1
発熱	1
悪心，嘔吐	1
白血球数 > 10×10^9/L	1
分葉核球の増加	1
臍周囲から右下腹部への圧痛の移動	1
最高スコア	10

- ガイドラインを用いて超音波やCTの適応を絞ることで，虫垂炎診断の正確性を保ったまま検査件数を減らすことができる。

◎ 超音波
- 超音波は最初に考慮すべき画像診断法である。
- 診断能力は限られており，診断に至らないこともしばしばある。
- 典型的な虫垂炎では，CT検査を続けて行うかの検討をしている間にさらに治療が遅れてしまうことがある。

◎ 腹部CT
- CTは，より正確な画像診断法である。経直腸消化管造影を併用した局部のCT（L3〜寛骨臼蓋窩）は，さらに診断能力を高める。
- 症例を選ばないCTの施行は診断の補助にならないばかりか，余分な放射線曝露と医療費の浪費を生む。
- 疑い症例には経時的な臨床所見の評価と診察，症例を選んでの超音波やCTを行う。

◎ 単純X線
- 小児の腹痛の精査や虫垂炎を疑った場合に，ルーチンで施行する必要はない。
- 呼吸器症状を認めた場合は，肺炎の評価のため胸部X線検査をする。

鑑別診断
- 下葉の肺炎
- 腸間膜リンパ節炎：虫垂炎に比べて疼痛の強さと部位はあいまいである。
- 胃腸炎
- 腸重積
- 炎症性腸疾患
- 尿路感染症
- 卵管・卵巣などの産婦人科疾患（妊娠，子宮外妊娠，卵巣嚢腫，卵巣捻転，骨盤内炎症性疾患，子宮内膜症）
- あらゆる放射線曝露の前に，妊娠を除外する。
    - 超音波検査（経腟超音波を含む）が有用である。

治療
- 外科へコンサルトする。
- 疼痛に対する麻薬の使用は，診断の正確性を損なわない。

- 経静脈的に輸液投与，電解質の補正，絶飲食
- 強く疑われる症例では，画像検査を行わず外科にコンサルトする。
- 低リスクや中リスクの症例では，外科医とともに経時的に診察や画像診断を繰り返し行う場合もある。
- 虫垂炎の可能性が低いと思われる患者を退院させる前には，症状が非典型的であったり病初期の場合を考慮して，書面で退院時の注意を明確に示す。

文献

- Gore Peña BM, Cook EF, Mani KD. Selective imaging strategies for the diagnosis of appendicitis in children. Pediatrics. 2004;113(1):24-28.
- Kosloske AM, Love CL, Nohrer JE, Goldthorn JE, Laxy SR. The diagnosis of appendicitis in children: outcome of a strategy based on pediatric surgical evaluation. Pediatrics. 2004;113(1):29-34.
- Samuel M. Pediatric appendicitis score. J Pediatr Surg. 2002;37:877-881.
- Thomas SH, et al. Effects of morphine analgesia on diagnostic accuracy in emergency department patients with abdominal pain: a prospective, randomized trial. J Am Coll Surg. 2003;196:18-31.

Part VI

泌尿生殖器の救急

29

尿路感染症

Dennis Scolnik

概要
- 尿路感染症は，小児期全般を通して頻繁に生じる。
- 1歳未満の罹患率は，女児6.5%，男児3.3%である。
- 小児の罹患率は，女児8.1%，男児1.9%である。
- 包皮の環状切除をされていない男児では，尿路感染症の比率が5〜20倍上昇する。
- アフリカ系の小児ではまれである。
- 2カ月〜2歳の発熱を伴う小児の罹患率は，約5%である。
- 上気道感染や中耳炎は，尿路感染症を除外しない。
- その他の危険因子：24時間以上継続する発熱，39℃以上の発熱，尿路感染症の既往

症状
- 年齢によって異なる臨床像を呈する。

◎ 乳児
- 非特異的な経口摂取困難，食欲不振，不機嫌，嘔吐，下痢
- 2/3の児は発熱を呈し，敗血症やショック症状は初発症状としては少ない。
- 直接，間接両方の血清ビリルビン値上昇を伴う遅発性黄疸が，乳児期尿路感染症の唯一の徴候である可能性がある。

◎ 幼児，未就学児
- 非特異的な所見
- 尿の臭いや，色調，排尿パターンの変化で気づくことがある。

◎ 就学児
- 典型的な成人尿路感染症の症状や徴候を呈するようになってくる。
- 頻尿，排尿困難，切迫感がよくみられるが，特徴的ではない。
- 言動の変化，嘔吐，食欲不振，発熱，腹痛や二次性の遺尿がみられることがある。
- 無治療の場合，尿培養結果が陽性を維持していても症状は 1〜3 週間を過ぎると消失することがある。
- 再発性尿路感染症では，症状が軽微なことがある。

尿路感染症と腎盂腎炎
- 年少児では，下部尿路感染症と腎盂腎炎を区別できないので，鑑別の疑いをもち続けなければならない。
- 5 歳未満の有熱性尿路感染症の 75％で，上部尿路の関与が認められる。
- 肋骨脊柱角の叩打痛，悪寒や具合の悪さは，上部尿路の感染を示唆する。
- 有熱性尿路感染症の最大 50％で腎瘢痕を生じる。これは，将来の高血圧の発症や末期腎疾患と関連している可能性がある。
- 瘢痕のほとんどは，最初の診断から 5 年以内に発現する。

◎ 尿培養のタイミング
- 発熱している 1 歳未満の乳児
- 尿路感染症を示唆する症状や徴候がある。
- 明らかな原因がないにもかかわらず，外見上具合が悪い，敗血症の疑いがある，またはショックを伴う。
- 再発性尿路感染症，定期的な導尿，尿路奇形の既往がある。
- 説明のつかない発熱や症状がある。

◎ 尿検体採取の方法
- 4 つの手段：中間尿採取，尿パック，尿道カテーテルによる導尿，恥骨上膀胱穿刺
- 尿はすぐに分析・培養する。
- 採取から検査まで 30 分以上要する場合には，検体を冷蔵しておく。

中間尿採取
- 最も非侵襲的な方法である。
- 外性器の明らかな感染や奇形がない，すべての小児で可能である。
- 乳児の場合は親の希望があれば，滅菌容器をもって児の排尿を待ち，尿を

採取するとよい。

尿道カテーテルによる導尿

- 発熱している乳児，具合が悪い，敗血症が疑われる，ショック，緊急に抗菌薬療法を開始する適応がある全年齢の児に用いる。
- 性器はよく消毒し，後述する医原性感染を避けるために厳重に無菌処置をする。
- 禁忌：生殖器全体の感染症，陰唇癒合，尿道の開口を視認できない包皮環状切除を受けていない男児
- 包皮は嵌頓する恐れがあるので，無理やり引っ張ってはならない。

恥骨上膀胱穿刺

- おむつを使用していて尿道の開口が視認できない包皮環状切除を受けていない男児，尿道カテーテルや中間尿採取ができずに緊急で治療開始の適応が考慮される乳児や小児で用いられる。
- ゴールドスタンダードとみなされているが，成功率に幅があり（23～90％），専門的な知識が要求される。
- 尿があることを確かめるために膀胱を打診する[訳注1]。
- 23 G 2 cm の穿刺針と 5 mL シリンジを用いて，無菌手技で行う。正中線上恥骨から頭側に 1 横指の部位で皮膚に対して垂直に穿刺し，適宜吸引しながら穿刺針を進めていく。
- 滅菌容器に移す前に穿刺針をシリンジから外す。

尿パック

- 検体にコンタミネーションが合併する率が高いため推奨されない。
- 尿道周囲を入念に洗浄し，パックを貼る前に十分乾燥させる。
- 尿検査結果が陰性であれば，感染を否定するための尿スクリーニングに用いられることもあるが，最終的な判断をするための培養として用いてはならない。

◎ 尿検査と培養結果をどう評価するか（表29-1）

白血球数とグラム染色

- 顕微鏡下，もしくは白血球エステラーゼ検査で白血球が存在したら，尿路感染症が示唆される。
- 感染の指標となる顕微鏡下の尿中白血球数には議論がある。5/μL 以上，もしくは白血球エステラーゼ陽性であれば感染の指標として考慮する。

訳注1
エコーをあてるとよい。

表29-1　尿検査項目の感度と特異度

検査項目	感度(%)	特異度(%)
白血球エステラーゼ(LE)	83	78
亜硝酸塩	53	98
LEまたは亜硝酸塩が陽性	93	72
尿沈渣：白血球	73	81
尿沈渣：細菌	81	83
LE，亜硝酸塩，尿沈渣のいずれかが陽性	99.8	70

〔American Academy of Pediatrics practice parameter, Pediatrics. 1999;103(4):847より改変〕

- 生後8週未満の乳児では，尿検査が正常であっても尿路感染症を除外できないことがある。

亜硝酸塩
- 尿検査用試験紙による定性検査で亜硝酸塩陽性ならば，通常は感染を示唆する。
- 感染直後は，細菌は検査結果を陽性にするだけの亜硝酸塩を産生できない（特に3カ月未満の乳児）。

尿培養とコロニー形成単位(表29-2)
- 尿パックによる検体が陰性ならば，尿路感染症がないという信頼性のあるデータとなる（多くの施設ではもはや尿パック検体を培養のために利用しないと思われるが）。
- 中間尿採取もしくは尿パック検体で細菌の混合発育がみられると，通常は検体のコンタミネーションを意味する。
- 症状がはっきりしなかったり非特異的な場合は，混合発育でも有意な結果の可能性がある。
- 採取や搬送方法にも注意を払って，尿培養を繰り返し再評価する。
- 健康な患者では，*Lactobacillus*，コアグラーゼ陰性ブドウ球菌，緑色レンサ球菌(*Streptococcus viridans*)，*Corynebacterium*属といった菌株は皮膚常在菌のコンタミネーションとして扱われる。

表 29-2　コロニー形成単位数の評価基準

検体	有意とされるコロニー形成単位（10^6/L）
恥骨上穿刺	≧ 1
中間尿，カテーテル導尿	≧ 50

治療

◎ 期間
- 最近では短期間（2～4日間）の経口抗菌薬投与は推奨されていない。
- ただし下部尿路疾患では有効な可能性がある。
- 最適な治療期間は明らかではない。
- 最近のガイドラインでは7～10日間と勧告されている。

◎ 経口治療，経静脈治療
- 臨床的に安定していれば，3カ月以上の小児の治療では，経口と経静脈投与で効果は変わらないとされている。経口セフィキシムを考慮する。
- 年少児の場合，経静脈治療や注意深い経過観察のために入院させることは，依然として正当なことである。
- 有症状で腎盂腎炎の徴候がある小児の場合，短期間の抗菌薬静注治療に続いて，経口治療を行うことが可能である。
- アミノグリコシドの1日1回投与は，1日3回投与と同等の効果と安全性を有することが示されている。

◎ 抗菌薬の選択
- 抗菌薬の選択は，地域での耐性パターンに基づいて行う。
- 原因菌：大腸菌（*Escherichia coli*：50％），*Klebsiella pneumoniae*, *Proteus*, *Enterococcus*, *Citrobacter*, *Pseudomonas*, *Staphylococcus saprophyticus*
- 最近では多くの菌株がアモキシシリンやST合剤に対して耐性を示すようになっている。
- 第1選択薬として，第1世代セファロスポリン（例：セファレキシン）がある。

◎ 入院適応
- 新生児
- 敗血症またはショック
- 複雑性尿路奇形を有する場合

- 嘔吐もしくは脱水が持続する場合
- 経口薬に対して耐性を示す菌株が予想される場合
- 心理社会的問題がある場合

◎ フォローアップ
- 尿路感染症の既往がある年少児では，膀胱尿管逆流や腎奇形に対する精査が必要である。
- フォローアップには，腎臓超音波検査，排尿時膀胱尿道撮影（VCUG）が含まれる。
- VCUG が遅れるようならば，予防的抗菌薬治療を開始する。

文献
- Chon CH, Lai FC, Shortliffe LM. Pediatric urinary tract infections. Pediatr Clin North Am. 2001;48(6):1441-1459.
- Crain EF, Gershel JC. Urinary tract infections in febrile infants younger than 8 weeks of age. Pediatrics. 1990;86:363-367.
- Hoberman A, Wald ER, et al. Oral versus initial intravenous therapy for urinary tract infections in young febrile children. Pediatrics. 1999;104(1):79-86.
- Michael M, Hodson EM, Craig JC, Martin S, Moyer VA. Short versus standard duration oral antibiotic therapy for acute urinary tract infection in children. Coch Data Syst Rev. 2003;(1):CD003966.
- Practice Parameter: the diagnosis, treatment and evaluation of the initial urinary tract infection in febrile infants and young children. American Academy of Pediatrics, Committee on Quality Improvement, Subcommittee on Urinary Tract Infection. Pediatrics. 1999;103(4):843-852.
- Shaw KN, Gorelick MH. Urinary tract infection in the pediatric patient. Pediatr Clin North Am. 1999;46(6):1111-1124.

30

腎臓の救急疾患

Jennifer Thull-Freedman

概要
- 小児の急性腎不全の最も多い原因は，腎前性である。
- さまざまな程度の機能性，一過性の蛋白尿や血尿がみられることが多い。

蛋白尿

◎ 孤立性蛋白尿の一般的な原因
- 機能性，一過性蛋白尿
  - 発熱，運動，脱水，痙攣，寒冷曝露，うっ血性心不全によって引き起こされる。
  - 尿検査用試験紙による定性検査では，通常は，2+未満（< 100 mg/dL）を示す。
- 良性体位性（起立性）蛋白尿
  - 通常は7歳以上の小児にみられる。
  - 早朝第一尿の，尿蛋白/クレアチニン比は正常である。
- 糸球体病変
  - ネフローゼ症候群（下記参照）
- 尿細管病変
  - 過負荷に伴う蛋白尿
  - 尿細管機能不全（逆流性腎症，虚血性損傷，シスチン蓄積症）
- 良性持続性蛋白尿

◎ 検査による評価
- 尿定性検査
  - 偽陽性：濃縮尿，尿pH > 8，肉眼的血尿や膿尿

- 偽陰性：希釈尿，酸性尿（尿 pH ＜ 4.5）
■ 尿蛋白/クレアチニン比 (mg/mg)
    - 0.5 未満（2 歳未満），0.2 未満（2 歳以上）であれば正常とみなしてよい。
    - ＞1 ならば，ネフローゼ領域の蛋白尿を疑う。
    - ＞2 ならば，ネフローゼ領域の蛋白尿を示唆する。
■ 尿蛋白/クレアチニン比が異常値を示したら，12 〜 24 時間蓄尿を考慮する。
■ 追加を考慮する検査：電解質，BUN，クレアチニン，アルブミン，コレステロール，補体 (C3, C4)，抗核抗体，血算，血液ガス分析

◎ ネフローゼ症候群

■ 糸球体膜選択性の喪失による，臨床症状の出現である。
■ 蛋白尿，低アルブミン血症，浮腫，高脂血症で定義される。
■ 二次性障害：低カルシウム血症（低アルブミン血症による），高カリウム血症（腎前性高窒素血症による），低ナトリウム血症，凝固能亢進，低ガンマグロブリン血症

疫学

■ 一次性（特発性微小変化群ネフローゼ）は，1 歳半〜 6 歳の小児で最も多い（症例の 80%）。
■ 二次性は，6 歳を超える小児で最も多く，原因としては感染症，薬物，全身性疾患（溶血性尿毒症症候群，Henoch-Schönlein 紫斑病，全身性エリテマトーデス，鎌状赤血球症など）が含まれる。

診断

■ 低アルブミン血症（＜ 3.0g/dL）
■ 尿蛋白 100 〜 300 mg/dL，または 24 時間蓄尿で ＞ 40 mg/m^2/hr

新規発症例の治療

■ プレドニゾロン 2 mg/kg/日を 4 〜 6 週間投与，その後漸減する。
    - 7 〜 10 日以内の反応が期待される。
■ フロセミド（1 〜 2 mg/kg/日）も考慮する。
■ 緊急に浸透圧を上昇させる必要がある場合には，アルブミンを投与する。
    - 適応：血管内容量減少に伴う症状を認める，腹膜炎，臨床的に有意な浮腫
    - 25% 溶解液を 1 g/kg，輸液の途中にフロセミドを加えて 4 時間以上かけて投与する。
    - 肺水腫に注意する。

- 食事中の蛋白質量を適切にする。

合併症
- 感染症：腹膜炎，蜂巣炎，敗血症，髄膜炎
- 血栓症，血栓塞栓症：大腿静脈に血管確保したときには注意する。
- その他：腹水，胸水，血管内容量減少（ショック，腎前性急性腎不全）

血尿
- 遠心分離された尿検体で，赤血球＞5〜10/HPF（強拡大）
- 尿沈査で確定する。定性検査では赤血球のほか，ヘモグロビンやミオグロビンでも陽性になる。
- 薬物（アスコルビン酸，サルファ薬，鉄剤，メトロニダゾール，ニトロフラントイン）で偽陽性になりうる。テンサイ，染料，薬物などは尿酸結晶で尿を変色させる。
- 尿沈査での偽陰性は，低比重で細胞融解が生じる状況で起こることがある。

◎ 持続性血尿の一般的な原因
- 蛋白尿を合併しない場合：尿路感染症，高カルシウム血症，IgA腎症，鎌状赤血球症，腎嚢胞性疾患，腎結石症，解剖学的異常，外傷，良性家族性血尿
- 蛋白尿を合併する場合：尿路感染症，レンサ球菌感染後糸球体腎炎，IgA腎症，Henoch-Schönlein紫斑病，膜性増殖性糸球体腎炎，ループス腎炎，溶血性尿毒症症候群，Alport症候群

◎ 評価
- 病歴：月経，激しい運動，外傷，排尿障害，腹痛，内服薬，最近の咽頭痛または皮膚発疹，ウイルス性疾患，関節痛，筋肉痛
- 家族歴：血尿，腎疾患，難聴，結石，鎌状赤血球症，凝固異常
- 身体所見：浮腫，高血圧，発疹，関節炎，腹痛

◎ 検査
- 顕微鏡的血尿のみで，発症1カ月未満かつ病歴や身体所見に異常がなければ，家庭医に紹介して再度尿検査を依頼する。
- 尿の評価
    - 外観：赤色の場合，下部尿路の原因が示唆される。茶褐色の場合，糸球体性である。
    - 定性検査：蛋白尿があれば糸球体腎炎や内因性腎疾患が示唆される。

- 尿沈査：円柱や変形赤血球は糸球体由来，正常赤血球は下部尿路由来の血尿を示唆する。
    - 尿培養
- 糸球体疾患や尿路感染の徴候がない場合
    - 腎臓超音波検査を考慮する（外傷の既往があれば CT）。
    - 尿中カルシウム，尿中カルシウム／クレアチニン比
    - ヘモグロビン電気泳動，家族の尿検査を考慮する。
- 糸球体疾患の徴候（浮腫，高血圧，蛋白尿，赤血球円柱）がある場合
    - 血算，電解質，BUN，クレアチニン，C3，ASO 価（抗ストレプトリジン O 価），溶血性レンサ球菌迅速検査，アルブミン
    - 多嚢胞性腎疾患，腫瘍，腎盂尿管移行部閉塞，結石を除外するために超音波検査を考慮する。
    - 蛋白尿を合併していたら，血算，補体 C3 および C4，ASO 価，血清電解質，BUN，クレアチニン，血清アルブミン，抗核抗体も確認する。

◎ 血尿が特徴の特異的症候群

急性レンサ球菌感染後糸球体腎炎
- 咽頭炎または皮膚感染症の 7 〜 21 日後に，茶褐色尿を呈する。
- 尿定性検査，尿沈査，C3，C4，ASO 価，溶血性レンサ球菌迅速検査または咽頭培養，電解質，BUN，クレアチニンを確認する。
- 高血圧や急性腎不全の徴候があれば，腎臓科に紹介する。

溶血性尿毒症症候群
- 急性腎不全，微小血管症性溶血性貧血，血小板減少症を三徴とする。
- 一般的には血性下痢の病歴がある 5 歳未満の小児にみられる。
    - 大腸菌（*Escherichia coli*）O157:H7 が多くの場合に関与する。
- 臨床所見
    - 腎臓：高血圧，血尿，蛋白尿，急性腎不全
    - 血液：貧血，血小板減少症，肝脾腫，出血
    - 消化管：腸重積症，消化管出血，腸管穿孔，肝炎，膵炎
    - 心臓：心筋症，心筋炎，高拍出性心不全
    - 神経系：被刺激性，痙攣発作，脳症，昏睡
- 検査：血算，網状赤血球，血液塗抹標本，プロトロンビン時間（PT），部分トロンボプラスチン時間（PTT），電解質，BUN，クレアチニン，肝機能，尿酸，便中抗原（O157:H7）
- 抗菌薬投与は禁忌である（細菌融解とそれに伴う毒素放出のリスクのため）。

- 治療は，高血圧，腎不全，電解質異常，出血，貧血，その他の合併症の治療および管理を含む。

Henoch-Schönlein 紫斑病

- 主に臀部と下腿に出現する明らかな血小板非減少性紫斑，腹痛，関節痛，関節炎，糸球体性腎炎を特徴とする。
- 血尿に対する尿検査，沈査を確認する。
- 血清電解質，BUN，クレアチニン，血算，凝固能を確認する。
- 腎障害の徴候は約50%に認められるが，慢性障害は2%である。
    - 血尿，蛋白尿，糸球体腎炎，腎不全を含むことがある。
    - 高血圧や急性腎不全の徴候があれば，腎臓科に紹介する。

腎不全

◎ 急性腎不全

- 腎臓の，水分および電解質の恒常性調節能の急性障害である。
- 特徴は，乏尿（尿量が＜ 300 mL/m^2/日，または＜ 0.5mL/kg/hr），糸球体濾過率（glomerular filtration rate：GFR）低下，クレアチニンクリアランス低下である。
- 腎前性，腎性，腎後性に分類される**(表30-1)**。
    - 腎前性：灌流低下による（脱水，糖尿病性ケトアシドーシス，ショック，虚血）。
    - 腎性：腎実質性疾患による（糸球体腎炎，溶血性尿毒症症候群，中毒）。
    - 腎後性：閉塞に伴う（後部尿道弁，結石）。
- 多くは可逆性ではあるが，慢性腎不全に進行する可能性もある。

表30-1　腎不全での検査所見

腎前性	腎性	腎後性
浸透圧＞ 500 mOsm	浸透圧＜ 300 mOsm	浸透圧 300〜400 mOsm
尿/血清浸透圧比＞ 1.3	尿/血清浸透圧比＜ 1.3	
尿ナトリウム＜ 15 mEq/L	尿ナトリウム＞ 20 mEq/L	
尿：血清クレアチニン＞ 40：1	尿：血清クレアチニン＜ 20：1	
BUN/クレアチニン比の上昇		

> 治療

- 腎前性では，等張液を投与する（10〜20 mL/kg，必要ならば反復投与）。
- 腎後性では，閉塞機転を同定し，治療する（尿道カテーテル挿入，泌尿器科にコンサルト）。
- 腎性では，フロセミド 1 mg/kg 投与を考慮する。
- 電解質異常の治療：高カリウム血症，低カルシウム血症，高リン酸血症
- 高血圧の治療：高血圧性クリーゼであれば，収縮期血圧を 15〜25％ 低下させるためにニトロプルシドやニフェジピンの投与を考慮する。
- 輸液量：不感蒸泄（400 mL/m^2/日）と尿量を加えた合計と同等量にする。
- 高血圧，電解質異常，過度の輸液負荷，アシドーシスが，内科的治療に反応しない場合は透析を考慮する。
- 中心静脈圧モニタリングを考慮する。

◎ 慢性腎不全

- 3 カ月以上にわたる不可逆性かつ進行性の GFR 低下で定義される。
- 緊急時での優先事項は，合併症の認識と治療である。

> 症状

- 尿毒症：食欲不振，疲労，嘔吐，脳症，痙攣，感覚異常
- 電解質異常：アシドーシス，高カリウム血症，低ナトリウム血症，低カルシウム血症
- 心血管系：高血圧，心外膜炎，心不全，脳梗塞
- 筋骨格系：腎性骨異栄養症，骨軟化症，くる病
- 貧血
- 成長障害，思春期遅延

> 治療

- 上記「急性腎不全」の「治療」の項参照。
- 浮腫，高血圧，うっ血性心不全があれば，水分制限を行う。
- 蛋白制限，低リン，低カリウム，減塩，ビタミン補充を行う。
- 高リン血症に対して炭酸カルシウム，アシドーシスに対して炭酸水素ナトリウムまたはクエン酸を投与する。
- 貧血に対しては鉄剤やエリスロポエチンを，低身長に対しては成長ホルモンを投与する。
- 内科的治療に反応しない場合には透析を行う。

文献

- Cronan K, Norman ME. Renal and electrolyte emergencies. In: Fleisher G, Ludwig S, eds. Textbook of Pediatric Emergency Medicine. 4th ed. Philadelphia: Lippincott Williams & Wilkins; 2000:811-859.
- Lowe A. Nephrology. In: Cheng A, Williams BA, Sivarajan BV, eds. The HSC Handbook of Pediatrics. 10th ed. Toronto: Elsevier; 2003:530-564.
- Meyers KEC. Evaluation of hematuria in children. Urol Clin North Am. 2004;31:559-573.
- Roth KS, Amaker BH, Chan JCM. Nephrotic syndrome: pathogenesis and management. Pediatrics Rev. 2002;23:237-247.
- Weinberg JA, Castillo J, Combest FE, et al. Urinary and renal disorders. In: Barkin RM, ed. Pediatric Emergency Medicine: Concepts and Clinical Practice. 2nd ed. St. Louis: Mosby-Year Book Inc.; 1997:1127-1174.

31

泌尿生殖器の救急疾患

Leah Harrington

概要
- 重症ではない（軽い）主訴から，真の救急疾患を見いだす必要性がある。
- 精巣捻転：80％以上の精巣機能保存率を得るためには，6時間以内に治療開始する。

包茎
- 新生児・幼児で包皮を翻転できないのは，先天的に亀頭と包皮が癒着していることによる正常な状態である。
- 先天的な包茎の頻度：1〜3カ月で91％，3歳で35％，8〜13歳で3〜6％，17歳で1％
- 文献に引用されている有病率には幅がある。
- 尿路閉塞，亀頭炎や亀頭包皮炎などの感染症状を伴う場合は，治療する。
- 排尿時の包皮の膨隆は，良性であり治療の必要はない。
- 治療を必要とする真性包茎の定義は，文献により異なる。
- 包皮先端が白色に硬化し翻転不可能となった状態（閉塞性乾燥性亀頭炎）が，真性包茎であるという考えもある。これは，未就学児にはきわめてまれである。
- 正常な発達段階の包皮先端の締めつけは，治療が必要な包茎と誤って診断されることが多い。
- 内科的治療：65〜90％は局所的なステロイド外用で治療可能である（例：ベタメサゾン0.05％クリームまたはトリアムシノロン0.1％を，包皮先端に1日2〜3回塗布する。有効率85〜90％）。
- 外科的処置は，包皮の背側または腹側切開，環状切除がある。

嵌頓包茎

- 包皮が亀頭後方に固定された状態である。
- 包皮が翻転され，速やかに戻されなかった際に生じる。
- 包皮の線維輪が静脈のうっ血を惹起し，強い疼痛と亀頭の腫脹を生じる。
- 治療されなければ，虚血，壊死へ進展する可能性があり，外科的緊急疾患となりうる。

◎ 治療

- 治療選択肢の有効性を比較した前向き，ランダム化，対照比較試験はない。
- 準備：鎮静，鎮痛，陰茎ブロックが整復手技を容易にすることがある。
- 局所麻酔薬〔2%リドカインゲル，2.5%リドカイン（EMLA®クリーム）〕を手技の45〜60分前に塗布すると有効な場合がある。
- 冷却または用手的な陰茎と亀頭圧迫は，浮腫を軽減させる。
- Coban®テープを用い，浮腫を軽減するために亀頭と亀頭包皮を圧迫する。亀頭遠位端から陰茎近位部まで巻き付ける。テープ使用後に用手的圧迫も併用する。
- 用手的整復"靴下裏返し法（inverting the sock）"：両示指を，翻転した包皮の近位側で陰茎背部にかける。両母指を亀頭先端におく。示指で包皮を，亀頭を被うように引き戻しながら，母指で亀頭先端を圧迫する。
- 穿刺法は，21G穿刺針で1カ所あるいは複数個所，浮腫状の包皮を穿刺する。浮腫を軽減し，包皮整復手技を容易にする。
- 背部切開法：包皮輪の背側を縦走切開することで，組織の狭窄輪を緩めて包皮の整復を容易にする。

亀頭炎

- 亀頭の炎症である。包皮内面の炎症を伴うこともある（亀頭包皮炎）。
- 男児の3%に発症する。
- 病因：感染（A群β溶血性レンサ球菌の症例報告），接触による刺激，外傷，アレルギー

◎ 治療

- 原因の治療をする。
- 洗浄，抗菌薬軟膏，包皮炎症が広範であれば経口抗菌薬（例：ブドウ球菌に有効なセファロスポリン）
- 反復例では，包皮環状切除を考慮する。

持続勃起症

- 性的興奮を伴わない疼痛を伴う勃起である。
- 60％以上の小児患者が鎌状赤血球症である。年長の思春期男児に起こりやすい。
- 2つの種類
  - 低灌流，虚血性：疼痛があるが，長時間に及ぶと消失することもある。血栓塞栓，凝固機能亢進状態，鎌状赤血球症，多血症，サラセミア，血管炎などに関連する。
  - 高灌流，非虚血性：一般的に疼痛はなく，一過性である。鈍的または穿通性の会陰への外傷，尿道跨状損傷[訳注1]と関連する。

◎ 治療

- 鎌状赤血球症に関連した持続勃起症：酸素投与，モルヒネ静脈投与，輸液，アルカリ化，ヘマトクリット30％以上でヘモグロビンS 30％未満を保つように交換輸血を行う。
- 保存的治療で改善がなければ外科的減圧術を行う。早期に泌尿器科へコンサルトを考慮する。
- 合併症：長時間の勃起による線維化およびインポテンス，尿閉

訳注1 またがることで受傷する，会陰部の鈍的外傷。

陰嚢水腫

- 精巣を取り囲む精巣鞘膜の層に，水分が貯留した状態である。

◎ 分類

- 交通性（先天性）陰嚢水腫：腹膜鞘状突起の開存のために，腹腔内の液体が陰嚢に流入し，啼泣や憤怒により陰嚢の大きさに変化が生じる。
  - 外鼠径ヘルニアを伴うことがある。
- 非交通性陰嚢水腫：腹膜鞘状突起は開存していないため，腹腔との交通はない。液体は，生後12〜18カ月までに吸収される。

◎ 罹患率

- 80％以上の新生児男児で，腹膜鞘状突起が開存している。
- 大多数は18カ月までに自然閉鎖する。
- 早期産児の生存率が向上したために，罹患率は上昇傾向にある。

◎ 症状

- 精巣の前上方に貯留する。

- 7〜10％で両側性である。
- 鼠径ヘルニアを頻繁に合併する。特に右側が多い。
- 陰嚢水腫が軽い圧迫のみで改善するのであれば，鼠径ヘルニアの内容物と考えられる。
- サイズと硬さは体位により変化する。仰臥位では小さく軟らかく，長時間起立後は，より大きく緊満している。
- 陰嚢皮膚の青い色調が観察されることが多い。
- 透光試験は陽性となるが，急性陰嚢症を否定することはできない。

治療
- 1歳未満：自然消失が多い（大きな非交通性陰嚢水腫でも）。
- 1歳以上：自然消失は少なく，選択的手術が推奨される。
- 鼠径ヘルニア：嵌頓のリスクから外科的手術が推奨される。

精索静脈瘤
- 陰嚢内の静脈瘤症の総称である。

罹患率
- 10〜20歳が，12〜18％を占める。
- 思春期前ではまれである。

症状
- 95％は左側，22％は両側性である。
- 一般的に無症候性で疼痛はなく，表在の皮膚の炎症は伴わない。
- 患側の精巣は，対側の精巣よりも小さいことがある。精巣の発達が阻害されるためである。
- 仰臥位で診察すると，静脈瘤が虚脱するために気づかれないこともある。立位では，精索静脈瘤は陰嚢内で拡張し，"いも虫の入った袋(bag of worms)"のようになる。

治療
- 疼痛，精巣萎縮を伴う場合には外科的修復術が必要である。
- 5歳未満での精索静脈瘤の出現は，腫瘍（Wilms腫瘍など）の徴候の可能性がある。

精巣捻転（表 31-1）

◎ 新生児
- 精巣は精巣鞘膜の外で捻転，血流が途絶し，梗塞へと進展する。
- 精巣鞘膜と陰嚢壁の付着の弱さによる。
- 出生時～生後6週に生じる。

症状
- 通常は，乳児は苦痛を示さない。
- 陰嚢は軽度腫脹し，患側はときに青色調の外観を示す。
- 透光せず，硬く，触診しても圧痛がない。

治療
- 一般的に緊急手術は有効ではない。
- 子宮内や分娩中に精巣の捻転が起こっているため，新生児の精巣捻転の精巣機能保存率はわずかである。
- 待機手術：腫瘍の存在を否定するために行う（臨床所見や超音波検査で，腫瘍との鑑別が不可能な場合）。
- 健側の精巣：捻転を予防するため，陰嚢壁に縫合固定する。

◎ 年長児
- 精巣上体と精巣鞘膜の付着が不十分であることによる。
- 血管茎を軸に精巣が捻転する。
- 大多数は，小児期後期から思春期早期に発症する。

表 31-1　陰嚢腫大へのアプローチ

病態	発症様式	年齢	疼痛	尿検査	精巣挙筋反射	治療
精巣捻転	急性	思春期早期	全体	異常なし	なし	外科的
精巣垂捻転	亜急性	思春期前	上極に限局	異常なし	あり	安静，陰嚢挙上
精巣上体炎	緩徐	思春期	精巣上体	異常あり，または なし	あり	抗菌薬

(Galejs LE, Kass EJ. Diagnosis and treatment of the acute scrotum. Am Fam Physician. 1999;59:817-824 より改変)

症状

- 13〜17歳に発症する。
- 強い精巣痛，腫脹，発赤が突然発症する。
- 患側精巣は挙上し，水平位になる。
- ベルクラッパー変形：精巣が精巣鞘膜に固定されておらず，揺れ動きや，回転が可能。鐘の中の舌（bell-clapper）に似ている。
- 陰嚢を挙上しても疼痛が改善しない（Prehn徴候）。小児では信頼性に欠ける。
- 精巣挙筋反射は消失していることが多い。
- 疼痛は陰嚢に限局していないことがある。下腹部または側腹部に放散することもある。

治療

- 外科的緊急症：6時間以内に治療が必要である。
- 修復による機能保存率
  - 6時間：80〜100%
  - 6〜8時間以上：55〜85%
  - 24時間：0%
- カラーDopplerを用いた陰嚢の超音波検査，または放射線同位元素による陰嚢シンチグラフィで，精巣への血流を確認する（特異度77〜100%，感度86〜100%）。
- 画像検査は，精巣捻転の可能性が低いときに，診断を除外するための支持的証拠として施行する。
- 明らかに捻転の臨床所見があれば，画像検査のために治療を遅らせてはならない。
- 5〜10%は自然に捻転が解除されるが，再捻転のリスクは高い。

用手的捻転解除："本を開く（opening the book）"

- 大多数の捻転は，内方向で正中線に向かって回転する。
- 精巣の用手的捻転解除は，本を開くように，外回転で外側に向かって開く。
- 外科的処置に先立ち，一時的な処置として行われる。
  - 患者を仰臥位あるいは立位にする。
  - 患側の精巣を母指と示指で握る。
  - 患側の精巣を中心から外側に向け180度回転させる。
- 手技は，疼痛の改善と捻転を解除するまで，2〜3回繰り返すこともある。
- 成功率は30〜70%である。

精巣垂捻転（表31-1参照）

- 精巣には5つの精巣垂がある（すべて痕跡組織で機能はない）。
- 梗塞あるいは捻転することがある。
- 精巣の上極に位置する精巣垂が，最も罹患しやすい。

◎ 症状

- 陰嚢痛，腫脹，発赤（精巣捻転ほど重篤ではない）
- 精巣挙筋反射は通常，残存する。
- 捻転した精巣垂は，直接触診可能か，または精巣上極の"青い点（blue dot）"として皮膚を通して確認可能である。

◎ 治療

- カラー Doppler による超音波検査は，診断の助けになる。
- 一般的に手術は必要ない。
- 保存的治療を評価した臨床試験は発表されていない。
- 炎症を最小限に抑えるために，安静，陰嚢挙上を行う。
- 非ステロイド性抗炎症薬（NSAID）や鎮痛薬は，ルーチンには不要である。
- 炎症は1週間以内に改善することが多い。

鼠径ヘルニア

- 腹腔あるいは骨盤腔の臓器が，開存した腹膜鞘状突起に入り，内鼠径輪を通って鼠径管内に入り込む状態である。

◎ 症状

- 症候性または無症候性に下腹部，陰嚢，大陰唇が膨隆する。いきみや啼泣に伴うことが多い。
- 乳児に最も多く1～3％にみられる。特に早期産児では3～5％にみられる。
- 男児は，女児に比べて3～10倍多い。
- 外鼠径ヘルニアが99％である。
- 嵌頓は，生後6カ月までに最も多く生じる。
- 絹の手袋徴候（silk glove sign）：恥骨結節の上を優しく指を滑らせると，開存した腹膜鞘状突起を確認できることがある。ヘルニア嚢の肥厚した精索のため，絹の手袋を互いに擦りあわせるような感触になる。

◎ 治療

- 鼠径ヘルニアの整復

- 麻酔薬，鎮静薬の投与が有効である（例：ミダゾラム経鼻投与）。
- 患者を軽い Trendelenburg 体位とする。
- ヘルニア内容と鼠径管が一直線になるように，ヘルニア内容を牽引する。一方の手の母指と示指で外鼠径輪を軽く圧迫しながら，もう一方の手でヘルニアの最も突出した部分を鼠径管の方向に向かって優しく押し込む。10 分以上持続的に圧迫する。
- 整復不能な場合は，ヘルニア嵌頓が考慮され，緊急外科的整復を要する。
- ヘルニア嚢内の腸管の絞扼または血流途絶は 2 時間以内に生じ，穿孔，腹膜炎を引き起こす。

精巣上体炎（表 31-1 参照）

- 精巣上体の炎症，感染。精巣上体は，精巣の後部表面の回旋状の導管である。
- 隣接している精巣に炎症が及ぶこともある（精巣-精巣上体炎）。

◎ 原因

- 多くは特発性である。
- 思春期後の男性では，性感染症を考慮する〔クラミジア（*Chlamydia trachomatis*）50〜60%，淋菌（*Neisseria gonorrhoeae*）〕。
- 思春期前の男児では，感染後の反応性炎症。肺炎マイコプラズマ（*Mycoplasma pneumonia*），エンテロウイルス，アデノウイルスなどの抗体価が，罹患群では対照群よりも上昇する。
- 無菌尿が逆流することによる化学的，炎症性反応
- 細菌性では，大腸菌群（*Escherichia coli*）が多い。
- 血行感染は，まれである。

◎ 症状

- 思春期前の男児では，尿路感染症に合併して生じることもある。
- 精巣上体は腫脹し圧痛がある。精巣は正常である。
- 陰嚢を挙上することで疼痛が軽減することがある（Prehn 徴候）。ただし，精巣捻転を除外する根拠にはならない。
- ほとんどの場合，尿中白血球が検出される。

◎ 治療

- 尿培養の結果が判明するまで，抗菌薬を投与する。培養が陰性であれば，ウイルス性または化学性の精巣上体炎として，NSAID や鎮痛薬で治療する。
- 尿路感染があれば，泌尿生殖器系の奇形を除外するため，腎臓超音波検査，

排尿時膀胱尿道造影を考慮する。
- ■ 陰嚢挙上
- ■ 診断が確実でない場合には，精巣捻転を除外するために精巣の超音波検査を施行する。

文献

- Choe JM. Paraphimosis: current treatment options. Am Fam Physician. 2000;62(12):2623-2628.
- Galejs LE, Kass EJ. Diagnosis and treatment of the acute scrotum. Am Fam Physician. 1999;59(4):817-829.
- Kapur P, Caty M, et al. Pediatric hernias and hydroceles. Pediatr Clin North Am. 1998;45(4):773-790.
- Katz D. Evaluation and management of inguinal and umbilical hernias. Pediatr Ann. 2001;30(12):729.
- Langer J, Coplen D. Circumcision and pediatric disorders of the penis. Pediatr Clin North Am. 1998;45(4):801-812.
- Lee-Kim SJ, Fadavi S, et al. Nasal versus oral midazolam sedation for pediatric dental patients. J Dent Child. 2004;71(2):126-130.
- Weinberg JA, Castillo J, Combest FE, et al. Urinary and renal disorders. In: Barkin RM, ed. Pediatric Emergency Medicine: Concepts and Clinical Practice. 2nd ed. St. Louis: Mosby-Year Book Inc.; 1997:1127-1174.

32 高血圧による救急

Savithiri Ratnapalan

概要
- 正常上限に近い血圧：90〜95パーセンタイル
- 中等度高血圧：95〜99パーセンタイル
- 重度高血圧：持続的に99パーセンタイル以上
- 高血圧急迫症：主要臓器障害を伴わない血圧上昇
- 高血圧緊急症：主要臓器障害を伴う血圧上昇

高血圧の危険因子（表32-1）
- 早期産児，低出生体重児，またはその他の新生児期合併症
- 先天性心疾患
- 特定の尿路または腎疾患
- 臓器移植，骨髄移植後
- 血圧を上昇させることが知られている薬物の服用
- 高血圧を合併する疾患（例：神経線維腫症）

表32-1 高血圧の原因

新生児	腎動脈血栓症，腎動脈狭窄症，先天性腎奇形，大動脈縮窄症，気管支肺異形成症
＜6歳	腎実質性疾患，大動脈縮窄症，腎動脈狭窄症
6〜10歳	本態性高血圧（肥満を含む），腎動脈狭窄症，腎実質性疾患
思春期	本態性高血圧（肥満を含む），腎実質性疾患

病歴

- 神経症状：頭痛，嘔吐，被刺激性，痙攣，脳症所見
- 腎症状：尿量減少，浮腫
- 内分泌症状：発汗，顔面紅潮，動悸，発熱，体重減少
- 既往歴：尿路感染症，発熱，血尿，排尿障害，浮腫，臍動脈カテーテル挿入
- 薬物：経口避妊薬，毒物，違法薬物
- 家族歴：腎疾患，高血圧，脳卒中

診察

- 成長の程度を評価
- うっ血性心不全の症状（頻呼吸，肝腫大）
- 大腿動脈の脈拍触知，四肢血圧測定
- 甲状腺
- 神経診察と眼底検査（乳頭浮腫，出血，浮腫，梗塞）
- 腹部血管雑音，腹部腫瘤

検査

- 基本検査：血算，BUN，クレアチニン，血液沈降速度（ESR），電解質，カルシウム，尿酸，脂質とその分画，尿検査，尿沈渣，尿培養，心電図，胸部単純X線
- 考慮する検査：腎臓超音波検査，心臓超音波検査，尿中カテコラミン，薬物スクリーニング

治療（表32-2，表32-3）

- 緊急薬物治療の適応は以下の要因による。
  - 血圧上昇の急性度
  - 症状の有無
  - 基礎疾患の状態と程度
  - 主要臓器障害
- 生命を脅かす状態
  - ABC（呼吸，気道，循環）の評価，輸液路確保
  - 患者の状態を安定させるため，迅速に，かつ注意深く血圧を低下させる。
  - 頻回の血圧モニタリング
  - 頭蓋内圧亢進による高血圧では，ゆっくりと血圧を低下させる。
  - 血圧低下は緩徐に行う（最初の6時間で30〜40％，次の12〜36時間で30％，次の48〜96時間で30％）。

表32-2 急速に作用を発現する降圧薬

薬物	投与経路	用量	作用発現時間
ニフェジピン	経口	0.15 mg/kg を 4 時間ごと	5〜10 分
ヒドララジン	静注	0.1〜0.8 mg/kg を 4〜6 時間ごと	10〜20 分
ニトロプルシド	持続静注	0.5〜10 μg/kg/min	即時
ラベタロール	静注 持続静注	1〜3 mg/kg を 1 時間かけて 1 mg/kg/hr	5〜10 分
カプトプリル	経口	0.01〜0.05 mg/kg を 8 時間ごと	15〜30 分

表32-3 持続静注する降圧薬

ニトロプルシド
- 高血圧性緊急症で選択される
- 血圧を急速に低下させ，容易に調整可能で，耐容性がよく，持続静注を中止することで容易に作用が消失する
- 血管拡張薬（細動脈と細静脈）
- 0.5〜10 μg/kg/min 持続静注
- 最大耐容積算量は 2.5 mg/kg/日
- 光曝露による劣化を防止するために，調剤された溶液はアルミホイルで覆う
- 正確な血圧コントロールに理想的である
- ICU でのモニタリングを必要とする
- 副作用：悪心，嘔吐，筋攣縮，シアン化物中毒
- 腎不全はシアン化物中毒を増悪させる

ラベタロール
- α＋β作用
- 褐色細胞腫の治療に最適である
- 急な高血圧に対し，1〜3 mg/kg を 1 時間かけて投与
- 1 mg/kg/hr で持続静注
- 血圧が急激に低下する可能性があるため，注意深いモニタリングが必要である
- 副作用：β拮抗作用による高カリウム血症（腎不全），気管攣縮，起立性低血圧，めまい

- 原因を明らかにして，治療を行い是正する。

ニフェジピン

- カルシウムチャネル拮抗薬：短時間作用型薬物を最初に使用する。
- 舌下あるいは噛んで内服する製剤が投与可能である [訳注1]。
- 必要に応じて 4 時間ごとに 0.15 mg/kg 噛んで内服，最大 1 回投与量 10 mg
- 効果消失時のリバウンドによる高血圧を避けるため，頻回の血圧モニタリ

訳注 1
短時間作用型カルシウム受容体拮抗薬の舌下投与（あるいは噛んで内服）は，日本では行わないよう推奨されている。

ングが必要である。
- 適応：狭心症，高血圧，片頭痛，心筋症，Raynaud 現象

◎ 副作用
- 急激な血圧低下，頻脈，めまい，顔面紅潮，悪心，便秘，浮腫

ヒドララジン
- 細動脈血管拡張薬
- 静注または経口。中等度〜重度高血圧には静注する。
- 4〜6 時間ごとに 0.1〜0.8 mg/kg 静注，最大 1 回投与量 20 mg，または 1.5 μg/kg/min を持続静注する。
- 副作用：頻脈，心筋刺激性，ナトリウム・水貯留，悪心，薬物性ループス

アンジオテンシン変換酵素（ACE）阻害薬
- 新生児の高血圧の治療にカプトプリルが使用される。
- 0.01〜0.05 mg/kg/回
- 後負荷を軽減する。
- カプトプリル 8 時間ごと，エナラプリル 12 時間ごと，リシノプリル 24 時間ごと
- 腎機能低下に注意する。
- 腎動脈狭窄，腎不全のリスクがある場合は禁忌である。
- 副作用：カプトプリルに生じやすい（好中球減少，皮疹，味覚異常）。初回投与で血圧低下，乾性咳嗽，頭痛，めまい，倦怠感

文献
- Dillon M. The diagnosis of renovascular diseases. Pediatr Nephrol. 1997;11(3):366-372.
- Elkasabany A. Prediction of adult hypertension by K4 and K5 in children. J Pediatr. 1998;132(4):687-692.
- Gutgesell H. Common cardiovascular problems in the young. Am Fam Physician. 1997;56(8):1993-1998.
- Moss AJ, Adams FH. Heart disease in infants, children and adolescents. In: Fleisher G, Ludwig S, eds. Synopsis of Pediatric Emergency Medicine. Philadelphia: Lippincott Williams & Wilkins; 1996.
- Sadowski R. Hypertension in pediatric patients. Am J Kidney Dis. 1996;27(3):305-315.

Part VII

感染症の救急

33 発熱

Jonathan Pirie

> **概要**
> - 熱源不明の3歳未満の有熱児に対する適切な管理方針に関して,一定の見解は得られていない。
> - 考慮する因子:年齢,診察時体温,重症細菌感染症の危険度

> **定義**
> - 発熱:直腸温38℃以上
>   - 熱型の把握は不可欠である。
>   - 1歳未満では中枢温(直腸温)の信頼性が高い。
> - 熱源不明の発熱(fever without source):原因不明な急性発熱性疾患
> - 重症細菌感染症(serious bacterial infection):髄膜炎,敗血症,骨関節感染症,尿路感染症,肺炎,胃腸炎
> - 潜在性菌血症(occult bacteremia):病原菌が毒性を呈することなく血液中に存在する。
> - 中毒様(toxic):臨床像が敗血症症状に一致している(循環不良を伴った嗜眠,著明な低換気あるいは過換気,チアノーゼ)。
> - 嗜眠(lethargy):視線が合いにくいあるいは合わない,両親を認識できない,周囲の人や物に興味を示さないなどの意識障害

> **一般原則**
> - 臨床上,敗血症症状または中毒様顔貌(toxic appearance)を呈する患者には,敗血症に対してあらゆる検索(full septic workup)を行い,入院のうえ,年齢に応じて原因菌を想定した経験的抗菌薬療法を行う。
> - 比較的元気な,熱源不明の乳幼児の管理方針について以下に記載する。

0〜1カ月の有熱新生児の管理方針

- 重症細菌感染症のリスクが高く，発生率は12〜13%である。
- 1〜3カ月の乳児に対する治療プロトコルを使用すると，重症細菌感染症を見落とすリスクが2〜3%ある。

◎ 推奨管理方針

- full septic workup を行い，入院させる。
    - 血液，カテーテル尿，および髄液の各培養検査を行う。必要があれば胸部X線撮影をする。
- 治療：培養検査結果を待たずに広域スペクトルの抗菌薬を静脈内投与する。
    - アンピシリンとセフォタキシム（地域の抗菌薬感受性パターンにより適宜変更する）

1〜3カ月の比較的元気な有熱児の管理方針 (図33-1)

- 重症細菌感染症のリスクが低い比較的元気な（nontoxic）患者を鑑別するための，リスク評価基準が考案された。
- 過去10〜15年間に重症細菌感染症の低リスク群（1%未満）を鑑別するためのさまざまな基準が提案されている。
- 例として，Rochesterの基準とBakerの基準がある。
- 対象となる年齢群が異なる基準同士を比較検討することは困難である。髄液検査や便の検査結果を含むものもある。

◎ Rochesterの基準

- 年齢
    - 日齢60日まで
- 既往歴
    - 在胎週数37週以降
    - 母体と同時あるいは母体より前に退院
    - 入院歴がない。
    - 周産期から生後および現在に至るまで抗菌薬の投与がなされていない。
    - 原因不明の高ビリルビン血症に対する治療歴がない。
    - 慢性疾患の既往がない。
- 身体所見
    - 直腸温38.2℃以上
    - 一般状態が良好で，皮膚，軟部組織，骨，関節，耳の感染徴候がない。
- 検査所見

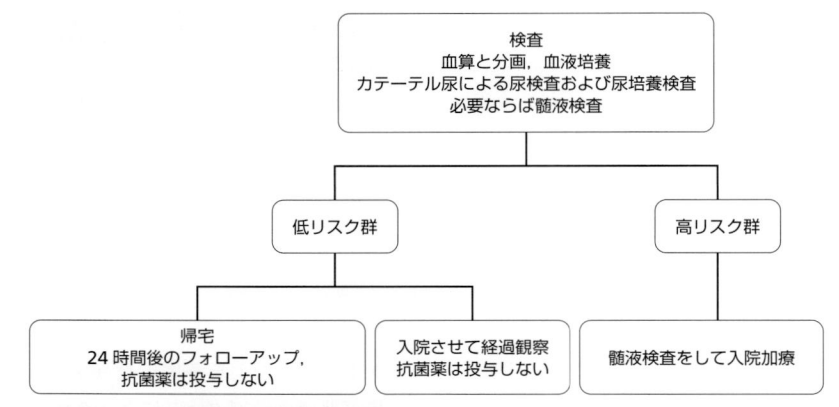

```
                    検査
         血算と分画，血液培養
    カテーテル尿による尿検査および尿培養検査
          必要ならば髄液検査
                │
        ┌───────┴───────┐
     低リスク群           高リスク群
        │                    │
   ┌────┴────┐               │
  帰宅    入院させて経過観察    髄液検査をして入院加療
24時間後のフォローアップ，ール
 抗菌薬は投与しない 抗菌薬は投与しない
```

図 33-1　1〜3 カ月の有熱児の管理方針

- 白血球数 5.0 〜 15.0 × 10^3/μL
- 桿状核球数 < 1.5 × 10^3/μL
- 尿中白血球数 < 10/HPF
- 便中白血球数（下痢のとき）< 5/HPF

◎ Baker の基準

- 年齢
  - 日齢 29 〜 56 日
- 既往歴
  - 免疫不全症の既往がない。
- 身体所見
  - 直腸温で 38.2℃（以上）
  - 乳児観察スコア > 10
- 検査
  - 白血球数 < 15.0 × 10^3/μL
  - 桿状核球数／成熟多核球数（PMN）比 < 0.2
  - 尿中白血球数 < 10/HPF
  - （非血性）髄液中白血球数 < 8/μL かつグラム染色が陰性
  - 胸部 X 線上浸潤影を認めない。

3 〜 36 カ月の比較的元気な有熱児の管理方針

- 文献報告では，高熱の場合，潜在性菌血症と重症細菌感染症の確率が 3 〜 10％であり，血液培養と原因菌を想定した経験的抗菌薬療法が推奨されて

いる。
- 最近の報告によれば，潜在性菌血症の頻度は1.6%である。
- 原因菌
    - 90%以上が肺炎球菌
    - 残り10%は髄膜炎菌（*Neisseria meningitidis*），非チフス性サルモネラ（nontyphoidal *Salmonella*），A群・B群溶血性レンサ球菌，大腸菌（*Escherichia coli*），黄色ブドウ球菌（*Staphylococcus aureus*）など
- 高熱と白血球数による菌血症の割合
    - 体温が39〜39.4℃での菌血症の割合は0.9%だが，41℃以上では2.8%である。
    - 白血球数が1万〜1万5,000/μLでは菌血症の割合は0.5%だが，3万/μL以上では18.3%に増加する。
- 菌血症の陽性的中率は，白血球数が1万5,000/μL以上では5.1%，2万/μL以上では8.1%にすぎない。
- 肺炎球菌ワクチンの導入により，重症細菌感染症の頻度は減少している。

◎ 推奨管理方針

- 発熱単独では，血算と血液培養は行わない。
- 1歳未満の乳児および2歳未満の女児と包皮の環状切除を受けていない男児では，尿検査を考慮する。自立排尿が困難な場合には，できるだけカテーテル尿を採取する。
- 年齢，有熱期間，臨床徴候，既往歴，予防接種歴，親の信頼性などの多くの因子をもとに医師の判断で血算と血液培養検査の必要性を検討する。
- 白血球数増加を認める患者全例への経験的抗菌薬療法については，支持する根拠が乏しい。
- 状況に応じて経験的抗菌薬療法を行う（例：全身状態が不良，基礎疾患がある，予防接種が未施行，信頼性のない親など）。

文献

- Avner JR, Baker MD. Management of fever in infants and children. Emerg Med Clin North Am. 2002;20(1):49-67.
- Baker M, Bell L, Avner J. Outpatient management without antibiotics of fever in selected infants. N Engl J Med. 1993;329:1437-1441.
- Baker MD, Bell LM. Unpredictability of serious bacterial illness in febrile infants from birth to 1 month of age. Arch Pediatr Adolesc Med. 1999;153(5):508-511.
- Baraff L, Bass J, Fleisher G. Practice guidelines for the management of infants and

- children 0 to 36 months of age with a fever without a source. Pediatrics. 1993;92:1-12.
- CPS Statement. Management of the febrile one- to 36-month-old child with no focus of infection. Pediatr Child Health. 1996;1(Summer):41-45.
- Girodias JB, Bailey B. Approach to the febrile child: a challenge bridging the gap between the literature and clinical practice. Paediatr Child Health. 2003;8(2):76-82.
- Jaskiewicz J, McCarthy C, Richardson A. Febrile infants at low risk for serious bacterial infection: an appraisal of the Rochester criteria and implications for management. Pediatrics. 1994;94:390-396.
- Kadish HA, Loveridge B, Tobey J, et al. Applying outpatient protocols in febrile infants 1-28 days of age: can the threshold be lowered? Clin Pediatr. 2000;39(2):81-88.
- Lee GM, Harper MB. Risk of bacteremia for febrile young children in the post-Haemophilus influenzae type b era. Arch Pediatr Adolesc Med. 1998;152(7):624-628.

34

髄膜炎，脳炎
Suzan Schneeweiss

概要
- 小児期における重要かつ重篤な感染症である。
- インフルエンザ桿菌 b 型（Hib：*Haemophilus influenzae* type b）ワクチンの導入により，細菌性髄膜炎の頻度は著明に低下している。
- 多くの場合，髄膜炎，脳炎の臨床症状は非特異的である。

細菌性髄膜炎
- 髄膜炎菌（*Neisseria meningitidis*）と肺炎球菌（*Streptococcus pneumoniae*）は依然として重要な原因菌である [訳注1]。
- ペニシリン耐性肺炎球菌（PRSP）の増加が懸念される。
  - 地域によって耐性菌の割合はさまざまである（最大 20%という地域もある）。
  - セファロスポリン系抗菌薬はペニシリン系抗菌薬と交差耐性を示すことがあるので，肺炎球菌が疑われればバンコマイシンを加える。
  - 高用量の第 3 世代セファロスポリンとバンコマイシンとの併用療法は，ペニシリン耐性肺炎球菌に対して相乗効果を示す。

◎ 症状
- 非特異的症状：発熱，哺乳不良，嗜眠，被刺激性，嘔吐
- 特異的症状：大泉門膨隆，無呼吸，痙攣，紫斑
- 典型的症状（特に年長児）：頭痛，項部硬直，羞明
- Kernig 徴候や Brudzinksi 徴候の感度は低い。

◎ 検査
- 血算と分画

訳注1
日本ではインフルエンザ桿菌 b 型ワクチンおよび肺炎球菌ワクチンの導入が遅れており，生後 3 カ月以降の乳幼児ではいまだにこの 2 種が細菌性髄膜炎の主要菌種である。

- 電解質，BUN，クレアチニン，血糖，プロトロンビン時間 (PT)，活性化部分トロンボプラスチン時間 (APTT)
- 血液培養
  - 抗菌薬の先行投与がなければ，血液培養陽性率は髄膜炎菌性髄膜炎で40〜50%，肺炎球菌およびインフルエンザ桿菌性髄膜炎では80〜90%である。
  - 新生児の細菌性髄膜炎では，血液培養陽性率は50%程度しか認められない。

髄液検査

新生児

- 白血球数 [訳注2] ＞30/μL，多核球＞60%
- 髄液蛋白量＞170 mg/dL
- 髄液糖/血糖比＜0.5〜0.6
- グラム染色で菌が存在する。
- ラテックス凝集反応陽性（B群溶血性レンサ球菌）
  - **注意**：大腸菌性髄膜炎では抗菌薬投与後も髄液中に2〜3日間菌を認めるが，B群溶血性レンサ球菌では治療開始後8時間以内に菌が認められなくなってしまう。

訳注2: 髄液中白血球数を指す。

乳児，小児

- 白血球数 [訳注2]：乳児期早期では＞10/μL，乳児期後期と小児では＞5/μL。多核球優位（多くの場合，髄液白血球数＞500/μL）
- 髄液蛋白量＞60 mg/dL
- 髄液糖/血糖比＜0.4
- 抗菌薬投与後も，細胞数および生化学的変化は44〜68時間持続する。
- 髄液培養は抗菌薬静注後，髄膜炎菌では2時間，肺炎球菌では6時間経過すると陰性化する。
- 髄膜炎菌と肺炎球菌のポリメラーゼ連鎖反応 (PCR) 検査を行う。

頭部CT検査

- 有効性は限られる。
- 診断がはっきりしない場合や他の疾患（後頭蓋窩腫瘍など）の除外目的に施行する。
- 髄膜炎の合併症（脳膿瘍など）を除外する。
- 頭部CTを施行することで抗菌薬の投与が遅れてはならない。

◎ 腰椎穿刺の禁忌

- 局所神経徴候
- 呼吸循環障害
- 脳ヘルニア徴候
  - Glasgow Coma Scale (GCS) < 8
  - 瞳孔径の異常，対光反射の異常（片側もしくは両側性）
  - 人形の目現象の消失
  - 筋緊張の異常（除脳肢位，除皮質肢位，弛緩）
  - 強直肢位
  - 異常呼吸（過換気，Cheyne-Stokes 呼吸，無呼吸，呼吸停止）
  - 乳頭浮腫
  - **注意**：小児の場合，脳ヘルニア徴候があっても頭部 CT 上は異常を認めないことがある。

◎ 治療

一般原則

- ショックと頭蓋内圧亢進に対する迅速な治療
- 痙攣の管理
- 血管内容量と電解質異常の補正

経験的治療（表 34-1）

- デキサメタゾンの効果に関しては，一定の見解を得ていない。
  - 1 回 0.15 mg/kg を 6 時間ごとに 4 日間，または 1 回 0.4 mg/kg を 12 時間ごとに 2 日間
  - 適応：乳児および小児のインフルエンザ桿菌 b 型性髄膜炎。生後 6 週以降の乳児および小児の肺炎球菌性髄膜炎に関しては投与を考慮する。
  - 相対的禁忌：無菌性髄膜炎，すでに抗菌薬療法が開始された髄膜炎，生後 6 週未満の乳児
  - インフルエンザ桿菌 b 型に対して有効性が指摘されており，初回抗菌薬投与 10 〜 20 分前に投与すると最も効果的である。
  - 生体外（*in vitro*）検査：バンコマイシンとセフトリアキソンの血液脳関門の透過性を減弱するが，臨床的な問題は報告されていない。
  - 消化管出血のリスクがある。

無菌性髄膜炎

- 発熱，頭痛，嘔吐，被刺激性

表 34-1　年齢別原因菌と初期経験的抗菌薬療法

年齢群	一般的な原因菌	初期抗菌薬療法
新生児	B群溶血性レンサ球菌 大腸菌（*Escherichia coli*） *Klebsiella pneumoniae* *Listeria monocytogenes* *Enterococcus* 属 *Salmonella* 属	日齢0～7日，体重2 kg以上 アンピシリン150 mg/kg/日（静注，8時間ごとに分割投与）＋セフォタキシム100～150 mg/kg/日（静注，8～12時間ごとに分割投与） 日齢7日以降，体重2kg以上 アンピシリン200 mg/kg/日（静注，6時間ごとに分割投与）＋セフォタキシム150～200 mg/kg/日（静注，6～8時間ごとに分割投与）
4～12週	B群溶血性レンサ球菌 *E. coli* *L. monocytogenes* *Haemophilus influenzae* *Streptococcus pneumoniae* *Neisseria meningitidis*	アンピシリン200～400 mg/kg/日（静注，6時間ごとに分割投与，最大1日8 g）＋セフォタキシム200 mg/kg/日（6時間ごとに分割投与，最大1日8 g）＋必要に応じてバンコマイシン
12週以降	*H. influenzae* *S. pneumoniae* *N. meningitidis*	バンコマイシン60 mg/kg/日（静注，6時間ごとに分割投与）＋セフトリアキソン100 mg/kg/回（静注，0，12，24時間後）その後100 mg/kg/回（静注，24時間ごとに投与，最大1回2 g，1日4 g）

（Griffiths K, ed. The 2006-2007 Formulary of Drugs, The Hospital for Sick Children. 25th ed. Toronto: The Graphic Centre, HSC; 2006 より改変）

- 髄膜刺激症状：Kernig 徴候，Brudzinski 徴候
- 髄液検査
  - 白血球数[訳注3] 20～2,000/μL，多核球30％未満
  - グラム染色陰性，細菌培養検査陰性
  - 糖は正常または軽度減少
  - 髄液蛋白量は軽度増加（30～80 mg/dL）

訳注3
髄液中白血球数を指す。

脳炎

- 一次性脳炎：感染が直接波及したもの
- 二次性脳炎：感染に対する宿主免疫反応が中枢神経へ影響したもの
  - 通常は感染後数日～数週間で発症する。
  - 脱髄による局所または広範囲の中枢神経障害
  - 急性散在性脳脊髄炎（acute disseminating encephalomyelitis：ADEM）ともよばれる。

- MRI で特徴的な所見を呈する。
- 高用量ステロイド投与により治療する。
- 免疫グロブリン静脈内投与や血漿交換を考慮する。

◎ 病因

- 通常，病原体は特定されない。
- ヘルペス属：単純ヘルペスウイルス1型・2型（第11章参照），Epstein-Barr（EB）ウイルス，サイトメガロウイルス，水痘ウイルス，ヒトヘルペスウイルス6型・7型
- 麻疹，ムンプス，風疹
- アルボウイルス
  - 蚊が媒介する：西部ウマ脳炎ウイルス，東部ウマ脳炎ウイルス，ベネズエラウマ脳炎ウイルス，セントルイス脳炎ウイルス，カリフォルニア脳炎ウイルス，ラ・クロスウイルス，ウエストナイルウイルス
  - ダニが媒介する：コロラドダニ熱ウイルス，ポワッサンウイルス
- 呼吸器：アデノウイルス，A型・B型インフルエンザウイルス，パラインフルエンザウイルス，RSウイルス
- エンテロウイルス：コクサッキーウイルス，エコーウイルス
- ロタウイルス
- パルボウイルス
- 狂犬病ウイルス
- 細菌：肺炎マイコプラズマ（*Mycoplasma pneumoniae*），*Bartonella henselae*（猫ひっかき病），リケッチア属

◎ 症状

- 病歴：渡航歴，キャンプ，蚊刺傷の既往，動物との接触（ウマ，ネコ，ネズミ，ハムスター），皮疹，水痘，伝染性単核球症様症状，最近の予防接種歴
- 神経症状に先行した発熱，頭痛，嘔吐，被刺激性，食欲不振，不穏状態
- 意識レベルの変化：見当識障害，錯乱，傾眠，昏睡
- 精神状態の変化，攻撃性，無動
- 運動失調
- 局所神経症状
- 痙攣発作

◎ 特殊な検査

- 血算と分画

- 急性期と回復期（2～4週間）の血清検査
  - アデノウイルス，アルボウイルス，エンテロウイルス，単純ヘルペスウイルス，マイコプラズマ，インフルエンザウイルス，パラインフルエンザウイルス，バルトネラ，水痘ウイルス，麻疹ウイルス，EBウイルス，サイトメガロウイルス，パルボウイルス，ヒトヘルペスウイルス6型
- 髄液検査：正常なこともある。
  - リンパ球優位の白血球数増加がみられることが多い。
  - 髄液蛋白量の軽度上昇
  - 髄液糖の値はさまざまである。
  - 髄液培養検査とPCR
- 鼻咽頭ぬぐい液検査（インフルエンザウイルス，パラインフルエンザウイルス）
- ウイルス咽頭ぬぐい液検査（アデノウイルス，エンテロウイルス，単純ヘルペスウイルス）
- 細菌咽頭ぬぐい液検査（マイコプラズマPCR）
- 便ウイルス培養検査（アデノウイルス，エンテロウイルス）
- 頭部CT：病初期には正常なこともある。
- MRI：脳炎に関連した急性変化に関しては頭部CTよりも感度が高い。
- 脳波：発作波（脳炎による局所病変の評価に有用である）
- 血液培養検査，PPD皮膚テスト（ツベルクリン反応）を考慮する。

◎ 治療

- 二次性脳炎では，検査結果を待たずにヘルペスウイルスに対するアシクロビルと髄膜炎に対する経験的抗菌薬療法を考慮する。
- 特異的治療について神経科や感染症科にコンサルトする。

文献

- Canadian Paediatric Society Infectious Diseases and Immunization Committee. Therapy of suspected bacterial meningitis in Canadian children six weeks of age and older. Paediatr Child Health. 2001;6:147-152.
- Griffiths K, ed. The 2006-2007 Formulary of Drugs, The Hospital for Sick Children. 25th ed. Toronto: The Graphic Centre, HSC; 2006.
- Lewis P, Glaser CA. Encephalitis. Pediatr Review. 2005;26:10:353-362.
- Pickering LK, ed. Red Book: 2003 Report of the Committee on Infectious Diseases. 26th ed. Elk Grove Village, Il: American Academy of Pediatrics; 2003:293,493.
- Riordan FAI, Cant AJ. When to do a lumbar puncture. Arch Dis Child. 2002;87:235-237.

35

熱帯性感染症

Amina Lalani

概要
- 移民の子は母国を訪問する機会が多い。
- 渡航のリスクを知らなかったり予防接種に関する親の認識が不足している。
- 渡航前に注意点やマラリア予防について調べないことが多い。
- 多くの熱帯性感染症は発熱をきたす。
- 救急部で主要な感染症を鑑別することが重要である。

渡航歴：重要な要素
- 旅行先は都市か地方か。
- 曝露歴：水，未調理の食料，動物，昆虫，活動範囲
- 症状や発熱の発症時期，有熱期間
- 渡航前の情報，予防接種の有無
- マラリア予防の有無とコンプライアンス

熱帯性感染症

◎ マラリア
- 熱帯地域での発熱では他に診断がつくまでマラリアとして扱う。
- 死亡者の多くは小児である。
- 4歳未満のマラリアは重症化し，5歳を過ぎると死亡率は減少する。
- 以下の4種が原虫感染症を引き起こす。
  - 熱帯熱マラリア原虫（*Plasmodium falciparum*），三日熱マラリア原虫（*P. vivax*），卵型マラリア原虫（*P. ovale*），四日熱マラリア原虫（*P. malariae*）
- ハマダラカ属の雌蚊が媒介する。
- 感染蚊からヒトに寄生虫が移行→肝臓で成長→赤血球に感染して，マラリ

アの臨床症状を呈する。

症状

- 潜伏期間は 10 〜 20 日である。
- 短期間の前駆症状として，頭痛，筋肉痛，関節痛，微熱がある。
- 赤血球から寄生虫が放出された際に，高熱，悪寒，発汗といった間欠発作を呈する。
- 他に，悪心，嘔吐，腹痛，頭痛，貧血，軽度黄疸，肝脾腫を呈する。

熱型

- 典型的には 3 つの段階がある。
    - 初期の悪寒を伴う寒期
    - 高熱を伴う暖期
    - 大量の発汗を呈する時期
- 解熱後に著明な倦怠感がある。
- 48 〜 72 時間ごとに原虫が放出される。
- 典型的には 48 〜 72 時間ごとに発熱するが，たいていは不規則な熱型になる。
- **注意**：熱型は信頼できる診断的指標にならない。

種類

熱帯熱マラリア（P. falciparum）

- 最も重篤な型で，特に予防をしていない宿主に起こる。
- 死亡率は 25 ％にのぼる。
- 98 ％が 2 カ月以内に再発する。
- サハラ以南のアフリカで広く流行している。

三日熱マラリア（P. vivax）

- 重症化しにくいが，休眠期にも治療をしなければ再発しやすい。
- インド亜大陸で広く流行している。

合併症

- 脳マラリア
    - 最も重篤な合併症であり，臨床診断による。
    - 進行性の嗜眠，痙攣，錯乱，昏睡を呈する。
- 急性呼吸窮迫症候群，肝不全，ショック

- 溶血，重症貧血，低血糖

診断
- 12時間ごとに厚層，薄層の血液塗抹標本を最低3回は確認する。
- 1枚の血液塗抹標本だけでマラリアを否定してはならない。
- 血小板減少
- 貧血，ビリルビン値と乳酸デヒドロゲナーゼ（LDH）の上昇
- 重症マラリアの定義：5％以上の原虫血症または合併症の存在
- 行政機関への届け出が必要である[訳注1]。

治療
- クロロキン感受性地域：クロロキン[訳注2]
- クロロキン耐性地域：キニーネ＋クリンダマイシン／ドキシサイクリン併用，またはアトバコン・プログアニル合剤[訳注2]，またはメフロキン
- プリマキンは肝期（休眠期）の根本治療に用いられる。

重症マラリア
- キニーネ／キニジン＋クリンダマイシン／ドキシサイクリン／アトバコン・プログアニル合剤

予防投与療法
- クロロキン：週1回投与
- メフロキン（Lariam®[訳注3]）：週1回投与
  - 精神神経系の副作用：1/250の割合で不眠，不安，めまい，幻覚
- ドキシサイクリン：8歳以上が適応で毎日投与，光過敏性に注意
- アトバコン・プログアニル合剤（Malarone®）：新しい抗マラリア薬
  - 高価だが副作用は少ない，毎日投与，95％に有効
  - うつ病，不安神経症，精神疾患，痙攣などの既往がある場合に使用する。
- プリマキン
  - 三日熱マラリアと卵型マラリアの肝期に適応
  - 90％に有効

予防投与の具体例
- クロロキン感受性地域：クロロキンを週1回投与
  - 旅行の1～2週間前から開始して，旅行後も4週間継続
- クロロキン耐性地域：メフロキンを週1回投与

訳注1
日本では四類感染症に分類され，診断した場合には直ちに最寄りの保健所に届け出る。

訳注2
日本では未認可。

訳注3
日本では「メファキン®」。

- 旅行の1～2週間前から開始して，旅行後も4週間継続
- クロロキン耐性でメフロキンが禁忌の場合
  - 8歳以上ならばドキシサイクリンを毎日，またはアトバコン・プログアニル合剤（Malarone®）を毎日投与

マラリア検査
- 迅速抗原検査は可能だが，低濃度原虫血症のときは偽陰性を呈し，かつ定量できない。

◎ デング熱
- ネッタイシマカが媒介するアルボウイルスによる。
- 発熱と最近2週間の熱帯地域への渡航歴がある場合に考慮する。
- アフリカ，インド亜大陸，アジア，中南米に分布する。
- 都市部で起こる。
- 突然の高熱，前頭部痛，後眼窩痛，筋肉痛
- 紅皮症，血小板減少，白血球減少
- 診断：急性期と回復期の血清ウイルス抗体価
- 治療：対症療法のみ
- 予防：日中に蚊に刺されないようにする。

デング出血熱
- デング熱の重症型だがまれである。
- 異なる血清型による再感染で発症する。
- 2～7日続く発熱，悪心，嘔吐，腹痛
- その後に続く出血症状：紫斑，粘膜出血，血小板減少，播種性血管内凝固（DIC）

◎ 腸熱（腸チフス）
- チフス菌（*Salmonella typhi*），パラチフス菌（*Salmonella paratyphi*）による感染症
- インド亜大陸，アジア，アフリカ，中南米に分布する。
- 通常は衛生状態の悪い地域で起こり，汚染された食物や水を介して伝播する。
- 未治療では30%が死亡する。
- 流行地域では5歳以上の小児が最も多い。
- 潜伏期間：2～4週間，最長3カ月
- 潜行性発症：長引く発熱，頭痛，倦怠感，食欲不振，咳嗽，腹痛
- 下痢または便秘

- 肝脾腫，バラ疹，比較的徐脈
- 合併症：小腸潰瘍，腸管穿孔，腸管出血，敗血症
- 10％が再燃する。
- 診断：血液，便，尿，骨髄の各種培養検査
- 治療：セフトリアキソン，フルオロキノロン
- 予防：ワクチンの効果は75％程度

◎ 胃腸疾患：旅行者下痢症

- 熱帯地域の旅行者の1/3が罹患する。
- 病原体に汚染された食料，水の糞口感染による。
- 年少児で感染のリスクが高く，重篤になりやすい。
- 小児では消化管免疫が相対的に未熟であるため起こりやすい。
- 旅行者下痢症の80％以上は細菌性病原体による。
- 主な原因菌：腸管毒素病原性大腸菌，サルモネラ，赤痢（*Shigella*），*Campylobacter*
- 世界中で耐性菌が増加している。
- 診断：便培養検査
- 治療：年長児ではフルオロキノロン3日間投与，年少児ではマクロライドを3日間投与

◎ A型肝炎

- RNAウイルス感染による。
- 年少児は多くの場合，無症状である。
- 年齢とともに重症度が上昇する。
- 成人および10歳代の小児では，感染時に通常は臨床症状をきたす。
- 発熱，倦怠感，食欲不振，悪心，腹痛，続いて黄疸を呈する。
- 通常4～6週間で回復するが，数カ月を要することもある。
- 糞口感染，感染者との直接接触，汚染された食料や水の摂取により感染する。
- ウイルスは通常の環境下で数週間生存する。
- ウイルスが便中に最も排泄されるのは発症2週前である。
- 潜伏期間は2～6週間である。
- A型肝炎とB型肝炎を組み合わせたワクチン（Twinrix®）[訳注4]の接種が可能である。
- ワクチンの有効率は90％

訳注4
日本では未認可。

◎ 帰国者の発熱：検査のまとめ

- 以下の項目を考慮する。
    - マラリア鑑別用に厚層，薄層の血液塗抹標本を3回確認する。
    - 血液，便，尿の各種培養検査
    - 血算，肝機能検査
    - 胸部X線検査
    - 適応があればウイルス学的血清検査
    - PPD皮膚テスト（ツベルクリン反応）

文献

- Batres LA, Marino R. Index of suspicion. Pediatr Rev. 1999;20(2):53-55.
- Ellerin T, et al. Fever in a returned traveler: an "off the cuff" diagnosis. Clin Infect Dis. 2003;36:1074-1075.
- Health Information for International Travel 2001-2002. Atlanta: US Department of Health and Human Services, Public Health Service; 2001.
- Plourde PJ. Travellers' diarrhea in children. Paediatr Child Health. 2003;8(2):99-103.
- Schwartz MD. Fever in the returning traveler, part one: a methodological approach to initial evaluation. Wilderness and Environ Med J. 2003;14(1):24-32.
- Silvie O, Danis M, Mazier D. Malaria—the disease and vaccine development. Vaccines: Children and Practice. 2002;5:9-13.

Part VIII

血液・腫瘍の救急

36 鎌状赤血球症

D. Anna Jarvis, Melanie Kirby

> **概要**
> - ヘモグロビン β 鎖の 6 番目のアミノ酸が，単一遺伝子変異によりグルタミン酸からバリンへ置換されるために起こる遺伝子病である。
> - 一般的な鎌状赤血球症候群には，ヘモグロビン SS 病，ヘモグロビン SC 病，ヘモグロビン S-β サラセミアがある。
> - 脾機能不全により感染症を起こす危険性が高い。貯蔵機能の亢進や濾過機能の低下による。
> - 脾腫は月齢 4～5 カ月で現れることが多い。
> - 脾臓は月齢 12 カ月までに 50％の症例で触知できる。

> **鎌状赤血球症における緊急事態**
> 1. 血管閉塞性発作
> 2. 骨髄無形成発作
> 3. 脾臓壊死巣分離（spleen sequestration crisis）
> 4. 急性胸部症候群（acute chest syndrome）
> 5. 発熱を伴う敗血症症候群
> 6. 脳卒中および脳血管性障害
> 7. 持続勃起症
> 8. 胆石症

> **◎ 血管閉塞性発作**
> - 有痛性血管閉塞性発作は，鎌状赤血球症の合併症として最も多い。

原因

- 鎌状赤血球による血流阻害からなる，虚血性組織障害
- 誘因：感染症，発熱，アシドーシス，低酸素血症，脱水症，過度の高温や低温状態 [訳注1]

症状

- それぞれの患者特有の反復性疼痛があることが多い。
- 疼痛は，対称性，非対称性，移動性となりうる。
- 症状はどの部位にも出現しうる。
    - 乳児：指炎（手足症候群）
    - その他：四肢の痛み，腹痛，背部痛
- 骨痛は最も多い血管閉塞性発作で，微熱，発赤，熱感を伴うことがある。
- 病歴では，以下も聴取する。
    - 痛みの性状，持続時間，強さ
    - 以前の有痛発作との比較
    - 現在の痛みに対する鎮痛薬の使用歴
    - これまで使用した鎮痛薬の効果と副作用
    - 随伴症状（例：発熱，呼吸困難など）
    - 他の病因も考慮する（例：骨髄炎など）。

治療

- 必要に応じて酸素投与を行う。
- 輸液と適切な疼痛コントロールを行う。
- 維持量の1.5倍量の生理食塩液を投与する。
- 他の病因や同時に起こっている可能性のある鎌状赤血球クリーゼを除外する。
- 年齢や発達段階に適切な指標を用いて疼痛の強さを計測する（第64章参照）。
- 患者の痛みに対する普段の反応を，保護者とともに確認する。
- 慢性疼痛症候群の患者は，痛みに耐えられるようになり，苦しんでいないようにみえる。
    - 軽度〜中等度の疼痛：アセトアミノフェン（15 mg/kg）とコデイン（1 mg/kg）を4時間ごとに投与する。
    - 中等度〜重度の疼痛：モルヒネ 0.1 mg/kg を静注する。
- モルヒネ 10〜40 μg/kg/hr の持続静注を要することがある。
    - 患者の体重（kg）の1/2のモルヒネ（mg）に，5%ブドウ糖液 50 mL を加えると，1 mL/hr = 10 μg/kg/hr となる。
- ヘモグロビンが通常の値よりも 1.5 g/dL 以上低下した場合は，輸血する。

訳注1
サルファ薬，抗マラリア薬も酸化ストレスを与える薬物で，発症の誘因とされる。

◎ 骨髄無形成発作

原因
- パルボウイルス B19 や，他のウイルスが原因となる。
  - パルボウイルス B19 は骨髄無形成発作の原因として最も多く，感染力が強い。
  - 妊娠している医療従事者が感染すると，胎児は合併症をきたす危険がある。
  - 感染している家族と接触した鎌状赤血球症患者は，骨髄無形成発作を起こす危険性が高い。

症状
- ヘモグロビン値は急速に 3～5 g/dL まで低下する。
- 網状赤血球 < 0.1%
- 7～10 日間持続することが多い。
- 骨髄造血の回復は，末梢血塗抹標本で有核赤血球が多数存在することで推定できる。
- ヘモグロビン SC 病や β サラセミアでは軽症である。
- 臨床症状は，軽微なこともある（倦怠感や活気低下など）。

治療
- ヘモグロビンが 8～9 g/dL になるまで輸血する。
  - 輸血はうっ血性心不全を引き起こすことがあるので注意する。
- 必要があれば部分交換輸血をする。
- 循環動態の慎重なモニタリングを行う。
- 鎌状赤血球症を有する家族のモニタリングも行う。

◎ 脾臓壊死巣分離 (spleen sequestration crisis)
- 患者の循環血液量の半分以上の途絶が数時間以内に起こることもある。
- ヘモグロビン値と，場合によっては血小板数が急速に低下する。
- ヘモグロビン SC 病や β サラセミア，ヘモグロビン SS 病で持続的に脾腫がある年長児に起こりうる。

原因
- ウイルス感染に伴い血液が脾臓に貯留することによる。

症状
- 6カ月〜5歳児に発症する。
- 発熱(60%)
- 著明な脾腫
- 顔面蒼白やショックを呈することもある。
- 初回発作における死亡率は14%
- ヘモグロビンは通常時の値よりも2〜3 g/dL低い。
- 白血球数は正常(基準範囲内)か上昇する。網状赤血球数は上昇する。
- 血小板数は5万未満

治療
- 濃厚赤血球輸血
- 2歳以上の患者では，脾臓摘出を行う。
- 2歳未満の患者では，長期的，計画的に輸血を行う。
- 濃厚赤血球輸血時は，うっ血性心不全に注意し慎重にモニタリングを行う。
- 血小板輸血が必要になることがある。
- 乳幼児の発熱はウイルス感染であることが多いが，細菌感染症もカバーする(下記「発熱を伴う敗血症症候群」参照)。

◎ 急性胸部症候群(acute chest syndrome)
- 入院する原因として2番目に多い。
- 鎌状赤血球症患者の死因の25%を占める。
- 慢性拘束性肺疾患を起こしうる。

原因
- 感染性と非感染性がある。
  - 感染性：細菌，ウイルス
  - 非感染性：肺梗塞
- 感染性は，年少児に多い。

症状
- 年少児：発熱と咳嗽
- 年長児：激しい疼痛，呼吸困難，悪寒

治療
- 胸部X線，血液培養，動脈血液ガス分析

- 生理食塩液を維持量で投与する（過剰輸液にしない）。
- 酸素投与して酸素飽和度（SpO_2）を94％以上に維持する。
- ICUに入院させることを考慮する。
- 疼痛管理
- 抗菌薬投与
    - セフトリアキソン100 mg/kg静注，最大1回2 g
    - 5歳以上で異型肺炎を疑う際は，エリスロマイシン静注または経口を追加する。
- 以下の場合は交換輸血を行う。
    - 広範囲な浸潤影
    - 酸素濃度が40％以上
    - 動脈血液ガス分析の所見が進行性に悪化
- 中等度以上の重症度で，ヘモグロビンが通常の値よりも1.5 g/dL以上低下している場合は，ヘモグロビン10 g/dL（ヘマトクリット30％）を目標上限として濃厚赤血球10 mL/kgを輸血する。

◎ 発熱を伴う敗血症症候群

原因

- 鎌状赤血球症やβサラセミアでは，月齢3〜4カ月までに脾機能の低下が出現する。
- 被包性病原体による重症敗血症や死亡の危険性がある。
- 6歳未満では，肺炎球菌（*Streptococcus pneumoniae*）（66％）やその他の被包性病原体〔インフルエンザ桿菌（*Haemophilus influenzae*），サルモネラ（*Salmonella*）〕が考えられる。
- 6歳以上では，グラム陰性菌が多い（50％以上）。
- 病歴は，発熱の既往，予防的抗菌薬投与やワクチン接種のコンプライアンスも含めて聴取する。

症状

- 敗血症は死因の20〜25％を占める。
- 肺炎球菌は原因菌として最も多い。
- 体温38℃以上

治療

- 血液培養
- 臨床的に判断して必要があれば，その他の細菌培養や胸部X線検査を追加する。

抗菌薬投与

- 血液培養採取後，可及的速やかに，セフトリアキソン 100 mg/kg を静注する（最大 1 回 2 g）。
  - 受診後 30 分以内に投与することを目標とする。
  - 検査のために抗菌薬投与が遅れてはならない。
  - 臨床症状，アレルギー，既往歴によっては，他の抗菌薬の使用を考慮する。
- バンコマイシン 60 mg/kg/日を 6 時間ごとに静注（最大 1 日投与量は 4 g）
  - 髄膜炎の疑い，多葉性肺炎，ショック，知覚異常，凝固障害，重篤な肺炎球菌敗血症の既往がある場合に考慮する。
- 呼吸器症状のある 5 歳以上の小児や，5 歳未満でもマイコプラズマ感染症の疑いがある場合は，エリスロマイシン 40 mg/kg/日を 6 時間ごとに静注する（最大 1 日 4 g）。
  - 年長児ではエリスロマイシン 40 mg/kg/日を 6～12 時間ごとに経口（最大 1 日 2 g），またはクラリスロマイシン 15 mg/kg/日を 1 日 2 回に分割投与する。

外来治療（表 36-1）

- 外来で治療を継続するには，経口抗菌薬を内服させるか，24 時間以内に再受診させてセフトリアキソンを再度静注する。
- 抗菌薬の投与期間は，再評価の所見や感染源を含めて決定する。

表 36-1　鎌状赤血球症患者における敗血症の入院管理・外来管理の決定基準

入院管理の基準	外来管理の基準
＜ 1 歳 体温＞ 40℃ ヘモグロビン 6 g/dL 未満 白血球数＜ 5,000/μL 未満または＞ 3 万/μL 血小板数＜ 15 万 /μL 肺浸潤影または呼吸窮迫症状 敗血症の既往 再受診が確実でない可能性 同様のエピソードで 2 回以上の救急部受診歴がある	＞ 1 歳 体温＜ 40℃ 白血球数 5,000～2 万/μL 血小板数＞ 10 万/μL 現在のペニシリン VK 量[訳注2]で投与のし忘れがない Prevnar®[訳注3]を含め予防接種がすべて終了している 全身状態良好 呼吸窮迫症状がない セフトリアキソンの初回静注がされている 24 時間以内の再受診が確実にできる 家族に薬剤費の支払い能力がある

(Kowalczyk A, ed. The 2005-2006 Formulary of Drugs, The Hospital for Sick Children より改変)

訳注 2
ペニシリン V カリウム。鎌状赤血球症の小児における肺炎球菌感染予防では，3 歳までは 125 mg を 1 日 2 回投与，5 歳までは 250 mg を 1 日 2 回投与する。5 歳まで侵襲的肺炎球菌感染症を起こさなかった児や，推奨されている肺炎球菌ワクチンを受けてきている児では，5 歳以降はペニシリン VK の予防的投薬を中止してもよいとされる。

訳注 3
7 価肺炎球菌結合型ワクチン。2007 年 3 月，WHO は肺炎球菌結合型ワクチンの世界各国での定期接種プログラムへの優先的な導入をサポートする姿勢を表明しており，日本においても 2010 年 2 月から発売されている。

訳注 4
セフィキシムは第 3 世代，セフロキシムアキセチルとセフプロジルは第 2 世代セファロスポリン。

- 経口抗菌薬は 3 日分投与する [訳注 4]。
  - セフィキシム 8 mg/kg/日（最大 1 日 400 mg）を 1 日 1 回経口
  - または，セフロキシムアキセチルを懸濁液で 30 mg/kg/日（最大 1 日 1 g）を 1 日 2 回分割投与，または，錠剤で 250 mg/日を 1 日 2 回に分割経口投与
  - または，6 カ月〜12 歳児ではセフプロジル 30 mg/kg/日（最大 1 日 1 g）を 1 日 2 回分割投与。12 歳以上では 250〜500 mg/日を 1 日 2 回分割投与
  - または，クラリスロマイシン 15 mg/kg/日（最大 1 日 1 g）を 1 日 2 回に分割投与
  - または，クリンダマイシン 30 mg/kg/日（最大 1 日 1.8 g）を 6〜8 時間ごとに経口

脳卒中と脳血管性障害

頻度
- 一般人口と比較すると，鎌状赤血球症患者に有意に多い。
- 鎌状赤血球症患者の 11％が 20 歳までに脳卒中を起こす。
- β サラセミアやヘモグロビン SC 病では，比較的少ない。
- 年齢別リスク：1〜9 歳では，虚血性脳卒中が多い。20〜29 歳では，出血性脳卒中が多い。

虚血性脳卒中の危険因子
- 先行する一過性脳虚血発作
- ヘモグロビン低値持続
- 急性胸部症候群の頻度および最近の発症
- 収縮期血圧が高値
- 経頭蓋 Doppler 超音波検査での血流異常

症状と検査
- 視野欠損，失語，急な行動変化，頭痛，痙攣はわずかな変化のため，とらえがたい場合がある。
- 他の診断についても考慮する〔例：髄膜炎（発熱がある場合），中毒，代謝異常など〕。
- 病初期は，CT では異常を指摘できない場合がある。
- 精査として，MRI 検査を考慮する。

治療
- 2歳以上では，経頭蓋Doppler超音波検査で脳卒中スクリーニングを行う．不可能であれば，間欠的にMRIでスクリーニングを行う．
- 虚血性脳卒中に対しては，経静脈輸液と，ヘモグロビンSが総ヘモグロビンの30％未満になるまで交換輸血を行う．
- 初回の交換輸血後に，輸血の長期計画を立てる．

再発する危険性
- 鎌状赤血球症SS型患者の50％は，3年以内に2回目の脳卒中を起こす可能性がある．
- 鎌状赤血球症SS型患者の10％は，輸血中に2回目の脳卒中を起こす可能性がある．
- プロテインCやプロテインSが減少する危険性がある．
- 無治療の場合，脳血管性障害患者の2/3は，脳卒中を繰り返す．

認知，行動，教育に関する問題
- 鎌状赤血球症SS型患者の16％は，"無症候性脳卒中"を起こす．
- MRIと詳細な心理教育的テストは必須である．
- 最も影響を受けやすいのは，集中力持続時間，視覚空間認知，概念の理解や処理能力である．

◎ 持続勃起症
- 21歳未満の鎌状赤血球症男性患者の75％に，少なくとも1回は起こる．
- 最も起こりやすい年齢層は，5〜13歳と21〜29歳である．
- ほとんどは早朝の睡眠中に起こり，20％は性行為中である．40％は特に誘因なく起こる．

原因
- 陰茎海綿体の局所のうっ血や赤血球の鎌状化による．

症状と検査
- うっ血性の持続勃起期間は3時間未満である．
- 多くの持続勃起症は24時間以上持続し，勃起不能になる．
- 血算，網状赤血球，血液型，クロスマッチを確認する．

> 治療

- 酸素投与，モルヒネ静注を行う。
- 生理食塩液 10 mL/kg をボーラス投与し，その後維持量の 1.5 倍を持続投与する。
- プソイドエフェドリン[訳注5]を 1 回分経口投与する（12 歳未満は 30 mg，12 歳以上は 60 mg）。
- 冷却やコールドパック貼付を避け，温浴によって改善することがある。
- 陰茎強直が 2 時間以上持続する場合は，すぐに泌尿器科にコンサルトする。陰茎吸引やアドレナリンによる洗浄を要することがある。
- 12 時間後，ヘマトクリット 30％以上かつヘモグロビン S30％未満を維持するよう交換輸血を行う。
- 合併症：長期間の勃起状態による線維化や勃起不能，尿貯留
- 思春期前や思春期早期に発症し，治療により 2 時間以内に改善した場合は，予後良好である。

訳注5
鼻粘膜収縮薬。

◎ **胆石症**

- 鎌状赤血球症患者における腹痛の鑑別疾患
    - 血管閉塞性発作
    - 胆囊炎
    - 急性肝血管閉塞性発作
    - 脾臓壊死巣分離
    - 肝臓壊死巣分離（liver sequestration crisis）
    - 虫垂炎
    - 膵炎
    - 急性胸部症候群
    - 尿路感染症
    - 骨盤内炎症性疾患

> 原因

- 溶血の増加によって血清ビリルビンが増加し，胆石症や胆汁うっ滞を起こす。
- 10 歳未満では 14％，思春期では 30％に発症する。
- ヘモグロビン SC 病や β サラセミアでは，比較的発症が少ない。

> 症状と検査

- 早期の満腹感，悪心，嘔吐，右上腹部痛がみられる。強膜，皮膚，便や尿の色調変化をきたすことがある。

- 血算，網状赤血球数，血液培養，肝機能，γ-グルタミルトランスペプチダーゼ（γ-GTP），アルカリホスファターゼ，ビリルビン，アミラーゼを確認する。
- 胆石は通常は放射線透過性だが，単純X線検査で認められることもある。
- 腹部超音波検査

治療

- 発熱を伴う場合には抗菌薬を投与する（発熱プロトコル）。
- 経静脈輸液を維持量の1.5倍で持続投与する。
- 疼痛コントロールを行う。上記「血管閉塞性発作」の項参照。

合併症

- 急性胆嚢炎，胆管炎，膵炎，総胆管閉塞症が起こりうる。

◎ 胆管炎

- 発熱，黄疸，右上腹部痛がみられる。

治療

- アンピシリン100 mg/kg/日を6時間ごとに静注する（最大1日投与量は10 g）。
- ゲンタマイシン7.5 mg/kg/日を8時間ごとに静注または筋注する（治療薬物血中モニタリング前における最大1回120 mg）。
- メトロニダゾール30 mg/kg/日を6～8時間ごとに静注する（最大1日4 g）。
- ペニシリンアレルギーの場合は，バンコマイシン60 mg/kg/日を6～8時間ごとに静注する（最大1日4 g）。

文献

- Dampier C, Yamaja Setty BN, et al. Vaso-occlusion in children with sickle cell disease, clinical characteristics and biologic correlates. J Pediatr Hematol Oncol. 2004;26(12):785-790.
- Golden C, Styles L, Vichinsky E. Acute chest syndrome and sickle cell disease. Curr Opin Hematol. 1998;5:89-92.
- Kirby M, Carcao MD, Cook D, et al.Guidelines for the inpatient management of children with sickle cell disease. Haemoglobinopathy program, The Hospital for Sick Children. Revised February 2006 by Kirby MA, Williams S, Friedman J, Lau W, Farhat W, Jarvis DA. http://www.sickkids.ca/HaematologyOncology/custom/SickleCellguidelines2004.pdf.

- Kowalczyk A, ed. The 2005-2006 Formulary of Drugs, The Hospital for Sick Children. 24th ed. Toronto: The Graphic Centre, HSC; 2005.
- Miller ST, Macklin EA, et al. Silent infarction as a risk factor for overt stroke in children with sickle cell anemia: a report from the Cooperative Study of Sickle Cell Disease. J Pediatr. 2001:385-390.
- Saad STO, Lajolo C, et al. Follow-up of sickle cell disease patients with priapism treated by hydroxyurea. Am J Hematol. 2004;77:45-49.
- Steinberg MH. Management of sickle cell disease. NEJM. 1999;340(13):1021-1030.

37 腫瘍の救急疾患

Zaid Al-Harbash

概要
- 小児悪性腫瘍の発生頻度は10万人に1人である。
- 頻度の高い疾患は，白血病，次いで脳または脊髄の固形腫瘍である。

発熱と好中球減少
- 腫瘍患者における感染症の罹患率，死亡率はいまだに高い。
- 好中球減少時の発熱で，最も多く検出される細菌は，*Staphylococcus*, *Streptococcus*, *Enterococcus*, *Corynebacterium*, 大腸菌（*Escherichia coli*），*Klebsiella*, *Pseudomonas* である。
- 好中球減少症は，好中球絶対数（absolute neutrophil count：ANC）500/μL 未満，または500〜1,000/μLで減少が見込まれる状態と定義される。
- 好中球絶対数とは，成熟した桿状の多核白血球の総数である。

◎ 感染の危険性
- 菌血症または敗血症：12〜32％
- 肺炎：3〜13％
- 尿路感染症：1〜5％
- 原因不明の感染症：67％

◎ 臨床評価
- 感染巣同定のために，詳細な病歴聴取と診察を行う。
- 特に注意するもの
  - 粘膜と口腔周囲，皮膚，肛門周囲などの潰瘍や病変
  - 中心静脈路挿入部の蜂巣炎

- 盲腸炎や好中球減少時の腸炎などの急性腹症
- 好中球減少時は，炎症の徴候が軽微なことがある。
  - 膿瘍が，発赤や腫脹を伴わない痛みとして現れることがある。
  - 肺炎が，頻呼吸のみで現れることがある。

◎ 検査

- 血算と血液培養：末梢と中心静脈路の両方から採取する。
- 救急部に到着したら，すぐに末梢の血液培養を採取する。
- 尿検査と尿培養：好中球減少症患者では，カテーテル尿採取は避ける。
- 呼吸器症状を呈する患者には，胸部X線検査を施行する。

◎ 治療（表37-1）

- 発熱と好中球減少がある場合，直ちに抗菌薬療法を行う。
- βラクタム薬とアミノグリコシドを併用する。
- 中心静脈路感染が疑われれば，バンコマイシンを加える。
- 肛門周囲感染の徴候があれば，嫌気性菌に対する抗菌薬を考慮する。
- 単純ヘルペスウイルスまたは帯状疱疹ウイルス感染の徴候があれば，アシクロビルを加える。
- 入院させてモニタリングを行う。必要に応じて初めの4時間は1時間ごと，その後は4時間ごとにバイタルサインを確認する。

腫瘍崩壊症候群

- 急速に成長している腫瘍細胞の崩壊による（例：Burkittリンパ腫，T細胞性白血病）。
- 治療開始時にも起こる可能性がある。
- 細胞内物質が放出されることで，以下の症状が引き起こされる。
  - 高カリウム血症→不整脈
  - 高尿酸血症→尿酸腎症
  - 低カルシウム血症→脱力，テタニー，痙攣，不整脈
  - 高リン酸血症→カルシウムと結合してリン酸カルシウム結晶を形成し，尿細管に沈着する。

◎ 治療

- 輸液：維持量の1.5〜2倍の輸液で尿量を保ち，正確な水分のIN/OUTをモニタリングする。
- アルカリ化：尿のpHを6.5〜7.5に保つ。

表37-1 腫瘍性疾患の患者における経験的抗菌薬療法

安定した患者： βラクタムア レルギーなし	**タゾバクタム・ピペラシリン（ゾシン®）** 　ピペラシリンとして 80 mg/kg を 8 時間ごとに静注（最大 1 回 4 g）と， **ゲンタマイシン** 　1 カ月〜9 歳：10 mg/kg を 24 時間ごとに静注 　9〜12 歳：8 mg/kg を 24 時間ごとに静注 　12 歳以上：6 mg/kg を 24 時間ごとに静注
安定した患者： βラクタムア レルギーあり	**シプロフロキサシン** 10 mg/kg を 12 時間ごとに静注（最大 1 回 400 mg）と， **ゲンタマイシン**を上記投与量と， **クリンダマイシン** 10 mg/kg を 8 時間ごとに静注（最大 1 回 600 mg）
敗血症を含む不 安定な患者	**メロペネム** 20 mg/kg を 8 時間ごとに静注（最大 1 回 1 g）と， **ゲンタマイシン**を上記投与量と， **バンコマイシン** 15 mg/kg を 6 時間ごとに静注（最大 1 回 1 g）
不安定な患者： βラクタムア レルギーあり	**シプロフロキサシン** 10 mg/kg を 12 時間ごとに静注（最大 1 回 400 mg）と， **アミカシン** 20 mg/kg を 24 時間ごとに静注と， **バンコマイシン** 15mg/kg を 6 時間ごとに静注（最大 1 回 1 g）

（Griffiths K, ed. The 2006-2007 Formulary of Drugs, The Hospital for Sick Children. 25th ed. Toronto: The Graphic Centre, HSC; 2006 より改変）

- 尿をアルカリ化することで尿酸がイオン化し，可溶性と排出が増加する。
- 過度のアルカリ化はヒポキサンチンとリン酸カルシウムの結晶を析出させる。
- 輸液 1 L あたり 50 mEq の炭酸水素ナトリウムを使用する。
- 排尿ごとに尿の pH を測定する。
- 尿の pH で炭酸水素ナトリウムの輸液速度を調節する。
■ 高カリウム血症の危険性があるため，輸液に塩化カリウムは加えない。
■ アロプリノール 400 mg/m^2/日を 1 日 3 回分割投与：キサンチンオキシダーゼ阻害薬，尿酸産成を阻害する。遺伝子組換え尿酸分解酵素 0.2 mg/kg 静注[訳注1]は，より効果的である。
■ 心拍モニタリング
■ 最初は 6 時間ごとに血液検査：電解質，カルシウム，リン，尿酸，血算

訳注 1
遺伝子組換え尿酸分解酵素ラスブリカーゼ。日本では 2009 年 10 月に認可された。

縦隔腫瘍
◎ 前縦隔腫瘍
■ Hodgkin リンパ腫と非 Hodgkin リンパ腫の頻度が最も高い。
■ その他に，胸腺腫，奇形腫，甲状腺癌，胸腺過形成や囊腫，類肉腫がある。
■ すべての巨大腫瘤は合併症の原因となる。

◎ 中縦隔腫瘍
- Hodgkin リンパ腫と非 Hodgkin リンパ腫の頻度が最も高い。
- その他：神経芽腫，肉腫（どちらもまれである）

◎ 後縦隔腫瘍
- 神経芽腫，神経線維肉腫，他の神経原性腫瘍

治療
- 気道合併症の可能性：頭部挙上，持続心拍モニタリング。鎮静は避ける。
- 心血管系合併症の危険性：特に腫瘍が大きく上大静脈を圧迫している場合
- 上大静脈症候群
  - 咳嗽，起座呼吸，呼吸困難，頭頸部の浮腫
  - 前縦隔腫瘍の患者のうち 6％に起こる。
  - 上大静脈症候群が示唆される場合，上肢からの輸液は避ける。
- 上部胸郭腫瘍は Horner 症候群を引き起こす可能性がある（縮瞳，眼瞼下垂，発汗低下，眼球陥凹）。
- 腫瘍が大きく，合併症を引き起こしている場合は，生検の前にステロイド治療や放射線治療が必要になることがある。
- 胸水が存在する場合，鎮静と腫瘤生検を行わずに胸腔穿刺で診断に至る可能性がある。
- 早期に麻酔科と腫瘍科にコンサルトする。

脊髄圧迫
- 神経根痛，背部痛，歩行困難，麻痺，尿失禁，便失禁
- 所見は非特異的であるか，椎骨棘突起の叩打痛，筋力低下，深部腱反射消失，踵またはつま先歩行不能などが出現する。
- MRI が最も適切な画像検査である。
- 治療は，デキサメタゾン 1～2 mg/kg を静注する。
- 直ちに脳神経外科にコンサルトする。

白血球過増加症
- 白血球数 10 万/μL 以上
- 血液の過粘稠による腎梗塞，脳梗塞，肺塞栓の危険性がある。
- 大量輸液（維持量の 1.5～2 倍）と，腫瘍崩壊症候群の対応に準じる。
- 血小板 2 万/μL 未満であれば，輸血を行う。
- 白血球の負荷と代謝異常の危険性を減らすため，白血球除去が必要になる

ことがある。

文献

- Diamond S, Doyle J. Management of hematology/oncology & BMT patients with fever: antimicrobial guidelines. In: Griffiths K, ed. The 2006-2007 Formulary of Drugs, The Hospital for Sick Children. 25th ed. Toronto: The Graphic Centre, HSC; 2006:180-185.
- Hogarty MD, Lange B. Oncologic emergencies. In: Fleisher G, Ludwig S, eds. Textbook of Pediatric Emergency Medicine. 4th ed. Philadelphia: Lippincott Williams & Wilkins; 2000:1157-1190.
- Kennebeck SS. Tumors of the mediastinum. CPEM. 2005;6(3):156-164.
- Ruddy RM. Emergency presentations of cancer in childhood. CPEM. 2005;6(3):184-191.
- Shah SS. Device-related infections in children. Pediatr Clin North Am. 2005;52:1189-1208.

38 血液系の救急疾患

Amina Lalani, Rahim Valani

> **概要**
> - 免疫性血小板減少性紫斑病
> - 溶血性尿毒症症候群
> - Henoch-Schönlein 紫斑病
> - 貧血
> - 血友病

> **免疫性血小板減少性紫斑病 (ITP)**
> - 1〜4歳の小児で最も頻度の高い血小板障害である．
> - 典型的には就学前の小児に発症する．男女比＝1：1
> - 自己免疫疾患：血小板に対する自己抗体による．
> - 血小板減少と粘膜出血
> - 一次性と，基礎疾患のある二次性が存在する．
> - 2つの型（急性：6カ月以内，慢性：6カ月以上）がある．
> - 生来健康な児に突然，点状出血または紫斑が生じる．
> - 通常，ウイルスや細菌による先行感染が存在する．
> - ほとんどは6カ月以内に改善する．
> - 病初期の1週間を過ぎると，出血の危険性は低下する．
> - 血小板産生は，代償性に増加する．

> **◎ 症状**
> - 点状出血，斑状出血，結膜出血，鼻出血，歯肉出血，血尿，月経過多
> - 10%で脾臓辺縁を触知
> - 主要な合併症：頭蓋内出血（非外傷性が多い）．頭痛などの，軽い症状しか

伴わないこともある。

◎ 診断
- 除外診断である。
- 基礎疾患のない血小板減少
- 二次性は，全身性エリテマトーデス，免疫不全，感染，薬物による。
- 3カ月未満の乳児では，母体から受動的に抗体を獲得した可能性を除外する。

◎ 検査
- 血液検査：血小板減少，正常な白血球数とヘモグロビン値
- 末梢血塗抹標本
- 骨髄穿刺：議論の余地はあるが，非典型的な特徴があれば必ず行う。

◎ 治療
- 無治療でも，ほとんどが経過良好であるため，議論の余地がある。
- 頭蓋内出血の危険性と活動制限に基づく。
- 頭蓋内出血は 0.2～1% に起こる。
    - 血小板数 2 万未満でリスクが増し，1 万未満で最も高くなる。
    - 危険因子：頭部外傷，抗血小板薬
    - ほとんどの頭蓋内出血は発症から 4 週以内に起こり，通常は第 1 週目に起こる。
- 非典型的な徴候がみられた場合は，血液科にコンサルトする。

◎ 治療の選択肢

経過観察
- 典型的 ITP の患者のほとんどは，無治療でも数週間以内に完全に回復する。
- 頭蓋内出血を予防する根拠のある治療はない。
- 外来での経過観察は必要である。

免疫グロブリン大量静注療法（IVIG）
- 重症血小板減少（2 万未満）の期間を短縮する。
- 表面に抗体が結合している血小板が，マクロファージにより脾臓に取り込まれるのを阻害する。
- 投与量は 0.8～1 g/kg。24 時間後の血小板数が 4 万～5 万未満の場合，追加投与をする。

- 副作用：頭痛，発熱，無菌性髄膜炎（まれである）

抗RhD免疫グロブリン輸注療法（RhoGAM®）

- 赤血球の抗RhD抗体に対する抗体
- Rh陽性の患者に有効
- 投与量50〜75 µg/kg
- 副作用：頭痛（まれ），溶血性貧血
- Rh陽性の児に対しては，投与の簡便さと費用から，IVIGよりも好まれる。
- 有効率は70%，約3週間持続する。

経口ステロイド

- 高用量ステロイドが必要となることがある。明らかな副作用がある。
- 重篤な出血のない，新たに診断された患者に対する使用には賛否両論がある。
- ステロイドを開始する場合は，治療前に血液科にコンサルトする。骨髄穿刺が必要となる可能性がある。

◎ 緊急処置：頭蓋内出血

- 血小板5万以上の場合には，まれである。
- 軽症頭部外傷があり，出血の徴候がない場合
    - 経過観察
    - 血小板2万未満，出血斑ができやすい，診断から1週間以内または経過が不明な場合は，IVIGか抗D免疫グロブリン投与を行う。
- 重症頭部外傷
    - 血液科にコンサルトする。
    - メチルプレドニゾロン30 mg/kg/日を20〜30分かけて静注（最大1 g/日）を2〜3日間
    - IVIG 1 g/kg/日を2〜3日間
    - 血小板輸血
    - 脾臓摘出を考慮する。
- 粘膜出血に対しては，抗線溶療法（アミノカプロン酸）を考慮する。
- 持続する鼻出血に対しては，鼻タンポンを考慮する。

溶血性尿毒症症候群（HUS）

- 微小血管性溶血性貧血，血小板減少，腎機能障害
- 主に乳児を含めた5歳以下の小児に起こる。
- 多臓器障害は，年少児の腎不全の最も多い原因である。

- 血管内皮障害から生じる血栓が，臨床症状を引き起こす。
- 血小板は，血管内皮障害部位で消費される。
- 細菌感染とウイルス感染により生じる。
- 散発的にも流行性にも生じる。
- 下痢を伴う型（D＋HUS）と下痢を伴わない型（D－HUS）の2つの型がある。

◎ 下痢型（D＋HUS）（75%）
- 5歳以下の健康な児に生じることが多い。
- 前駆症状として，下痢，出血性大腸炎がみられる。
- 一般的な原因はベロ毒素または志賀毒素を産生する出血性大腸菌（O157:H7）である。
- 出血性大腸菌（O157:H7）感染で，HUSを起こす危険性は15%である。
- 夏と秋に生じやすい。
- 十分に加熱調理されていない肉や，殺菌されていない牛乳を摂取することで感染する。
- 毒素は糸球体傷害を起こす。

◎ 非下痢型（D－HUS）（25%）
- 散発型。毒素と関係しない。
- 小児ではまれではあるが，再発しやすく予後不良である。
- 肺炎球菌，経口避妊薬，悪性腫瘍，妊娠，薬物が原因

◎ 症状
- 突然発症が多い。
- 腹痛，下痢，嘔吐，血便の病歴
- 大腸菌O157感染では，発熱はまれである。
- 顔面蒼白，倦怠，被刺激性，脱水，乏尿
- 浮腫，高血圧，点状出血，肝脾腫，脳症，神経学的異常がみられることがある。

◎ 診断
- 主に臨床診断：溶血性貧血，血小板減少，腎不全の併発
- 血液検査：血算，網状赤血球数，凝固能，電解質，BUN，クレアチニン，肝機能検査
- 貧血は重度であることが多く，ヘモグロビン5.0～9.0g/dLを呈する。
- BUN上昇，代謝性アシドーシス，高ビリルビン血症，乳酸デヒドロゲナー

ゼ（LDH）上昇
- 末梢血塗抹標本：ヘルメット細胞，有棘赤血球，分裂赤血球
- 尿検査：血尿，蛋白尿，円柱
- O157抗原を含む便培養

◎ 治療
- 支持療法のために入院させる。
- 重症尿毒症，うっ血性心不全，脳症，高カリウム血症があれば，透析が必要である。
- BUN 35 mmol/L（98 mg/dL）以上で，透析を考慮する。
- 症候性貧血があれば，輸血が必要である。
- 活動性出血があるときのみ，血小板輸血を行う。
- 高血圧の治療は，うっ血性心不全と脳症の予防になる。
- 生存率90％以上
- 25％は長期にわたる腎障害，高血圧，蛋白尿を呈する。
- 抗菌薬は効果がなく，むしろ病気を悪化させる可能性がある。

Henoch-Schönlein 紫斑病
- 小血管の過敏性による血管炎である。
- 小児の血管炎で最も多い。
- 皮膚，関節，消化管，腎が侵される。
- 三徴は，腹痛，関節炎，血小板非減少性紫斑
- 糸球体腎炎を伴う腎障害を起こすことが多い。
- 原因不明で，3～7歳にピークがあり，男児が女児よりも多い。

◎ 症状
- 上気道感染に引き続いて発症することが多い。
- 臀部や下肢の紫斑性皮疹に続いて，関節痛，血管性浮腫，疝痛性腹痛が起こる。
- 消化器症状は皮疹よりも先行する：腹痛，出血，腸重積，腸管壁浮腫
- 消化器症状は80％で起こる。
- 大関節の移動性関節炎を呈する。
- 腎障害は皮疹の出現から3カ月以内に進行する。

◎ 検査
- 血算，電解質，アルブミン，総蛋白

- 便潜血
- 尿検査：80％に無症候性顕微鏡的血尿がみられる。
- 血圧

◎ 治療
- 特異的な治療はない。
- 良好な経過をたどり，自然治癒することが多い。
- 症状が皮膚と関節に限られていれば，外来で治療する。関節痛に対しては非ステロイド性抗炎症薬（NSAID）を使用する。
- 数カ月は安定せず，約50％の症例が6週間以内に再発する。
- 重度の腹痛や出血は，入院の適応となる。
- ステロイドの使用には議論の余地があり，エビデンスが不十分である。
  - 腹痛を軽減する可能性がある。
  - 腸重積，腸穿孔がわかりにくくなったり，副作用の危険性がある。

◎ 予後
- 主要な長期的合併症は腎疾患であり，5％の患者に起こる。
- 腎ネフローゼ症候群の50％が末期的腎疾患へつながる。
- 腎疾患がある場合には，小児腎臓科へコンサルトする。
- 6カ月のフォローアップが必要である。初期の尿検査が正常であっても，尿検査は必要である。
- 6カ月後の尿検査が正常であれば，フォローアップは中止してもよい。

貧血

- ヘモグロビン濃度の低下
- ヘモグロビンは新生児期と思春期で最も高い。
- 月齢2～6カ月の生理的貧血は，エリスロポエチン産生能の低下による。
- 平均赤血球容積（MCV）の計算式
  - 1カ月～9歳まで：70 ＋ 年齢
- 血液塗抹標本の見直しが重要である。

◎ 病歴
- 新生児貧血：出生時の合併症として，妊娠中の感染（TORCH症候群を考慮），母体への薬物投与，食事による。
- 病歴
  - 出血，黄疸，早期産児（鉄貯蔵が少ない，易感染性）

- 食事：幼児期にミルクのみ
- 薬物
- 感染
- 成長歴：成長期（growth spurt）の鉄需要の増大
- 運動耐容能
- 血液疾患，サラセミア，鎌状赤血球症の家族歴

◎ 診察
- 頻脈：代償性心拍出量増大
- 黄疸：溶血を示唆する。
- 脾腫，肝腫大，リンパ節腫大，点状出血，皮下血腫

◎ 小球性貧血（通常はヘモグロビン生成の障害）

原因

- 鉄欠乏
    - 年少児における貧血の原因として最も多い。
    - 満期産の乳児は最初の4～6カ月は十分な貯蔵鉄をもつ。
    - 不十分な鉄摂取，牛乳摂取による乳蛋白不耐症，鉄分の乏しい栄養源による。
    - 3歳以上で鉄欠乏性貧血を呈する小児は，潜在性出血を否定するために，消化管の評価が必要である。
    - 鉄の補充でヘモグロビン値が改善すれば，鉄欠乏の根拠となる。
    - 網状赤血球数は1週間で増加し，ヘモグロビン値は4週間以上かけて回復する。
- サラセミア
- 慢性炎症
- 鉄芽球性貧血
- 鉛中毒
- 薬物：イソニアジド

◎ 正球性貧血
- 溶血性：自己免疫性，酵素欠損（2,3-DPG欠損），膜欠損，微小血管炎（播種性血管内凝固症候群，溶血性尿毒症症候群，血栓性血小板減少性紫斑病）
- 非溶血性：慢性炎症による貧血，急性失血，慢性腎不全

◎ 大球性貧血
- 巨赤芽球性：ビタミン B_{12} 欠乏，葉酸欠乏，薬物（メソトレキセート）
- 非巨赤芽球性：再生不良性貧血，Diamond-Blackfan 症候群

◎ 治療
- ABC（気道，呼吸，循環）：急性発症の重症貧血は，輸血を必要とする。
- 治療は，病因に基づく。
    - 他の血球系統にも影響が及んでいる場合，骨髄浸潤，悪性腫瘍，感染，自己免疫疾患を考慮する。
    - 赤血球，白血球，血小板の末梢血塗抹標本の形態または異常について評価を行う。
- 鉄欠乏性貧血が疑われるならば，鉄補充を試みる：硫酸鉄として 3～6 mg/kg/日
- 牛乳が主な栄養源であれば，牛乳を制限して固形物の食事を増やす。

血友病（表 38-1）
- 最も一般的な重症遺伝性出血性疾患の 1 つであり，伴性遺伝である。
- 血友病 A：第 VIII 因子欠損（85％）
- 血友病 B，Christmas 病：第 IX 因子欠損（10～15％）
- 他の凝固因子の障害は，まれである。
- 部分トロンボプラスチン時間（PTT）延長は，すべての型の血友病にみられる。
- 重症度は，機能している因子量で決まる。
- 止血できるレベル
    - 第 VIII 因子：30～40％，第 IX 因子：25～30％
- 抗血小板薬と NSAID は，出血の危険性があるので使用しない。

◎ 症状
- 特徴的な所見：関節血症

表 38-1　血友病の分類

重症度	機能している因子（％）	出血の危険性
軽症	＞5	低い
中等症	1～5	軽度外傷が出血を引き起こす
重症	＜1	自然に出血することが多い

- 皮下血腫ができやすい，手術中や包皮の環状切除術の際に止血困難
- 出血性疾患の家族歴
- 主な出血部位：深部筋組織，関節，尿路
- 鼠径部痛，側腹部痛，外傷があると，腸腰筋出血の危険性
- 特に重症血友病患者では，軽度の外傷でも出血につながることがある。
- 頭蓋内出血の危険性：頭部外傷や神経症状があれば頭部CT検査を施行する。

◎ 治療（表38-2）

- 管理方針は，因子欠損の程度，外傷の危険性，遅発性ないし持続性の出血，抗体の存在による。
- 既知の血友病患者：出血管理のための治療計画を立てる。

血友病Aの治療

- 軽症：デスモプレシン（ほぼ反応良好），第VIII因子製剤，トラネキサム酸
- 中等症：デスモプレシン（反応があれば），第VIII因子製剤，トラネキサム酸
- 重症：第VIII因子製剤，トラネキサム酸
- 第VIII因子製剤 1 U/kg で，凝固因子が2%上昇する。
- 第IX因子製剤 1 U/kg で，凝固因子が1%上昇する。
- 頭蓋内出血が疑われる場合は必ず，中枢神経の画像診断よりも治療を優先する。

訳注1
vWFを多く含む加熱不活化濃縮製剤。

表38-2 血友病治療での凝固因子製剤の使用量

出血の型	血友病A	血友病B	von Willebrand病
治療	遺伝子組換え型第VIII因子製剤	遺伝子組換え型第IX因子製剤	Humate-P®[訳注1]
関節	30 U/kg	50 U/kg	60 RICOF U/kg
筋肉	30 U/kg	50 U/kg	60 RICOF U/kg
口腔粘膜	30 U/kg	50 U/kg	40 RICOF U/kg
鼻	30 U/kg	50 U/kg	40 RICOF U/kg
消化管	50 U/kg	75 U/kg	60 RICOF U/kg
泌尿生殖器	50 U/kg	75 U/kg	60 RICOF U/kg
中枢神経	75 U/kg	125 U/kg	80 RICOF U/kg
外傷または手術	75 U/kg	125 U/kg	80 RICOF U/kg

RICOF：ristocetin cofactor

- 口腔出血時には，抗線溶療法（トラネキサム酸）も併用する必要がある。
- 特に重症あるいは進行性関節出血がある場合は，さらなる自然出血の予防が必要になる。

デスモプレシン（DDAVP）
- 軽症の血友病Aに対して有用で，蓄えられている第VIII因子を放出させる。重症血友病Aの場合は，第VIII因子の蓄えが限られているか存在しないため，使用しない。
- von Willebrand病にも有用である（効果があると判明している場合）。
- 経鼻DDAVP：体重50 kg未満は150 µg，体重50 kg以上または成人は300 µg
- 静脈注射：0.3 µg/kg，最大量20 µg
- 第IX因子欠損に対する効果はない。

インヒビターの存在：血液科にコンサルトする
- インヒビターが存在する患者に対する治療選択
    - FEIBA（factor VIII inhibitor bypass activity）：第VIII因子インヒビターバイパス複合体製剤
    - 遺伝子組換え型第VIIa因子製剤（rVIIa）：半減期が短い。使用量90 µg/kg
    - Hyate-C：ブタ由来の因子で未認可

◎ 合併症
- 急性期
    - 出血の増加
- 慢性期
    - 慢性関節破壊
    - 輸血関連感染症
    - 第VIII因子または第IX因子に対するインヒビター産生
    - 第IX因子に対する免疫寛容と，腎炎症候群

文献
- Blackall DP, Marques MB. Hemolytic uremic syndrome revisited. Am J Clin Path. 2004;121(suppl 1):S81-S88.
- Cines DB, Blanchette VS. Immune thrombocytopenic purpura. NEJM. 2002;346(13):995-1008.
- Cohen AR, Manno CS. Hematologic emergencies. In: Fleisher G, Ludwig S,

- Henretig F, eds. Textbook of Pediatric Emergency Medicine. 5th ed. Philadelphia: Lippincott Williams & Wilkins; 2005:921-949.
- Glader B. The anemias. In: Behrman RE, Kliegman RM, Jenson HB, eds. Nelson Textbook of Pediatrics. 17th ed. Philadelphia: W. B. Saunders; 2004.
- Hamilton GC, Janz TG. Anemia, polycythemia, and white blood cell disorders. In: Marx JA, Hockberger RS, Walls RM, eds. Rosen's Emergency Medicine: Concepts and Clinical Practice. 5th ed. Chapel Hill, NC: Mosby Inc; 2002.
- Haroon M. Should children with Henoch-Schonlein purpura and abdominal pain be treated with steroids? Arch Dis Child. 2005;90:1196-1198.
- Hermiston ML, Mentzer WC. A practical approach to the evaluation of the anemic child. Pediatr Clin North Am. 2002;49(5):877-891.
- Janz TG, Hamilton GC. Disorders of hemostasis. In: Marx JA, Hockberger RS, Walls RM, eds. Rosen's Emergency Medicine: Concepts and Clinical Practice. 5th ed. Chapel Hill, NC: Mosby Inc; 2002.
- Montgomery R, Scott JP. Hereditary clotting deficiencies and von Willebrands disease. In: Behrman RE, Kliegman RM, Jenson HB, eds. Nelson Textbook of Pediatrics. 17th ed. Philadelphia: W. B. Saunders; 2004.
- Narchi H. Risk of long term renal impairment and duration of follow-up recommended for Henoch-Schonlein purpura with normal or minimal urinary findings: a systematic review. Arch Dis Child. 2005;90:916-920.
- Narula N, Gupta S, Narula J. The primary vasculitides: a clinicopathologic correlation. Am J Clin Pathol. 2005;124(suppl 1):S84-S95.
- Sadowitz PD, Amanullah S, Souid A-K. Hematological emergencies in the pediatric emergency room. Emerg Med Clin North Am. 2002;20(1):177-198.
- Tarr PI, Gordon CA, Chandler WL. Shiga-toxin-producing Escherichia coli and hemolytic uraemic syndrome. Lancet. 2005;365:1073-1086.

Part IX

リウマチ性疾患の救急

39 リウマチ性疾患の救急

Susa Benseler

概要
- 若年性特発性関節炎
- 小児全身性エリテマトーデス
- 若年性皮膚筋炎
- 血管炎
- マクロファージ活性化症候群

若年性特発性関節炎（JIA）
- 16歳未満で発症の関節炎（滑膜の炎症）
- 以前は若年性関節リウマチ（JRA）と呼ばれていた。
- 若年と成人の関節炎の病態の違いを反映するために疾患名が変更された。
- 遺伝，感染，環境因子によるものであろうと考えられている。
- 小児の関節炎は，感染，腫瘍，骨疾患，またはその他の炎症性疾患に伴う関節痛と類似していることがあり，若年性特発性関節炎と診断する前に，これらを除外する必要がある。

◎ 分類
- 罹患後最初の6カ月間の関節病変の数と他臓器病変に基づいて，5つの主要な型に分類されている。

1. 小関節型：5関節未満，若年性特発性関節炎の50％。抗核抗体陽性の患者ではブドウ膜炎を伴うことが多い。
2. 多関節型：5関節以上
3. 全身型：若年性特発性関節炎の10〜20％。関節炎に加え高熱，皮疹，他臓器の炎症

4. 付着部炎関連関節炎（ethesitis-related arthritis）：脊椎，股関節，腱付着部を侵すことがある。ほとんどが8歳以上の男児
5. 乾癬性関節炎：関節炎と乾癬を伴う。

◎ 症状

- 活動性関節炎：関節腫脹，滲出液貯留。または，熱感，可動範囲の制限，動作部位の圧痛の症状のうち2つを含む。
- 随伴症状
  - 発熱，体重減少，倦怠感（全身型），皮疹（全身型，乾癬性），臓器腫大，リンパ節腫脹（全身型）
  - 付着部炎，腱炎
  - ブドウ膜炎，眼の充血，虹彩の癒着症（角膜または水晶体），視力障害

◎ 検査

- 炎症マーカー：赤血球沈降速度（ESR），C反応性蛋白（CRP），血算
- 抗核抗体，リウマチ因子，HLA-B27
- 乳酸デヒドロゲナーゼ（LDH）：悪性疾患を除外するため
- PPD皮膚テスト（ツベルクリン反応）：結核を除外するため
- X線検査：腫瘍，骨折，融解性病変，骨髄炎を除外するため
  - 骨量減少，滲出液貯留，関節破壊を探す。

◎ 鑑別診断

- 化膿性関節炎：疑う場合には関節液穿刺を行う。
- 反応性関節炎，一過性の滑膜炎
- 白血病
- 腫瘍（類骨骨腫，悪性骨または軟骨腫瘍）
- 外傷
- 炎症性またはアレルギー性疾患：血清病，Henoch-Schönlein紫斑病，薬物反応
- まれな関節疾患

◎ 治療

- 重要な鑑別疾患を除外する：化膿性関節炎，悪性腫瘍，外傷
- 症状が6週間未満：2週間後に再評価する。ブドウ膜炎の評価として，眼科受診を考慮する。
- 非ステロイド性抗炎症薬（NSAID）

- ナプロキセン 20 mg/kg を 1 日 2 回分割投与，またはインドメタシン 2 mg/kg を 1 日 3 回分割で最低 2 週間投与する。
    - 起こりうる副作用：頭痛，胃痛，悪心
- リウマチ科へのコンサルトを考慮する場合
    - 持続する関節炎（6 週以上）
    - 重度（多発）または全身性の関節炎

小児全身性エリテマトーデス（pSLE）

- さまざまな症状と経過を呈する全身性自己免疫疾患

◎ 症状

- 新たな皮疹，顔面紅潮，口腔内潰瘍，鼻出血，関節痛，胸痛
- 幻覚，頭痛，痙攣，その他の神経障害などを含む中枢神経症状
- 全身症状：発熱，倦怠感，体重減少，脱毛

◎ 診断基準

- 診断には，11 項目の診断基準のうち 4 項目以上が必要である。
- 診断基準の暗記法として "MD SOAP BRAIN" がある **(表 39-1)**。

◎ 検査

- 炎症マーカー：ESR，CRP，血算，分画
- 補体 C3 および C4，IgG
- クレアチニン，BUN，アルブミン，蛋白，肝機能
- 尿検査：試験紙法，顕微鏡による検査，蛋白／クレアチニン比を含む。
- 自己抗体：抗核抗体，ds-DNA（IF 法と ELISA 法），抗 Sm 抗体，抗 Ro 抗体，抗 LA 抗体，抗カルジオリピン抗体，リウマチ因子
- ループスアンチコアグラント（抗リン脂質抗体スクリーニング）
- 胸部 X 線検査，心電図

◎ 鑑別診断

- 感染症
- 悪性腫瘍
- その他の自己免疫性疾患

◎ 合併症

- 感染症

表 39-1　全身性エリテマトーデスの診断基準

頬部発疹（蝶形紅斑）（Malar rash）	頬部隆起部にかかる固定性紅斑，鼻唇溝にはかからない
円板状発疹（Discoid rash）	隆起した紅斑
漿膜炎（Serositis）	胸膜炎（胸膜痛，胸膜摩擦音を聴取，胸水）または心膜炎（心電図異常か心膜摩擦音，心外膜液貯留で診断）
口腔内潰瘍（Oral ulcer）	通常は痛みを伴わない明らかな口腔内もしくは鼻咽頭潰瘍
関節炎（Arthritis）	圧痛，腫脹，滲出液を呈する2関節以上を侵す非びらん性関節炎
光過敏性（Photosensitivity）	日光に対する過剰な反応による皮膚紅斑
血液疾患（Blood）	溶血性貧血，または白血球減少（4,000/μL 未満，リンパ球減少（1,500/μL 未満），血小板減少（10万/μL 未満）
腎炎（Renal）	持続する蛋白尿 0.5g/日以上か 3+以上，または細胞円柱
抗核抗体（ANA）	抗核抗体の異常高値
免疫疾患（Immunologic disorder）	抗 DNA 抗体（自己の DNA に対する抗体の異常高値）または抗 Sm 抗体（Sm 核抗原に対する抗体の存在）
神経疾患（Neurologic disorder）	痙攣または精神疾患

- マクロファージ活性化症候群（後述）

よく起こる緊急性の高い症状

- 感染症：免疫不全のため重症感染症の危険性（例：肺炎球菌）
    - その他：全身性ウイルス感染症（CMV），非定型感染症，局所感染症（例：化膿性関節炎）
    - 免疫不全のために臨床症状が修飾される。
    - 疑いがある場合は，疑わしい感染症に対する治療を開始する。
    - **注意**：感染を伴う小児全身性エリテマトーデス患者はストレス時のステロイド追加投与が必要となる。副腎機能を抑制する量のプレドニゾンを内服している患者では，一時的にステロイド投与量を増量する必要がある。
- 疾患の増悪：全身症状の悪化，新たなまたは悪化する臓器徴候では，通常，免疫抑制薬の増量が必要である。
- マクロファージ活性化症候群は疾病期間のどの時期にも起こりうるが，一般的には病初期に最も起こりやすく，生命に危険を及ぼすことがある。

若年性皮膚筋炎（JDM）

- 比較的まれである。
- 臨床的特徴
  - 左右対称性の近位筋の筋力低下
  - 特徴的な皮膚所見：ヘリオトロープ皮疹（腫脹を伴うことが多い薄紫色の眼球周囲の紅斑），Gottron 丘疹
  - 爪郭異常：脱落，毛細血管の密度減弱，血管の蛇行
- 炎症マーカー（ESR，CRP）と，筋逸脱酵素〔LDH，AST（GOT），ALT（GPT），アルドラーゼ〕の上昇

◎ 合併症

- 咽頭筋力低下：誤嚥の危険性
- 胸壁筋力低下：呼吸窮迫
- 心合併症
- リウマチ科へのコンサルトを考慮する。

◎ よく起こる緊急性の高い状態

- 感染症：臨床症状は，行われている免疫抑制療法の影響で修飾される可能性がある。疑わしければ治療をする。
- 疾患の増悪：筋力低下の悪化は，リウマチ科へコンサルト後に免疫抑制薬の増量が必要である。
- 注意：感染を呈した若年性皮膚筋炎患者はストレス量のステロイドが必要になることが多い。

血管炎

- 小児でよくみられる。「Henoch-Schönlein 紫斑病」の項参照（第 30, 38 章）。
- 全身性血管炎
  - 抗好中球細胞質抗体は，全身性血管炎のグループで認められる特徴的な所見であるが，小児ではまれである。肺出血や急性腎不全など急に生命に危険を及ぼす状態で発症することがある。
  - Wegener 肉芽腫症や顕微鏡的結節性多発動脈炎を含む。
- 皮膚，中枢神経，腎臓などの臓器に限局した血管炎では，診断が困難なことが多い。
  - 臓器機能は一般的に障害されている。
  - 皮膚結節性多発動脈炎：皮膚や皮下脂肪に限局し，溶血性レンサ球菌感染に合併することが多い。

- 中枢神経血管炎：特発性または12カ月以内の水痘感染に関連したもの。新たに出現した局所もしくはびまん性の神経障害の存在（脳卒中，痙攣，意識障害，頭痛）
- pauci-immune（微量免疫沈着）型糸球体腎炎：蛋白尿，血尿，全身症状，高血圧を呈する。

◎ 検査
- 炎症マーカー
- 臓器機能評価
- 自己抗体
- 感染症評価
- 画像検査

◎ 治療
- 急性に障害された臓器を治療する。
- 適切な科へコンサルトした後に抗炎症治療を行う。

マクロファージ活性化症候群（MAS）
- まれではあるが重篤な合併症を生じる小児の全身性炎症性疾患である。
- 二次性血球貪食性リンパ組織球症とも呼ばれる。
- さまざまな疾患で起こりうる：感染症，腫瘍性疾患，血液疾患，リウマチ性疾患。全身型若年性特発性関節炎で典型的である。
- 治療法，免疫抑制療法の変法，非組織球性悪性疾患，全身性エリテマトーデス，川崎病でも起こりうる。

◎ 症状
- 敗血症類似症状：高熱，輸液負荷抵抗性の低血圧，臓器腫大，多臓器障害または多臓器不全の徴候（例：痙攣）
- 注意：急速に進行することが多い。

◎ 検査所見
- ESRは低値だがCRPは上昇
- 汎血球減少
- 高フェリチン血症（遅発する場合もある）
- 凝固障害，播種性血管内凝固症候群様所見：フィブリノーゲン減少，部分トロンボプラスチン時間（PTT）延長

- 高コレステロール血症，高トリグリセリド血症
- 肝機能検査高値，LDH 高値
- クレアチニン値の上昇，腎排泄は正常に保たれる。

◎ 鑑別診断
- 敗血症と多臓器不全
- 基礎疾患として存在するリウマチ疾患の増悪（全身型若年性特発性関節炎や小児全身性エリテマトーデスなど）
- 悪性腫瘍
- 原発性血球貪食性リンパ組織球症

◎ 管理
- 厳密なモニタリング，ICU 入院を考慮する。
- 輸液負荷 40 〜 60 mL/kg，早期から陽性変力作用薬を投与する。
- 感染症評価と広域スペクトル抗菌薬による経験的治療を開始する。

◎ 治療
- 免疫グロブリン大量静注療法（IVIG）2 g/kg
- 静注メチルプレドニゾロンパルス療法 30 mg/kg（最大 1 g）
- 血液科，リウマチ科へコンサルトして，シクロスポリン A，VP16 投与を考慮する。

文献

- Benseler SM, Silverman ED, Aviv RI, et al. Primary CNS vasculitis in children. Arthritis Rheum. 2006; in press.
- Daoud MS, Hutton KP, Gibson LE. Cutaneous periarteritis nodosa: a clinicopathological study of 79 cases. Br J Dermatol. 1997;136:706-713.
- Frosch M, Foell D. Wegener granulomatosis in childhood and adolescence. Eur J Pediatr. 2004;163:425-434.
- Hashkes PJ, Laxer RM. Medical treatment of juvenile idiopathic arthritis. JAMA. 2005;294:1671-1684.
- Muise A, Tallett S, Silverman E. Are children with Kawasaki disease and prolonged fever at risk for macrophage activation syndrome? Pediatrics. 2003;112:495-497.
- Peco-Antic A, Bonaci-Nikolic B, Basta-Jovanovic G, et al. Childhood microscopic polyangiitis associated with MPO-ANCA. Pediatr Nephrol. 2005;21(1):46-53.
- Petty RE, Southwood TR, et al. International League of Associations for Rheumatology classification of juvenile idiopathic arthritis, 2nd rev. Edmonton,

2001. J Rheumatol. 2004;31:390-392.
- Sawhney S, Woo T, Murray KJ. Macrophage activation syndrome: a potentially fatal complication of rheumatic disorders. Arch Dis Child. 2001;85:421-426.

40

川崎病
Susa Benseler

概要
- 川崎病は，冠動脈に好発する血管炎を起こす全身性炎症症候群である。
- 病因は不明だが，小児の川崎病発症にはさまざまな感染が伴う。
- 主に年少児が罹患する。5歳以下が80％を占める。
- 日本は罹患率が最も高い。
- 欧米では後天性心疾患の原因として最も多い。
- 川崎病は，合併症の可能性が高く，さまざまな要因または感染が原因となる。長引く発熱を伴うすべての小児で考慮する必要がある。

診断基準（表40-1）
- 臨床診断としては，5日以上の発熱に加えて，以下の5症状のうち4症状以上がある場合
    - 眼球結膜の充血，眼脂を伴わない結膜炎
    - 口腔と口唇の変化：赤くひび割れているか発赤した口唇，舌が赤く舌乳頭が目立つ（イチゴ舌），口腔粘膜のびまん性発赤
    - 頸部リンパ節腫脹（直径1.5 cm以上）
    - 多形性発疹
    - 手足の腫脹と発赤
- 1歳未満，9歳以上ではすべての基準を満たさないことが多い。

症状
- 臨床症状の頻度
    - 発熱はすべての患者にみられ，平均持続期間は6.5日間
    - 発熱が5日未満：11.8％

表 40-1　川崎病の定義	
典型例	5日間以上の発熱＋基準の5症状のうち4症状以上
非典型例	川崎病の基準をすべては満たさないが（発熱＋3症状など），心エコーで冠動脈病変を認める
不全型	川崎病の基準を完全には満たさない その時点で心エコー所見がない

- 口腔の変化：94％
- 結膜炎：92％
- 発疹：90％
- 四肢末端の変化：77％
- 頸部リンパ節腫脹：64％
■ その他の症状
  - 心臓：低血圧，頻脈，心筋炎，心外膜炎，心嚢液貯留，不整脈，弁膜炎（1％未満），僧帽弁逆流
  - 中枢神経：頭痛，無菌性髄膜炎，急性脳炎
  - リンパ節：膿瘍，重度のリンパ節炎，全身のリンパ節腫脹
  - 肺：肺炎，胸膜炎
  - 腹部症状：胆嚢水腫，非感染性肝炎，腸間膜血管炎，虚血性狭窄，偽性閉塞
  - 筋骨格系：関節炎，筋炎
  - 全身性血管炎（1％）
■ 随伴症状が主症状となることがあり，誤診の危険性がある。
■ 発熱が5日以上持続するすべての児で川崎病を考慮する。

検査

◎ 血液検査

炎症マーカー

- 赤血球沈降速度（ESR），C反応性蛋白（CRP）
- 血算：白血球数増加，ヘモグロビン値の低下，血小板数増加
- 血管炎のマーカー：アルブミンの低下，IgGの上昇
- 肝炎：AST（GOT），ALT（GPT）の上昇

その他

- 静脈血ガス分析，クレアチニン，BUN，電解質，IgA，IgM

- 必要に応じて，クレアチンキナーゼ（CK），トロポニン

◎ 細菌検査
- 血液培養，尿培養
- 呼吸器系ウイルス検査のため鼻咽腔ぬぐい液
- 臨床症状に応じて，その他のぬぐい液検査，培養，血清検査
- 必要に応じて髄液検査

◎ 補助検査
- 心電図：頻脈，徐脈，その他の不整脈（ブロックなど），ST 変化，低電位
- 胸部 X 線検査：肺炎，心拡大，胸水
- 心エコー：冠動脈拡張，冠動脈瘤形成，心筋障害，心不全，駆出率低下，心筋炎，心筋浮腫，弁膜炎，心膜炎，虚血

◎ 必要に応じて追加検査
- 超音波検査：胆嚢水腫
- 腹部 X 線検査：閉塞

鑑別診断
- A 群溶血性レンサ球菌による扁桃炎や猩紅熱，その他の細菌感染症
- ウイルス感染症：アデノウイルス，Epstein-Barr ウイルス，その他
- 薬物に対応する反応
- 毒素に起因する疾患
- 白血病
- マクロファージ活性化症候群
- 全身型若年性特発性関節炎
- **注意**：感染症の存在は，川崎病の除外および否定にはならない。

治療

◎ 免疫グロブリン大量静注療法（IVIG）
- 静注免疫グロブリン 2 g/kg，最大 60 g を緩徐に点滴静注する。
- 静注免疫グロブリンは血液製剤である旨のインフォームドコンセントが必要である。
- 可能性のある副作用：アレルギー反応。投与後の一過性の頭痛は，投与 24 時間後に起こり，アセトアミノフェンが有効である。

◎ アスピリン
- 100 mg/kg/日を1日4回分割投与（1回25 mg/kg）[訳注1]
- 肝機能障害がある場合は，減量する必要がある。
- 一時的な感音性難聴が起こる可能性がある。

◎ 抗菌薬
- 細菌感染症が疑われる場合に使用する。

◎ その他
- 抗凝固療法，アブシキシマブ[訳注2]投与，その他の治療（ステロイドが必要なこともある）
- 循環器専門医やリウマチ専門医による管理を必要とする。

リスクの評価
◎ 冠動脈病変
- 冠動脈病変の発症リスクは，いくつかの要因が関与している。

発熱期間
- 発熱期間が長いほど，冠動脈病変の発症リスクは高まる。
- 発熱期間が10日間以上の場合，5日間と比較して冠動脈病変の合併リスクが有意に高くなる。

年齢
- 1歳未満では冠動脈病変の合併リスクが高い。
- 不完全型の臨床症状であることが多く，診断が困難である。
- 年少児では，年長児と比較して同じ発熱期間でも冠動脈病変の合併リスクが高い。原因は不明である。

性別
- 男児の方が冠動脈病変の合併リスクが高い。

治療
- 無治療では，冠動脈瘤合併リスクは25%である。
- 発症後10日までにIVIGとアスピリンの治療を行った場合，冠動脈病変の合併リスクは5～8%になる。
- 冠動脈病変は治療をしても合併することが多いが，多くは自然軽快する。

訳注1
日本では中等量（30～50 g/kg/日）の投与が推奨されている。

訳注2
血小板凝集抑制薬（抗Gp IIb/IIIa 単クロール抗体）。日本では未認可。

◎ 心筋障害

- 以下では心筋障害または心不全のリスクが高くなる。
    - 低血圧，基準値下限に近い血圧低下
    - 頻脈
    - 肝腫大
    - 著明な貧血を伴う著しい炎症マーカーの上昇
- 容量負荷により増悪することがあるため，ボーラス投与は避ける。
- 心エコーでは，心筋浮腫や駆出率低下を示す。
- 心筋障害が疑われた場合には，循環器科にコンサルトする。

◎ 不整脈

- さまざまな不整脈が起こる可能性がある：心電図検査
- 心筋虚血を含む重篤な心臓の問題を反映している可能性がある。
- 治療により一過性の不整脈を起こすことがある（ステロイドによる徐脈など）。
- 不整脈が存在する場合には，循環器科にコンサルトする。

◎ 感染症

- 感染について検索する必要がある。
- 感染症の併発は，しばしば認められる。診断と治療が必要である。
- IVIG は感染を治療しない（感染が遷延し，重大な問題となることがある）。

文献

- Akikusa JD, Laxer RM, Friedman JN. Intestinal pseudo-obstruction in Kawasaki disease. Pediatrics. 2004;113:e504-e506.
- Benseler S, McCrindle BW, Silverman ED, Tyrrell PN, Wong J, Yeung RSM. Infections and Kawasaki disease: implications for coronary artery outcome. Pediatrics. 2005;116(6):e760-e766.
- Burns JC, Glode MP. Kawasaki syndrome. Lancet. 2004;364:533-544.
- Han RK, Sinclair B, Newman A, et al. Recognition and management of Kawasaki disease. CMAJ. 2000;162:807-812.
- Newburger JW, Takahashi M, Gerber MA, et al. Diagnosis, treatment, and long-term management of Kawasaki disease: a statement for health professionals from the Committee on Rheumatic Fever, Endocarditis, and Kawasaki Disease, Council on Cardiovascular Disease in the Young, American Heart Association. Pediatrics. 2004;114:1708-1733.

41 跛行

Leah Harrington

概要（表41-1，表41-2）

- 救急部で多くみられる症状である。
- 痛みの原因を特定するのが難しい（例：股関節痛を膝部痛と訴えることがある）。
- 年少児は疼痛部位を訴えられないことが多い。

病歴

- 年齢別の診断は**表41-3**を参照。
- 痛みの発症：突然の発症か，緩徐な発症か。
- 痛みの持続：間欠的か持続的か。
- 痛みの性状：重度か軽度か。
- 痛みの部位：再現性があり，局所的（圧痛部位の特定が可能）で，関連痛がよく認められる。
- 外傷歴：偶発的か非偶発的か。
  - 目撃されていないことが多い。
  - 発達能力に応じた外傷機転か。
- 全身症状（**表41-4**）：発熱，体重減少，寝汗，倦怠感（悪性腫瘍やリウマチ性疾患）

診察

- 全身状態：バイタルサイン，リンパ節腫大，臓器腫大，皮膚変化
- 姿勢：骨盤傾斜，側弯，膝部の屈曲，下肢の対称性，足の回転
- 歩行：小刻み歩行，逃避歩行（痛みを避ける歩き方），Trendelenburg歩行[訳注1]，鶏歩[訳注2]

訳注1
股関節にかかる負担を軽減するため健側に体を側屈させながら歩くこと。

訳注2
下肢をあげてもつま先が床から離れないため引きずるようになる歩き方。末梢神経障害などによる。

表 41-1　歩行に関する運動発達の確認項目

10〜12 カ月	伝い歩き：物につかまり支えにしながら歩く
12〜18 カ月	ひとり歩き
36 カ月	成熟した歩行

表 41-2　よくある異常歩行

逃避歩行	疼痛に関連した歩幅の短い歩行（例：化膿性股関節炎，一過性滑膜炎，骨折）
Trendelenburg 歩行	左右に揺れる歩行で，体幹は痛みや筋力低下を認める側に傾き，骨盤が反対側に傾くことで四肢から伝わる力を減衰させる（例：先天性股関節脱臼，Legg-Calvé-Perthes 病，大腿骨頭すべり症）

表 41-3　跛行の鑑別診断：年齢別

生後〜2 歳	2〜10 歳	10〜18 歳
化膿性関節炎	化膿性関節炎	骨折
toddler's fracture（外来でみられる脛骨のらせん骨折）	一過性滑膜炎	大腿骨頭すべり症
骨髄炎	骨髄炎	骨髄炎
先天性股関節脱臼	Legg-Calvé-Perthes 病	大腿膝蓋骨の障害
虐待	若年性特発性関節炎	腫瘍
	白血病	鎌状赤血球クリーゼ
	骨折	
	鎌状赤血球クリーゼ	

表 41-4　跛行の鑑別疾患：全身的なアプローチ

感染性	筋骨格系	炎症性	血液系	神経血管性
骨髄炎	虐待	若年性特発性関節炎	鎌状赤血球クリーゼ	Guillain-Barré 症候群
化膿性関節炎	大腿骨頭すべり症	筋炎	血友病	ダニ麻痺症
蜂巣炎	先天性股関節脱臼	一過性滑膜炎	白血病	
椎間板炎	骨折			
膿瘍	悪性腫瘍			
中枢神経感染				
虫垂炎				
精巣上体炎				

- 筋力：3歳以上の小児にTrendelenburgテスト，就学児には継ぎ脚歩行
- 受動的，能動的可動域制限，または痛み
- 下肢長差，ふくらはぎと大腿部の径の差を測定
- 神経脈管系所見：反射，感覚，筋緊張，筋力

各種病態

◎ 一過性滑膜炎
- 急性で，自然治癒する，滑膜に沿った無菌性炎症
- 特発性：先行するウイルス感染の既往を認めることもある。
- 発症のピークは3〜8歳
- 男児に多い（男女比＝2：1）。
- 除外診断
- **注意**：小児で最も多い股関節痛，跛行の原因である。

症状
- 逃避歩行，歩行を嫌がる
- 無熱性，または微熱
- 股関節を屈曲・外旋位に保とうとする。

検査
- 血算，赤血球沈降速度（ESR）は通常は正常である。
- 画像検査は通常は有用ではない。
- 超音波検査で液体貯留を認めることがあるが，感染性と非感染性の鑑別は不可能である。

治療
- 安静，非ステロイド性抗炎症薬（NSAID），24〜48時間後に再評価する。
- 6カ月以内の再燃は4〜17%

◎ 化膿性関節炎
- 第42章を参照。
- 滑膜腔に貯留した液体や膿が関節内圧を上昇させ，血管や関節軟骨を損傷する。
- 病原体は，近接する感染部位より直接波及する，あるいは血行性に播種する，または外傷，外科的処置により滑膜腔に侵入する。
- 原因菌：黄色ブドウ球菌（*Staphylococcus aureus*），A群溶血性レンサ球菌

（group A *Streptococcus*），肺炎球菌（*Streptococcus pneumoniae*）
- 新生児：淋菌（*Neisseria gonorrhoeae*），B群溶血性レンサ球菌
- 性交渉歴のある思春期の患者：淋菌
- 鎌状赤血球症：サルモネラ（*Salmonella*）

症状

- 発熱，逃避歩行，荷重をかけるのを嫌がる．
- 内旋，内転，伸展が著しく制限される．
- 患側は外転，外旋位で痛みが和らぐ．
- 発熱，荷重困難，ESR 40 mm/hr 以上，末梢血白血球数 1 万 2,000/μL 以上を認める場合
  - 化膿性関節炎の確率：上記 4 項目すべてが該当で 99.6％．3 項目が該当で 93.1％

検査

- 関節穿刺：滑液
  - 白血球数 10 万/mL 以上で化膿性関節炎が疑われる．
  - 白血球数が常に 90％の多形核の細胞を呈する．
  - 培養は感度が低い（60〜70％）．
  - 化膿性関節炎の平均の糖濃度は血清の 30％
- 血液培養陽性は 33％
- 股関節 X 線検査：関節腔の開大はまれな所見である．股関節の teardrop distance [訳注3] の左右差が 2 mm 以上であれば，化膿性関節炎の所見である．
- 股関節の超音波検査は液体貯留検出の感度は高いが（90〜100％），原因の評価には有用ではない．関節液貯留がなければ化膿性関節炎は否定できる．

治療

- 関節穿刺と洗浄に関して整形外科にコンサルトする．
- 抗菌薬静注のため入院治療
  - 4 歳以上：ペニシリナーゼ耐性ペニシリン
  - 4 歳未満あるいはインフルエンザ桿菌 b 型の予防接種をしていない：アンピシリン耐性のインフルエンザ桿菌のカバーを加える．
  - 新生児，免疫不全，薬物静注の既往あり：アミノグリコシド＋グラム陰性桿菌と緑膿菌種（*Pseudomonas*）カバーのためペニシリナーゼ耐性ペニシリン

訳注 3
寛骨の涙痕の外側縁と大腿骨近位骨幹端の内側縁の間の距離を指す．

◎ 骨髄炎

- 第42章を参照。
- 急性あるいは慢性の骨への化膿性感染
    - 新生児：黄色ブドウ球菌，*Enterobacter*，A・B群溶血性レンサ球菌
    - 小児，思春期：黄色ブドウ球菌（80％），A群溶血性レンサ球菌，インフルエンザ桿菌，*Enterobacter*
    - 鎌形赤血球症：黄色ブドウ球菌，サルモネラ
    - 運動靴の中での刺傷：黄色ブドウ球菌，緑膿菌
- 小児では血行播種が最も多い。
- 遠位骨幹端は鋭角に曲がった血管があるために血流がゆっくり，または停滞するため，血行播種が起こりやすい。
- 直接的な播種：感染巣からの波及，外科的処置後の敗血症。思春期や成人に多い。
- 男女比 = 2：1

症状

- 血行播種性骨髄炎：症状は緩徐で潜行性
- 新生児：50％で発熱を認め，四肢の偽性麻痺
- 運動制限，局所の浮腫，紅斑，圧痛

検査

- 白血球数増加あるいは正常。左方偏位がよくみられる。
- C反応性蛋白（CRP）上昇：非特異的，早期から上昇（6時間後）
- ESR上昇（90％）（ESRは24時間後）
- 放射線学的所見
    - 3～5病日：軟部組織腫脹
    - 14～21病日：骨膜陰影の増強，後に骨の透瞭化
    - 28病日：90％に画像上の異常を認める。
- 感染部位からの培養と穿刺：25％で陰性
- 血液培養：血行播種性の50％で陽性
- 骨シンチグラフィ：感度94％，特異度95％〔放射性薬物の第1選択：テクネチウム99m（^{99m}Tc）メチレンジホスホネート〕
- MRIは軸方向の骨格や骨盤への波及，局所の膿瘍（Brodie膿瘍）を描出するには有用である。
- MRIと骨シンチグラフィ：骨シンチグラフィはMRIと同等あるいは優れた感度，特異度をもつ。骨髄炎の検出がより正確である。

治療
- 経静脈的抗菌薬投与のため，入院管理する。

◎ 大腿骨頭すべり症
- 近位大腿骨幹端が，前側方，上方に偏位する。
- 小外傷に伴う場合がある。
- 思春期の急激に成長する時期の初期に最も頻度が高い。
- 危険因子：男児，肥満

症状
- 放散しない鈍くうずく痛みを，大腿，鼠径部，臀部，膝部に認める。
- 運動で悪化する疼痛
- 疼痛および臀部外転筋筋力低下による逃避歩行，Trendelenburg 歩行
- 触診で臀部の圧痛，内旋や内転の制限
- 病状が長期の場合，軽度の大腿の筋萎縮がみられる。

検査
- 血算，ESR 正常
- 股関節 X 線検査：カエルの脚肢位ですべり症はさらに明瞭となる。
- Klein 線
  - 近位大腿骨幹端の上縁から描く：正常では大腿骨端の 20% までを横断する。
  - 骨端の外側縁に線がかかる場合は大腿骨頭が下方，内側に偏位していることを示す。
- 大腿骨頭すべり症の軽症例では，骨端は広がっていたり不整な場合がある。

治療
- 整形外科へコンサルト，ベッド上安静，牽引，外科的固定
- 無治療では，虚血性壊死の危険性が増す。

◎ Osgood-Schlatter 病
- 大腿四頭筋の過度の使用により，二次的に脛骨粗面に慢性的な微小外傷が起こる。
- 腱の付着部位に異所性骨の形成が起こり，明瞭な腫瘤が存在する。
- 骨成長速度が軟部組織の成長より速いため，関節部の筋や腱が堅固となり，柔軟性がなくなる。
- 運動で悪化する。

- 50%で誘因となった外傷がある。
- 25%は両側性病変
- 危険因子
    - 11 〜 18 歳，男性
    - 速い骨成長
    - 繰り返しジャンプをするスポーツ

症状

- ランニング，ジャンプ，膝をつく，階段歩行などで疼痛は悪化し，安静や運動制限で改善する。
- 間欠的に数カ月間認める。
- 抵抗に逆らって膝部を伸展したり，大腿四頭筋に力をかけたり，完全な屈曲位でのスクワットによる疼痛の再現性がある。
- 圧痛，膝蓋腱付着部の近位脛骨粗面上の軟部組織腫脹
- 硬い腫瘤を触知することがある。
- 脛骨粗面上に紅斑を認めることがある。

検査

- 臨床診断：血液検査評価は他の原因が疑われない限り必要ない。
- 単純X線検査は，膝部を軽度内旋させた位置での側面像が最もわかりやすい。
- 近位脛骨粗面の不整な骨化
- 膝蓋腱内の石灰化および肥厚

治療

- 良性で自然治癒する病態である。
- 保存的な方法（冷却，鎮痛，運動制限，ストレッチ，筋力強化，抗炎症薬など）を含め治療に関する前向き研究はない。
- 副腎皮質ステロイド注射は推奨されていない（皮下萎縮の症例報告がある）。
- 疼痛を助長するような活動を制限する。

◎ Legg-Calvé-Perthes 病

- 大腿骨頭の虚血性壊死，それに続く再骨化
- 原因：特発性，外傷，ステロイド使用，股関節脱臼，化膿性関節炎による大腿骨頭への血流の途絶
- 好発年齢：4 〜 9 歳
- 危険因子：男児，低出生体重，低身長

症状
- 疼痛を伴う，または伴わない跛行
- 通常は疼痛は軽度で間欠的であり，大腿部または膝の痛みとして表現される。
- 跛行は，疼痛，左右の脚長差，股関節の内旋や外転の制限に関連する。
- 筋萎縮を認めることがある。

検査
- 股関節 X 線検査
  - 初期：小さな放射線非透過性の大腿骨頭，関節内側部のスペースの開大を認める。
  - 数カ月：三日月型の軟骨下放射線透過性の線
  - 破壊期：放射線非透過性と透過性の部分が混在
  - 再骨化期：異常な大腿骨頭の形状と大きさ

治療
- 整形外科でのフォローアップ，保存的治療

文献

- Eich GF, Superti-Furga AS, Unbricht FS, Willi UV. The painful hip: evaluation of criteria for clinical decision-making. Eur J Pediatr. 1999;158:923-928.
- Kocher MS, Zurakowski D, Kasser JR. Differentiating between septic arthritis and transient synovitis of the hip in children: an evidence-based clinical prediction algorithm. J Bone Joint Surg Am. 1999;81(12):1662-1670.
- Lawrence LL. The limping child. Emerg Med Clin North Am. 1998;16(4):911-929.
- Lazzarini L. Antibiotic treatment of osteomyelitis: what have we learned from 30 years of clinical trials? Int J Infect Dis. 2005;9(3):127-138.
- Loder RT. Slipped capital femoral epiphysis. Am Fam Physician. 1998;57(9):2135-2148.

42

骨髄炎と化膿性関節炎

Kelly Keogh, Andrew Mason

骨髄炎

- 骨髄炎は，病原体の長管骨骨幹端への血行性播種によって生じる。
- 病原体が外傷部位から骨内へ直接侵入することがある。
- 細菌の増殖により，骨破壊や皮質壊死を起こす炎症性滲出液が産生され，量が増えると骨膜の破裂が起こる。
- 患肢の痛みが生じる。
- 下肢が侵されやすい。

◎ 病態生理

- 1歳未満の小児で，関節包内に骨幹端を含む関節（橈骨，上腕，大腿近位）の化膿性関節炎に伴うことが多い。

1歳未満

- 乳児化膿性骨髄炎とも呼ばれる。
- 骨端に毛細血管があるため，隣接する関節腔へ容易に骨髄炎が波及する。

1歳以上

- 骨幹端の類洞静脈から血行性に感染が拡大する。
- 血管のない骨端が防壁として働くため，感染は骨幹端や骨幹内にとどまる。
- 感染は側方へ広がり，皮質を破壊し，結合が疎である骨膜を浮き上げ，骨膜下膿瘍を形成する。

◎ 症状

- 化膿性関節炎と非常に似ているため，臨床的な鑑別が難しい。

- 突然発症の骨痛で，発熱を伴うことが多い。
- 骨痛は年齢に応じて特徴が異なる。
  - 乳児：偽性麻痺（患肢の自発的な不動），四肢の動きに伴う啼泣
  - 小児：偽性麻痺，荷重をかけるのを嫌がる，跛行
- 診察：元気がなく，患肢を動かないように保持し，感染部位の局所圧痛を認めることがある。嫌がる幼児では評価が難しい。
  - 化膿性物質が皮質を破壊すると，局所の紅斑や浮腫を生じる。
- 滲出液を触知することが多い。

◎ 検査

- 血算（白血球数は50％以上で正常）
- 血液培養（原因菌は50〜70％検出）
- 赤血球沈降速度（ESR）（急性反応物質の感度は低く，非特異的），C反応性蛋白（CRP）
  - それぞれ90％，98％で上昇を認める。
  - 治療効果のモニタリングに有用である。
  - ESRのピークは治療開始後3〜5日で，約3週間以内に正常化する。
  - CRPのピークは2日目で，合併症のない症例では1週間以内に正常化する。
- X線検査：骨折の除外
  - 病初期は正常
  - 10〜12病日後：40％以上の骨量減少を反映し骨破壊が可視化する。
- 超音波検査：骨髄炎と化膿性関節炎を鑑別する場合や，併発する化膿性関節炎を除外する必要がある場合には，関節液貯留を否定するために行う。
- 核医学検査：骨シンチグラフィ。テクネチウム99m（^{99m}Tc）はリンに結合する。
  - 血流の増加や新たな骨形成があり，骨芽細胞活性が高い領域に集積する。
  - 選択すべき検査：感度，特異度95％
  - 感染発症後2〜3日以内に陽性になることが多い。
- クエン酸ガリウムスキャン
  - 放射性クエン酸ガリウムは，カルシウムや鉄の類似物として働き，トランスフェリンに付着し炎症部位に集積する。
  - 椎骨骨髄炎に対して最も感度と特異度が高い。
- 骨生検：最も確実な診断は骨培養や血液培養の陽性所見，もしくは組織病理学検査での骨髄炎に合致した変化に基づく。
  - 培養が陰性の場合は，組織病理学的分析のための組織として針生検が必要になる可能性がある。
- CT，MRI検査は，特定の症例では有用である（腐骨形成，膿瘍形成）。

◎ 治療

内科的治療

- 最も可能性の高い病原体を想定し，経験的に経静脈的抗菌薬投与を行う（**表42-1**）。
- 培養結果と薬物感受性に基づいて抗菌薬を選択する。
- インフルエンザ桿菌 b 型（Hib）ワクチン接種を受けていないようであれば，アンピシリン耐性菌をカバーするものを加える。
- 乳児と小児の急性骨髄炎は，ほとんどは内科的治療のみでも反応が良好である。
- 治療期間は 4 〜 6 週間
- 静脈投与による抗菌薬治療は 7 〜 14 日間
- 十分な臨床症状の反応が認められた場合は，患者に発熱がなく，経口抗菌薬の忍容性があり服薬が順守可能で，適切な抗菌薬血中濃度が保たれ，炎症反応（ESR など）が改善傾向ならば，経口抗菌薬に変更してもよい。

外科的治療

- 最初の薬物療法が奏効しなければ，骨髄や軟部組織のデブリドマンが必要となる。

◎ 合併症

- 急性期に迅速に適切な治療がなされなかった場合は，慢性骨髄炎へ進行する危険性が高い。

化膿性関節炎

- 化膿性関節炎は，病原体の関節への血行性播種によって生じる。
- 関節腔内の細菌は炎症反応を引き起こし，それによって生じた化膿性物質の蓄積が関節包を膨張させる。
- 痛みと可動域制限が生じる。
- 1 歳未満で関節包内に骨幹端を含む関節の骨髄炎にしばしば併発する。

◎ 症状

- 骨髄炎と非常に似ているため，臨床的な鑑別は難しい。
- 元気がない（not doing well）。
- 突然発症の関節痛と腫脹。微熱を伴う。
- 関節痛は年齢によって特徴が異なる（「骨髄炎」の項参照）。
- 至適な体位を保つことで関節を動かないようにしている。

表 42-1 化膿性関節炎と骨髄炎に対する経験的抗菌薬治療

	年齢	疑われる原因菌	抗菌薬	代替治療、注意
化膿性関節炎	新生児	B群溶血性レンサ球菌、黄色ブドウ球菌、グラム陰性腸内細菌（大腸菌など）	クロキサシリン＋トブラマイシン	治療、診断目的の関節穿刺が必要
	乳児（1〜3カ月）	インフルエンザ桿菌、溶血性レンサ球菌群、ブドウ球菌群、新生児と同様	セフロキシム、セフォタキシム	ドレナージが最優先、遅発性B群溶血性レンサ球菌も考慮
	小児	A群溶血性レンサ球菌、黄色ブドウ球菌、肺炎球菌	セファゾリン	クロキサシリン、クリンダマイシン
骨髄炎（急性）	新生児	黄色ブドウ球菌、B群溶血性レンサ球菌、グラム陰性腸内細菌（大腸菌など）	クロキサシリン＋トブラマイシン	クロキサシリン＋セフォタキシム、ドレナージが最優先、遅発性B群溶血性レンサ球菌も考慮
	乳児（1〜3カ月）	インフルエンザ桿菌、溶血性レンサ球菌群、ブドウ球菌群、新生児と同様	セフロキシム、セフォタキシム	
	小児	黄色ブドウ球菌、肺炎球菌	セファゾリン	クロキサシリン、クリンダマイシン
鎌状赤血球症		黄色ブドウ球菌、サルモネラ、肺炎球菌	セフォタキシム	クリンダマイシン＋ゲンタマイシン
足の刺創		運動靴：緑膿菌	ピペラシリン＋ゲンタマイシン	βラクタムアレルギー：シプロフロキサシン＋ゲンタマイシン
		運動靴以外：黄色ブドウ球菌	経口：セファレキシン、静注：セファゾリン	培養、感受性に応じるのが望ましい

(Kowalczyk A, ed. The 2005-2006 Formulary of Drugs, The Hospital for Sick Children, 24th ed. Toronto: The Graphic Centre, HSC; 2005 より許可を得て転載)

- 化膿性股関節炎の場合には，下肢は屈曲，外転，外旋して股関節包の伸展を最小にしている。
- 強い圧痛のために関節の動きを最小限にしている。

◎ 検査
- 血算，ESR，CRP，血液培養（原因菌は70％検出）
- X線検査：骨折を除外する。病初期では正常を示す。骨膜変化は7日でみられる。
- 超音波検査：関節滲出液の貯留を描出する。
- 関節穿刺：関節液を分析し，以下を調べる。
    - 白血球数（10万/μL以上）
    - グラム染色，培養
    - ラテックス凝集反応
- 化膿性関節炎：白血球数10万/μL以上と糖低値

◎ 治療
- 膿瘍に準じて，薬物治療と外科的治療をする。
- 予後は治療開始までの時間に依存する。

内科的治療
- 最も可能性の高い病原体を想定し，経験的な経静脈的抗菌薬投与を行う。
- 年齢，培養結果，薬物感受性に応じて決定する（表42-1参照）。
- 支持療法：鎮痛，固定
- 治療期間
    - 培養結果に基づき，感受性のある抗菌薬を適切な血中濃度に保ち，少なくとも21日間
    - ESRとCRPは臨床反応の指標になる。
    - 静注抗菌薬は，臨床症状の改善や，ESRとCRPが正常になるまで継続する。
- 抗菌薬の投与経路：静注と経口
    - 適切な臨床反応が得られれば退院させて，自宅で抗菌薬静注を継続する。
    - 患者が解熱し，経口抗菌薬の忍容性があり服薬が順守可能で，適切な抗菌薬の血中濃度を維持できれば，経口抗菌薬に切り替える。

外科的治療
- ドレナージ：末梢関節で簡単に到達できる状況であれば，経皮的吸引を行う。
- 手術室での開放ドレナージと十分な関節洗浄が最も効果的な治療である。

文献

- Asensi V, Alvarez V, Valle E, et al. IL-1alpha (- 889) promoter polymorphism is a risk factor for osteomyelitis. Am J Med Genet. 2003;119A(2):132-136.
- Bradley JS, Kaplan SL, Tan TQ, et al. Pediatric pneumococcal bone and joint infections. The Pediatric Multicenter Pneumococcal Surveillance Study Group (PMPSSG). Pediatrics. 1998;102(6):1376-1382.
- Kowalczyk A, ed. The 2005-2006 Formulary of Drugs, The Hospital for Sick Children. 24th ed. Toronto: The Graphic Centre, HSC; 2005.
- Lew DP, Waldvogel FA. Osteomyelitis. N Engl J Med. 1997;336(14):999-1007.
- Morrissy RT. Bone and joint sepsis. In: Lovell WW, et al, eds. Lovell and Winter's Pediatric Orthopaedics. 4th ed. Philadelphia: Lippincott Williams & Wilkins; 1996:579-624.
- Peltola H, Kallio MJ, Unkila-Kallio L. Reduced incidence of septic arthritis in children by Haemophilus influenzae type-b vaccination: implications for treatment. J Bone Joint Surg Br. 1998;80(3):471-473.
- Schwentker EP. Septic arthritis. In: Hoekelman RA, ed. Primary Pediatric Care. 4th ed. St. Louis: Mosby-Year Book Inc.; 2001:1806-1808.

Part X

内分泌疾患の救急

43

糖尿病性疾患
Amina Lalani

概要
- 糖尿病のうち1型糖尿病が5〜10%を占める。
- 1型糖尿病の50%が小児期に発症する。
- 発症が低年齢化傾向にある。
- 膵臓B細胞の破壊によりインスリンが欠乏する。
- 他の自己免疫疾患を合併することがある：甲状腺疾患，Addison病，セリアック病，白斑
- 主要な緊急事態
  - 糖尿病性ケトアシドーシス
  - 併発疾患
  - 低血糖
- 合併症
  - 微小血管障害：網膜症，腎症，神経障害
  - 大血管障害：心血管障害，脳血管障害，末梢血管障害
- ヘモグロビンA_{1c}：最近90〜120日の血糖コントロールの指標となる(**表43-1**)。

カナダ糖尿病協会(Canadian Diabetes Association)診療ガイドライン
- インスリンは毎日複数回投与する。食前のレギュラーインスリンのボーラス投与を併用しながら，中間型(NPH)または持続型(ウルトラレンテ)を1日1〜2回投与する。
- 最近は速効型(アスパルト，リスプロ)，超持続型(グラルギン，デテミル)インスリンが使用できる。
- インスリンポンプの使用が増えている。速効型インスリンを持続注射し，食前にボーラス投与する。

表 43-1 血清血糖とヘモグロビン(Hb)A$_{1c}$の目標値

年齢（歳）	血糖 (mmol/L) [訳注1]	HbA$_{1c}$ (%)
< 5	6〜12	≦ 9
5〜12	4〜10	≦ 8
13〜18	4〜7	≦ 7

訳注1
1 mmol/L = 18 mg/dL

糖尿病性ケトアシドーシス (DKA) (図43-1)

- 小児糖尿病患者の死亡原因で最も多い。
- 死亡率 0.5% 未満
- DKA の発症率は約 25% で，年少児がより発症しやすい。
- 糖尿病と診断されている患者における DKA 発症原因
  - インスリンの投与忘れ（最も多い）
  - 感染症または他の急性疾患の罹患
  - インスリンポンプの故障，カテーテル位置異常
- 死亡の原因には脳浮腫が関連していることが多い。

◎ 症状

- 多尿，多飲，夜間頻尿，体重減少，多食，腹痛，嘔吐
- 急性腹症のようにみえることもある。
- 脱水徴候：頻脈，毛細血管再充満時間の延長，四肢冷感，口腔粘膜乾燥，皮膚ツルゴール低下
- 代謝性アシドーシスにより，典型的な Kussmaul 呼吸（深いため息様呼吸）を伴う頻呼吸が起こる。
- アセトン産生によりフルーツ様の口臭を呈する。
- 意識レベルは正常か軽度低下する。

◎ 検査

- 迅速毛細血管血糖測定 [訳注2]
- 血清血糖，電解質，静脈血液ガス分析，BUN，クレアチニン
- 輸液路確保
- 尿中ケトン体，尿糖測定

訳注2
ベッドサイドで測定する迅速簡易血糖測定のこと。

◎ 診断

- 高血糖：血糖値 11 mmol/L (198 mg/dL) 以上

```
┌─────────────────────────────┐                    ┌─────────────────────────────┐
│ 病歴（いくつか，または全部）  │                    │ 一般的に現れる症状           │
│ ・多尿                       │                    │ ・深いため息様呼吸（Kussmaul呼吸）│
│ ・多飲                       │                    │   で，喘鳴，ラ音を伴わない    │
│ ・体重減少                   │                    │ ・呼気ケトン臭               │
│ ・腹痛                       │                    │ ・嗜眠，眠気                 │
│ ・疲労感                     │                    │ ・脱水：中等度〜重度         │
│ ・嘔吐                       │                    └─────────────────────────────┘
│ ・錯乱                       │
│ ・呼吸困難                   │
└─────────────────────────────┘
              │
              │      ┌─────────────────────────────┐
              └──────│ ケトン尿／尿糖               │
                     │ 迅速毛細血管血糖測定，STAT 検査│
                     │ 静脈血（血糖，ガス分析，電解  │
                     │ 質，BUN，クレアチニン）       │
                     │ その他                       │
                     └─────────────────────────────┘
                                │
                     ┌─────────────────────────────┐
                     │ DKA の診断                   │
                     │ ・ケトン尿                   │
                     │ ・血糖値≧11 mmol/L（198 mg/dL）│
                     │ ・pH＜7.3                    │
                     │ ・血清重炭酸＜18 mmol/L      │
                     │ ・可能ならば小児科に紹介     │
                     └─────────────────────────────┘
```

低血圧
（年齢平均の＜5 パーセンタイル）
＜4 歳：＜70/30
4〜10 歳：＜80/40
10〜13 歳：＜85/40
＞13 歳：＜90/45

血管内代償不全
（昏睡の有無にかかわらず）
・低血圧（左ボックス参照）
・意識レベルの低下

血管内代償不全なし

臨床的に脱水徴候あり，
過換気または，嘔吐
正常血圧（臥位と座位）

脱水徴候がわずか
経口摂取可能
正常腸音

蘇生
・気道（必要があれば経鼻胃管挿入）
・生理食塩液 10 mL/kg を血管内容量を保
　つために 30 分〜1 時間かけて投与
その後，
・5 mL/kg/hr に減量
・pH＜7 ならば，炭酸水素ナトリウム 1〜2
　mEq/kg を 1 時間かけて投与

生理食塩液 7 mL/kg/hr を
最初の 1 時間で投与
その後，3.5〜5 mL/kg/hr
へ減量（以下の方法でイン
スリン投与開始）

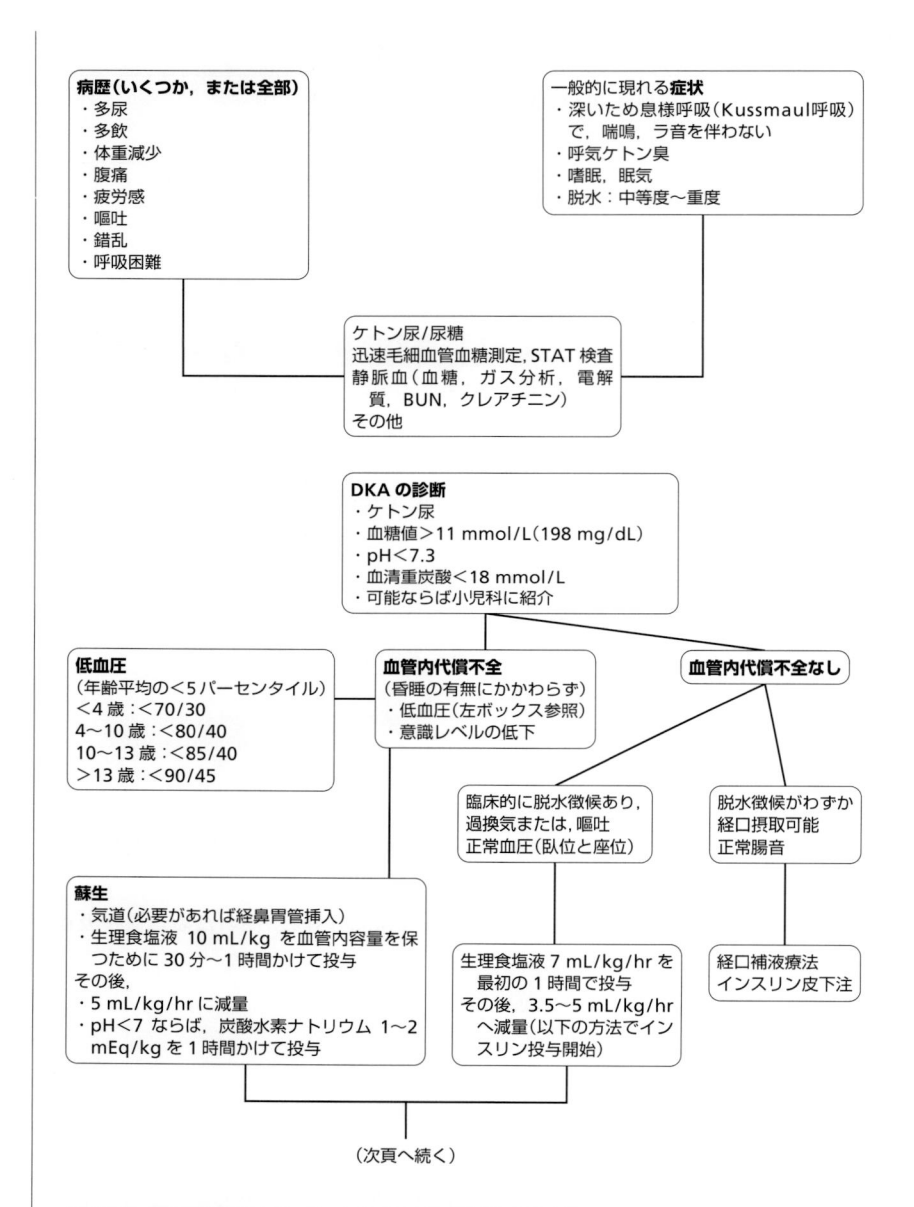

経口補液療法
インスリン皮下注

（次頁へ続く）

図 43-1　糖尿病性ケトアシドーシス（DKA）救急診療ガイドライン

```
                    ┌─────────────────────────────────────┐
                    │ 最終1時間以内に排尿があり，K<5.5 mmol/L のとき │
                    │ ・輸液に KCl を加えて 40 mEq/L にする         │
                    │ ・カリウム値を 4〜5 mEq/L に保つ              │
                    │ ・生理食塩液 250 mL に 25 U のレギュラーインスリンを加 │
                    │   えて(標準インスリン溶液)，0.1 U/kg/hr=1 mL/kg/hr で │
                    │   持続投与する                              │
                    │ インスリンのボーラス投与はしない               │
                    └─────────────────────────────────────┘
```

神経症状の悪化	アシドーシスが悪化	アシドーシスが改善
頭痛，被刺激性，意識レベル低下，徐脈	(3〜4時間で)	血糖値<15 mmol/L(270 mg/dL) または，>5 mmol/L/hr
まず迅速に毛細血管血糖を確認し低血糖を除外する	・インスリン投与経路を確認する	・5%ブドウ糖含有生理食塩液に変更
その後，脳浮腫を治療する	・敗血症を考慮	・上記の標準インスリン溶液を 0.04〜0.05 U/kg/hr=0.4〜0.5 mL/kg/hr に減量
	・小児糖尿病専門病院に連絡する	血糖値<10 mmol/L(180 mg/dL)
		・10%ブドウ糖含有生理食塩液に変更

```
┌──────────────────────────────────┐   ┌─────────────────────────────────┐
│ 20%マンニトール 5 mL/kg を 20 分で投与  │   │ 改善                              │
│ Na が低下していたら 2〜4 mL/kg の 3%食塩液を │   │   全身状態良好                     │
│   10〜20 分かけて投与                │   │   経口摂取可能                     │
│ その後，生理食塩液を維持量で投与         │   │   pH>7.3                        │
│                                  │   │   血清重炭酸>18 mmol/L             │
│ 上記の標準インスリン溶液を 0.04〜0.05 U/kg/hr │   │                                 │
│   =0.4〜0.5 mL/kg/hr に減量         │   │ インスリン皮下注開始                │
│ 小児糖尿病専門病院に連絡する           │   │ ヒューマログ®インスリン皮下注 30 分後 │
│ ICU へ入院させる                    │   │ または，                          │
└──────────────────────────────────┘   │ レギュラーインスリン皮下注 1 時間後に │
                                        │   静注インスリン中止                │
                                        │ DKA の原因を特定する               │
                                        │ 地域の小児糖尿病教育施設に連絡する   │
                                        └─────────────────────────────────┘
```

```
┌──────────────────────────────────────────────────────┐
│ 経過観察とモニタリング                                      │
│ ・1 時間ごとの毛細血管血糖測定                               │
│ ・5 mmol/L/hr=90 mg/dL/hr の血糖低下を目指す                │
│ ・1 時間ごとに輸液の IN/OUT バランスを記録する                │
│ ・少なくとも 1 時間ごとに神経所見を評価する                    │
│ ・静注開始 2〜4 時間後：電解質，静脈ガス分析，その後 2〜4 時間ごとに測定 │
│ ・有効浸透圧を調べる=(2× 実測 Na 値＋実測血糖値)               │
│ ・輸液中のナトリウム濃度を上げて有効浸透圧の 2〜3 mmol/L/hr 以上の低下を避ける │
└──────────────────────────────────────────────────────┘
```

図 43-1 （続き）

- アシドーシス：pH 7.30 未満
- 血清重炭酸 18 mmol/L 未満
- ケトン尿

電解質変化

- 血糖
    - 脱水の程度により，血清血糖値はさまざまな値を示す。
    - 重度の脱水では，さらに高血糖になる。
- 代謝性アシドーシス
    - ケトン体や乳酸の蓄積によってアニオンギャップが増加する代謝性アシドーシスとなる。
- ナトリウム
    - 高血糖の結果，血管内への水分移動が起こり，血清ナトリウム値は低下する。
- カリウム
    - アシドーシスによって，カリウムは細胞内から細胞外へ移行する。そのため見かけ上の血清カリウム値は正常値をとる。
    - 体内総カリウム量は尿中排泄により減少する。
    - 血清カリウム値はインスリン治療により急激に低下する。
- リン
    - 当初は正常範囲だが，治療により低下する。

◎ 治療

輸液

- 循環動態改善のために生理食塩液の静脈内投与を開始する。
- 脱水状態の場合，10 〜 20 mL/kg の初回ボーラス投与を必要とすることがある。
- 血圧が安定していれば，輸液は慎重に行う。生理食塩液 7 mL/kg を 1 時間で，その後は 3.5 〜 5 mL/kg/hr で投与する。
- 通常は輸液療法のみで血清血糖値は有意に低下する。

インスリンと糖

- インスリンを投与してアシドーシスと高血糖を治療する。
- インスリン 0.1 U/kg/hr の持続投与を開始する（生理食塩液 250 mL に 25 U レギュラーインスリンを加えて，1 mL/kg/hr の速度で投与する）。
- インスリンのボーラス投与はしない。

- 血清血糖値の改善がアシドーシス改善よりも前に起こることがよくある。血糖値が 15 mmol/L (270 mg/dL) 以下になるか，1 時間で 5 mmol/L (90 mg/dL) 以上低下した場合は，輸液に糖を加えインスリン投与を 0.05U/kg/hr に下げる。

電解質
- インスリン治療によりカリウムは細胞外から細胞内へ移動する。
- 排尿があり，カリウム値 < 5.5 mEq/L となったら輸液に 40 mEq/L のカリウムを補充する。
- 塩化カリウムと必要に応じてリン酸カリウムを使用する。

炭酸水素ナトリウム
- ルーチン投与は推奨されない。
- アシドーシスは通常，インスリンと輸液で補正される。
- 炭酸水素ナトリウムの使用で起こりうる有害作用
  - 肝臓でのケトン体産生を増加させる。
  - 投与中は低カリウム血症の危険性が増加する。
  - 呼吸中枢刺激減少と二酸化炭素分圧の上昇による，髄液の逆説的アシドーシスを引き起こす。
  - 脳浮腫の危険性が増加する。
- pH < 7 であれば，内分泌科へコンサルトして，投与を考慮する。

モニタリング
- ICU に入院させる。
- 毛細血管血糖を 1 時間ごとに測定する。
- 血清血糖，電解質，静脈血液ガス分析を 2 〜 4 時間ごとに測定する。
- 毎時間，バイタルサインと神経所見を確認する。
- 毎時間，IN/OUT のバランスを確認する。
- 血清浸透圧を調べる。

◎ 合併症
- 最も頻度の高い合併症は，低血糖と低カリウム血症である。

致死的な合併症
- 脳浮腫
- 肺水腫

- 血栓が形成しやすくなっていることによる中枢神経系の出血や血栓症
- 電解質異常による不整脈
- 膵炎
- 腎不全

脳浮腫

- DKAの致死的合併症のなかで最も多い。
- 小児DKAの0.3〜1%に起こる。
- 頭痛，意識レベル低下，被刺激性，嘔吐，高血圧，徐脈，頭蓋内圧亢進症状を呈する。
- 死亡率は24%にのぼり，25%に永続的な神経後遺症を残す。
- DKAのほとんどの児に無症状の軽度脳浮腫像を認める。
- 原因には議論があり，さまざまな病態が指摘されている。
  - 急激な血清浸透圧変化や，治療としての急速な輸液投与が原因となる可能性：臨床試験で支持されておらず，治療前に既に脳浮腫を呈していることもある。
  - 血管脳関門機能異常に伴う血管原性の可能性
- 危険因子：初診時のBUN高値，増悪する低二酸化炭素血症，治療にもかかわらず血清ナトリウム値がほとんど上昇しない場合

治療

- 20%マンニトール5 mL/kgを20分かけて投与する。
- 血清ナトリウムが低下したら，3%食塩液2〜4 mL/kgを10〜20分かけて投与する。
- 挿管患者を過換気にしない。
- インスリンを0.05 U/kg/hrに減量する。
- 血栓症などの中枢神経病変の除外のために頭部CTを施行する。
- ICUに入院させる。

併発疾患

- 嘔吐を発症する。
- すべての患者
  - 毛細血管血糖，電解質，血清血糖，BUN，クレアチニン，静脈血液ガス分析を測定する。
  - 尿中ケトン体を確認する。

◎ 治療
- 図 43-2 を参照。
  - インスリン投与を忘れない。
  - ガイドラインに準じてインスリン量を調節し，経口または経静脈的補液を施行する。

低血糖（図 43-3）
- 1 型糖尿病治療の急性期の合併症のなかで，最も多い。
- 原因
  - 不適切なカロリー摂取
  - インスリン過剰投与
  - 運動前の準備が不十分
- 重篤な低血糖のエピソードがある患者は，低血糖を起こしやすい。
- 経口摂取量，インスリン量，運動量のバランスをとる必要がある。
- 痙攣，意識消失，永続的な脳障害を起こす可能性がある。

◎ 重症度
- 軽症：発汗，振戦，動悸，不安，空腹，悪心，末梢のしびれ感
- 中等症：錯乱，脱力感，集中力欠如，眠気，霧視，めまい，会話困難
- 重症：低血糖改善のための治療が必要である。錯乱，痙攣，意識消失
  - 重篤な病態は寝ている間に起こりやすい。
  - 血糖の低下は血糖を上昇させるホルモンの分泌を促す。
  - 低血糖に対して，ホルモン反応が不適切であったり，通常の生体反応が欠如していると，より重篤な低血糖発作になりやすい。
  - インスリンアナログ[訳注3]やインスリン持続皮下注での治療は，従来の治療に比べて低血糖を起こしにくい。

◎ 症状
- 2 種類の症状
  - 自律神経症状：ふるえ，空腹，不安，動悸，発汗
  - 中枢神経系症状：めまい，被刺激性，嗜眠，頭痛，錯乱
- 意識消失を伴う低血糖に，頭痛，嘔吐，Todd 麻痺を伴うことがある。麻痺は通常，数時間で改善する。

◎ 危険因子
- 幼少期や思春期

訳注 3
超速効型 T インスリンなどのこと。

PART X 内分泌疾患の救急

```
┌──────────────────┐  ┌──────────┐  ┌──────────┐
│4時間以内に嘔吐が2回あれば,│  │嘔吐はないが,│  │嘔吐なし    │
│4～6時間は絶飲食を継続 │  │飲めない   │  │経口摂取可能│
└──────────────────┘  └──────────┘  └──────────┘
```

毛細血管血糖
静脈血：血糖，血液ガス分析，BUN，電解質
尿中ケトン体

毛細血管血糖
静脈血：血糖，血液ガス分析，BUN，電解質
尿中ケトン体

静脈輸液
重度脱水：生理食塩液(10 mL/kg)を1時間かけて投与
その後,
血糖値＞20 mmol/L(360 mg/dL)ならば，生理食塩液を維持量で投与
血糖値＜20 mmol/L(360 mg/dL)ならば 5％ブドウ糖含有生理食塩液を維持量で投与
排尿があればKClを補充

維持輸液量
4 mL/kg/hr を最初の10 kgまで
2 mL/kg/hr を次の10 kg
1 mL/kg/hr をその次の10 kg

高血糖
インスリン投与を忘れない
アシドーシスがなければインスリン皮下注（DKAガイドライン参照）
血糖値＞11 mmol/L (198 mg/dL)，ケトン体が中～強陽性であれば通常のインスリンに加えてレギュラーかヒューマログ®を4時間ごとに投与［1日総量の10～20％(N＋R または H)］

低血糖
インスリン投与を忘れない
次の予定のインスリンを10～20％減量する
経口摂取ができなければ低血糖ガイドラインに準じて輸液を施行する
または，糖質を含む水分摂取を勧める

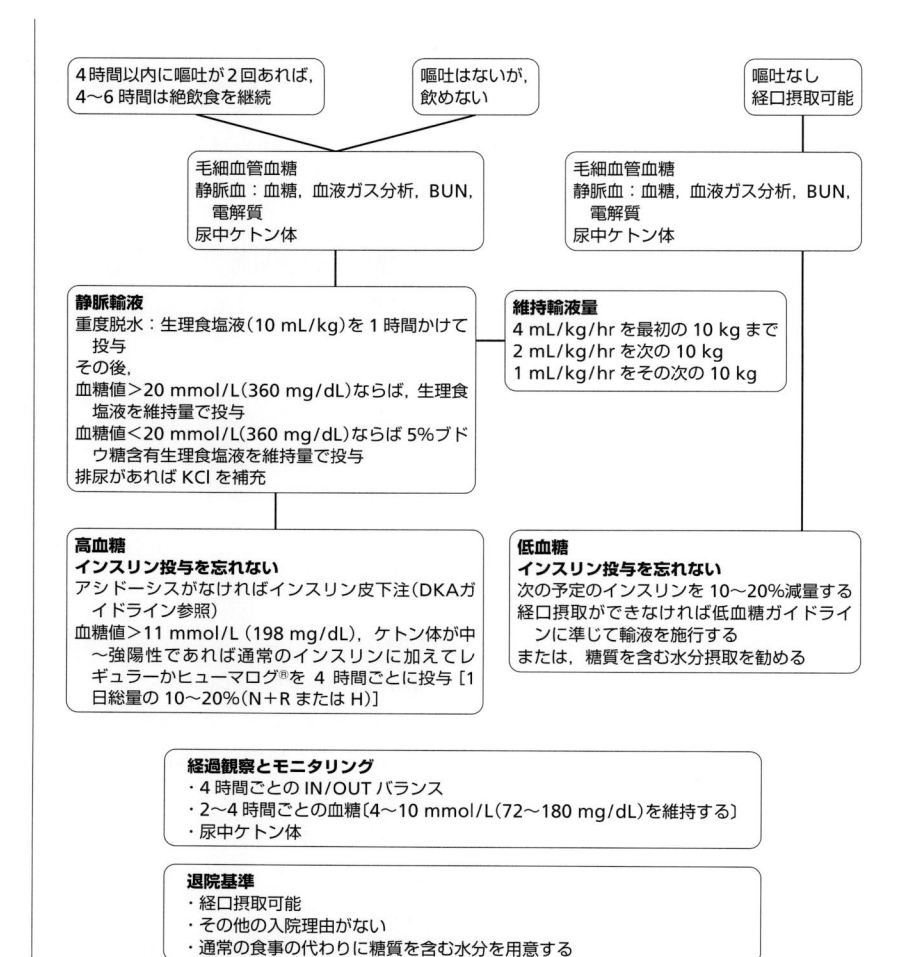

経過観察とモニタリング
・4時間ごとの IN/OUT バランス
・2～4時間ごとの血糖〔4～10 mmol/L(72～180 mg/dL)を維持する〕
・尿中ケトン体

退院基準
・経口摂取可能
・その他の入院理由がない
・通常の食事の代わりに糖質を含む水分を用意する

図43-2　1型糖尿病の併発疾患救急診療ガイドライン（Ontario Diabetes Strategy, Ministry of Health and Long Term Care. Emergency guidelines for managing the child with Type 1 Diabetes. http://www.health.gov.on.ca/english/providers/pub/diabetes/childguide.pdf）

病歴
特に錯乱や意識レベルが低い場合，付き添い人にグルカゴンまたは経口ブドウ糖投与などの治療が必要な低血糖が最近あったかどうかを尋ねる

または

臨床徴候
痙攣
片麻痺
局所神経症状
意識状態の変化

↓

血糖測定（毛細血管）
電解質，血液ガス分析は，通常は必要ではない

↓

患者に活気があり，意識清明で，経口摂取が良好であれば，糖質を含む飲料を少なくとも維持量程度飲ませる
または
血糖値にかかわらず，少なくとも 5％のブドウ糖含有生理食塩液を維持量で開始する

↓

傾眠や，局所あるいは全身の神経症状があれば，ブドウ糖 0.25〜0.5 g/kg 静注：50％ブドウ糖液 0.5〜1 mL/kg または 25％ブドウ糖液 1〜2 mL/kg [訳注 4]

↓

以下の条件までブドウ糖投与を継続
・神経症状がなく，
・以下の症状がない：傾眠，錯乱，被刺激性，落ち着きがない
低血糖脳症があれば 12 時間の経静脈ブドウ糖投与が必要
血糖値を 8 mmol/L（144 mg/dL）以上に維持
その後，経口ブドウ糖液投与に変更する

退院基準
以下が可能なときのみ
1. 意識が完全に清明
2. 経口摂取ができる
3. 神経症状がない

経過観察とモニタリング
・原因を特定しフォローアップを予約する
・以後の 24 時間は通常よりインスリン投与量を 20％減らす
・グルカゴンを使用したら改めて処方する

図 43-3　低血糖管理救急診療ガイドライン（中等症〜重症）

訳注 4
日本では 20％ブドウ糖液 1.25〜2.5 mL/kg

- 以前の低血糖のエピソード
- 男性
- 関連疾患：甲状腺機能低下症，セリアック病
- 運動

◎ 予防

- インスリンポンプを使用してインスリンの皮下注を行うとインスリン量が安定するので，低血糖を防げる可能性がある。
- 運動前には糖質を摂取するか短時間作用型インスリンを減量する。

◎ 治療

- 重症：錯乱，意識障害，痙攣，無反応，局所神経症状
    - 血糖測定
    - ブドウ糖 0.25 〜 0.5 g/kg を静注：25％ブドウ糖 1 〜 2 mL/kg，または 50％ブドウ糖 0.5 〜 1 mL/kg，またはグルカゴン 0.5 〜 1 mg/kg 皮下注
    - グルカゴン投与をしたら，速やかに経口ブドウ糖を投与する。
- 軽症〜中等症
    - 単純な糖分摂取で治療する（クッキーやジュースなど）。
- 低血糖後の高血糖（Somogyi 現象）は，過剰治療のリスクである。
- 治療後，血糖値を確認する。
- 治療後 24 時間はインスリンを 20％減量する。

文献

- Daneman D. Type 1 diabetes. Lancet. 2006;367:847-858.
- Glaser N. Pediatric diabetic ketoacidosis and hyperglycemic hyperosmolar state. Pediatr Clin North Am. 2005;52(6):1611-1635.
- Ontario Diabetes Strategy, Ministry of Health and Long Term Care. Emergency guidelines for managing the child with type 1 diabetes. http://www.health.gov.on.ca/english/providers/pub/diabetes/childguide.pdf.
- Ryan C, Gurtunca N, Becker D. Hypoglycemia: a complication of diabetes therapy in children. Pediatr Clin North Am. 2005;52(6):1705-1733.

44

副腎クリーゼ

William Mounstephen

概要（表44-1）

- 非特異的な病状を呈することが多い。
- 疑うことが難しい。
- 副腎皮質がストレス反応に対して十分量の糖質コルチコイドや鉱質コルチコイドを産生することができないため発症する。

症状

◎ 原発性副腎不全

- 段階的な症状発現：筋力低下，倦怠感，不快感，食欲不振，体重減少など
- 塩分を欲する。
- 低血圧
- 皮膚色素沈着：口唇，頬粘膜，乳頭，鼠径部，手掌や腋窩のしわ，古い瘢痕や摩擦した部分

表44-1 副腎不全の分類

原発性	糖質コルチコイド，鉱質コルチコイド産生障害 ・先天性（先天性副腎皮質過形成） ・自己免疫性 ・副腎出血 ・感染：結核，ヒストプラスマ症，髄膜炎菌性敗血症
続発性	糖質コルチコイド産生障害のみ ・糖質コルチコイド投与による副腎皮質刺激ホルモン（ACTH）の抑制

乳児期

- 最も一般的な原因は先天性副腎皮質過形成（CAH）：体重増加不良，嘔吐，脱水，性器色素沈着，性器形成不全
- 日齢5～7以前での発症はまれである。

年長児，思春期

- 最も一般的な原因は，Addison病（自己免疫疾患）である。
- 慢性経過での発症，感染を契機に急性増悪が起こりうる。
- 疑わしければ，他の自己免疫内分泌疾患（甲状腺機能低下が多い）を考慮する。

◎ 続発性副腎不全

- Cushing症候群の臨床徴候が現れる（高血圧，満月様顔貌，中心性肥満，赤色皮膚線条，痤瘡）。
- 医原性副腎不全または急性増悪は，ステロイドの減量時や，生理的ストレス時（外科手術，感染，外傷）に糖質コルチコイドを十分増量しなかった場合に発症する。

検査

- 電解質：低ナトリウム血症，高カリウム血症，低クロール血症
- 低血糖が生じることもある。
- 血算：好中球減少が起こりうる。
- 血漿レニン上昇
- 尿中ナトリウム上昇，尿中カリウム低下
- コルチゾール上昇，アルドステロン上昇，副腎皮質刺激ホルモン（ACTH）上昇
- その他の副腎皮質ステロイド代謝産物を検査するために血清を保存する（例：21-ヒドロキシラーゼ欠損症が疑われる場合の17-ヒドロキシプロゲステロン）

治療

◎ 輸液

- ショック症状がよくみられる：生理食塩液20～40 mL/kgのボーラス投与
- 一度安定したら以下で輸液管理する。
    - 乳児：10%ブドウ糖含有生理食塩液
    - 小児：5%ブドウ糖含有生理食塩液
- 排尿があればカリウムを補充する：コルチゾール投与は急激なカリウム低

下を引き起こす。

◎ 副腎皮質ステロイド補充療法

急性増悪

- ヒドロコルチゾン（ソル・コーテフ®）100 mg/m² 静注後，100 mg/m²/日を6時間ごとに分割投与する。
- ヒドロコルチゾン投与量の目安（静注）
  - 乳児：25 mg
  - 年少児：50 mg
  - 年長児/思春期：100 mg
- 鉱質コルチコイドは急性増悪では不要である。
- 背景にあるストレス要因を治療する：感染が最も多い。

急性増悪後

- ヒドロコルチゾン 20 mg/m²/日を1日3回分割経口投与，12 mg/m²/日を6時間ごとに分割静注する。

併発疾患

- 維持量のステロイドを使用している患者（例：先天性副腎皮質過形成，Addison 病）
  - 軽症疾患：ヒドロコルチゾンを1日量の2倍投与
  - 重篤な疾患：1日量の3倍を6時間ごとに分割投与

外科手術または外傷

- 副腎不全の患者で外科手術や緊急気管挿管が必要な場合，または外傷の場合：ヒドロコルチゾン（ソル・コーテフ®）100 mg/m² を1回術前静注後，100 mg/m²/日を6時間ごとに分割投与

帰宅／入院の判断

- 内分泌科にコンサルトする。
- 急性副腎不全は入院：Addison 病クリーゼが多い。
  - 嘔吐，経口摂取不良，ステロイド内服不可能，体位によりバイタルサインが変化する。
  - 自宅での服薬順守が不確実である。

文献

- Hale D. Endocrine emergencies. In: Fleisher G, Ludwig S, eds. Textbook of Pediatric Emergency Medicine. 4th ed. Philadelphia: Lippincott Williams & Wilkins; 2000:1101-1104.
- Kowalczyk A, ed. The 2005-2006 Formulary of Drugs, The Hospital for Sick Children. 24th ed. Toronto: The Graphic Centre, HSC; 2005.
- Schachner H, Silfen M. Endocrine emergencies. In: Crain E, Gerschel J, eds. Clinical Manual of Emergency Pediatrics. 4th ed. New York: McGraw-Hill; 2003:147-151.

Part XI

神経疾患の救急

45 頭痛

Abdullah Al-Anazi

概要
- 7〜9歳までに60〜70%の小児が頭痛を経験する．
- 小児患者で頭痛のみを訴えることは比較的まれである（来院患者の0.7〜1.3%）．
- 致死的な疾患を除外する必要がある．
- 血液検査や画像検査は，通常は不要である．

病歴
- 発症の仕方，頭痛の型，持続時間，頻度，頭痛の部位
    - 突然発症の激痛：脳動静脈奇形の破裂を考慮する．
    - 後頭部の痛み：後頭蓋窩腫瘍を考慮する．
- 痛みの程度，増悪因子と寛解因子
    - かがんだり，咳をしたりすることで悪化する場合は，副鼻腔炎，頭蓋内圧亢進を考慮する．
- 頭痛の起こる時間帯と環境
    - 早朝の頭痛や中途覚醒を伴う頭痛：脳腫瘍，頭蓋内圧亢進を考慮する．
- 随伴症状（発熱，嘔吐，頸部痛，光過敏，視覚異常など）
    - 嘔吐は，頭蓋内圧病変がある患者に最も多い随伴症状である（74%）．
- 鎮痛薬と治療に対する反応
- 以前の頭痛パターンとの変化
- 最近あるいは以前の外傷の既往
- 内服歴と中毒症の既往
- 基礎疾患（脳室腹腔シャント，悪性腫瘍，血液疾患）
- 社会心理的背景
- 頭痛や片頭痛の家族歴

診察
- 外観（ぐったりしているか，元気そうか）
- 血圧と体温などのバイタルサイン
- 身体所見：副鼻腔と歯の圧痛，項部硬直，リンパ節腫脹，心雑音，皮膚所見，頭蓋内雑音，視力
- 詳細な神経所見

臨床分類
- 頭痛の経時変化により5つに分類する。
  - 急性，急性反復性，慢性進行性，慢性非進行性，混合性

◎ 急性頭痛
- 既往のない単一のエピソード
- 通常は上気道の有熱性疾患に引き続いて起こる（上気道炎，副鼻腔炎，中耳炎など）。
- 発熱があり全身状態不良の場合は，髄膜炎を考慮する（髄膜刺激症状の所見を確認）。
- 突然発症した激しい頭痛では，くも膜下出血を疑う。

◎ 急性反復性頭痛
- 無症状の期間をはさんで反復する頭痛
- 鑑別疾患は，片頭痛とその類縁疾患，緊張性頭痛，群発頭痛，神経痛

片頭痛
- 最も多いのは前兆のない片頭痛である（一般的な片頭痛）。
- 診断基準は国際頭痛分類（International Headache Society classification）による。
  - A：B〜Dの基準を満たすエピソードが5回以上ある。
  - B：頭痛の持続時間が1〜48時間
  - C：次のうち2項目以上を満たす：片側性または両側性，拍動性，中等度〜重度の頭痛，日常的な動作で増悪
  - D：次のうちいずれか1項目を伴う頭痛：悪心または嘔吐，光過敏または音過敏

緊張性頭痛
- 帯状の分布で左右対称性の痛みを呈する。

- 心理的なストレスや疲労に関連して起こることが多いが，睡眠障害はきたさず，嘔吐，光過敏を伴わない。

◎ 慢性進行性頭痛
- 頭痛の頻度や強さが徐々に増悪する。
- 脳腫瘍や偽脳腫瘍，水頭症，慢性髄膜炎，脳膿瘍，脳動静脈奇形，硬膜下血腫，高血圧などの重篤な疾患に関連することが多い。
- 深夜や早朝の頭痛，中途覚醒を伴う頭痛，夜間や早朝の嘔吐は，頭蓋内病変や頭蓋内圧亢進を示唆する。
- 神経学的異常所見：乳頭浮腫，眼球運動の異常，運動失調，腱反射の異常，視野異常

◎ 慢性非進行性頭痛
- 頻度や程度が増悪しない，頻繁または持続的な頭痛
- 原因：慢性副鼻腔炎，外傷後頭痛，ストレス関連頭痛

◎ 混合性頭痛
- 急性反復性頭痛で，通常は慢性的に毎日続く頭痛に片頭痛が併発する。

検査
- 身体所見に異常を認めない患者の大部分では，救急部での検査は不要である。
- 疑われる病因に基づいて検査を行う。
- 感染症を疑った場合には，血算と血液培養を行う。
- 髄膜炎，くも膜下出血，偽脳腫瘍を疑った場合には，腰椎穿刺を行う。
  - 頭蓋内圧亢進症状，意識レベルの変化，局所神経徴候，乳頭浮腫などがある場合には，腰椎穿刺の前に頭部 CT 検査を考慮する。
- 頭部 CT 検査の適応
  - 慢性進行性頭痛
  - 神経学的異常所見
  - 局所神経徴候
  - 乳頭浮腫
  - 急性発症の激しい頭痛（"雷鳴頭痛"）
  - 脳室腹腔シャント
  - 覚醒時の頭痛や嘔吐
  - 3 歳未満
  - 神経皮膚症候群

治療

◎ 急性頭痛

- 原疾患の治療
- 経口鎮痛薬：アセトアミノフェン，イブプロフェン

◎ 急性反復性頭痛（片頭痛）（表45-1）

一般原則

- 誘因を特定し除去する（睡眠障害，ストレスなど）。
- 片頭痛の発症時には，暗く静かな部屋で休むと有効である。
- 行動療法：リラックスする手段やストレスの管理
- カフェインを避ける。カフェインは思春期の頭痛の原因となったり，反跳性頭痛と関連する可能性がある。
- ケトロラック（ketorolac）[訳注1]は，小児の片頭痛に対して有効性と用量が確立されていない。
- 片頭痛の再発は発症後24〜48時間に最も多く，特に鎮痛が不十分な状態で救急部から帰宅した場合に多い。

訳注1
日本では未認可。

表45-1 片頭痛の急性期治療薬

第1選択	イブプロフェン，ナプロキセンなどの軽い鎮痛薬	アセトアミノフェンも有効
第2選択	メトクロプラミド0.1〜0.2 mg/kgを緩徐に静注（最大量10 mg）	
	クロルプロマジン0.1〜0.5 mg/kgを20分かけて点滴静注（最大量50 mg）[訳注2]	低血圧の危険性あり。20mL/kgの輸液をボーラス投与し血圧をモニターする
	スマトリプタン（5-ヒドロキシトリプタミン受容体作動薬）5 mg 経鼻スプレー（12歳以上）	経口と皮下注については十分なデータがそろっていない 小児に対する投与は臨床試験が進行中である
第3選択	ジヒドロエルゴタミン0.5〜1 mgを静注または筋注[訳注3]。制吐薬を使用し悪心と嘔吐を予防する	クロルプロマジンに続けたり，併用したりしない 神経科にコンサルトして使用する 12歳未満については投与量が確立されていない
第4選択	デキサメタゾン0.25 mg/kg 静注または経口	反復する場合は神経科にコンサルトする

訳注2
日本では経口・筋注製剤のみ。

訳注3
日本では経口製剤のみ。

帰宅 / 入院の判断と紹介

- 重篤な二次的原因（脳膿瘍，静脈洞血栓症）がある場合は，入院させて治療する。
- 神経科外来に紹介した方がよい場合
  - 慢性進行性頭痛
  - 3歳未満
  - 反復する片頭痛

文献

- Gorelick M. Neurologic emergency. In: Fleisher GR, Ludwig S, eds. Textbook of Pediatric Emergency Medicine. 4th ed. Philadelphia: Lippincott Williams & Wilkins; 2000:701-725.
- Lewis DW, Ashwal S, et al. Practice parameter: pharmacological treatment of migraine headache in children and adolescents: report of the American Academy of Neurology Quality Standards Subcommittee and the Practice Committee of the Child Neurology Society. Neurology. 2004;63:2215-2224.
- Plewa M, et al. Pediatric headaches. Pediatr Emerg Med Reports. 2004;9: 118-128.
- Qureshi F, Lewis DW. Managing headache in the pediatric emergency department. Clin Pediatr Emerg Med. 2003;4:159-170.

46 意識レベルの変容
D. Anna Jarvis

概要
- 意識レベルの変容は，軽度の障害から深昏睡まで多様であり，生命に危険が及んでいたり差し迫っている状況を示唆することがある。

定義
- 意識清明：自身と周囲の状況を認識している。
- 錯乱：認知能力が障害されていて，反応が遅い。
- 譫妄：錯乱が継続し，思考が途切れる。
- 鈍麻：覚醒しているが，意識が清明でない。
- 昏迷：繰り返し強い刺激を与えないと覚醒しない。
- 昏睡：痛み刺激にも反応がない。
- 意識レベルの正確な評価は診断に必要不可欠であり，繰り返し評価を行う。
- Glasgow Coma Scale (GCS) は正確であるが，評価に時間がかかる（第7章参照）。
- AVPU スケールは，短時間で迅速にできる有用な評価法である。
    - A (alert)：意識清明
    - V (voice)：呼びかけに反応
    - P (painful)：痛み刺激に反応
    - U (unresponsive)：反応なし

原因
- 意識レベルが変化する原因は多岐にわたる（**表 46-1**）。
- "アイウエオ TIPS" は有用なアプローチである。
    - A (alcohol, anoxia, acidosis)：アルコール，低酸素，アシドーシス

表 46-1 意識レベル変容のよくある原因（年齢別）

乳児	幼児	思春期
感染症	中毒	中毒
代謝疾患	感染症	外傷
先天性代謝異常	痙攣	精神疾患
痙攣	腸重積	痙攣
不適切な養育（小児虐待）	不適切な養育（小児虐待）	

I〔insulin（hypoglycemia），intussusception，inborn error of metabolism〕：インスリン（低血糖），腸重積，先天性代謝異常
U（urea，metabolic）：尿毒症，代謝疾患
E（epilepsy，endocrine，electrolyte）：てんかん，内分泌疾患，電解質異常
O（opiate）：麻薬
T（trauma）：外傷
I（infection，inflammatory）：感染症，炎症
P（poison，psychiatric）：中毒，精神疾患
S（shock，stroke，shunt malfunction）：ショック，脳卒中，シャント不全

神経所見

◎ 局所症状

■ 器質的疾患：脳腫瘍，脳膿瘍，脳内出血，頭部外傷，水頭症
■ 非器質的疾患：痙攣，Todd 麻痺を伴う発作後状態（postical state），中毒

◎ 全身症状

■ 器質的疾患：脳浮腫，水頭症，脳内出血，頭部外傷，両側硬膜下血腫
■ 非器質的疾患：低酸素，低血糖，痙攣，電解質異常，発作後状態，糖尿病性ケトアシドーシス，中毒，髄膜炎，脳炎，先天性代謝異常，低体温，高体温，腸重積，Reye 症候群

臨床評価

■ ABC（気道，呼吸，循環），頸椎保護
■ 局在診断

病歴

■ 意識レベル変容の発現時期，進行具合，変動の有無

- 特に頭痛，痙攣，筋力低下，呼吸状態の変化，発熱などの随伴症状
- 成長発達歴を含む既往歴
- アレルギー歴，内服歴，経口摂取歴（または中毒物質への曝露）

診察

◎ バイタルサイン

- Cushing の三徴（頭蓋内圧亢進を示唆）：高血圧（脈圧の開大を伴う），徐脈，異常呼吸（表 46-2）

◎ 意識レベル

- 正確に，繰り返し記録する。
- GCS を使用する。
- 瞳孔径と対光反射（表 46-3）
  - 瞳孔径を変化させる投薬や薬物摂取の存在に注意する。
  - 対光反射は器質的疾患と代謝疾患を鑑別するうえで最も重要である。
  - 代謝疾患では，通常は瞳孔は縮瞳しており，かつ対光反射が認められる。
  - 器質的疾患では，一次的損傷と二次的な頭蓋内圧亢進の影響を受ける。

◎ 眼球運動障害

| 安静時の共同偏視 |

- 大脳領域：病側を向く。
- 脳幹領域：健側を向く。

表 46-2　代表的な異常呼吸パターン

過換気	代謝性アシドーシス，原発性呼吸性アルカローシス
低換気	代謝性アルカローシス，呼吸性アシドーシス
Cheyne-Stokes 呼吸	大脳半球または間脳の重篤な障害 呼吸が次第に大きくなりその後漸減するパターン 過呼吸と無呼吸を定期的に繰り返す 代謝性脳症で多くみられる
中枢性神経原性過換気	中脳の障害 酸素化は正常で，$PaCO_2$ が低いにもかかわらず規則正しい頻呼吸がみられる 持続的，定期的，深い呼吸
無呼吸	橋梗塞（無酸素性脳症，重症髄膜炎） 不規則で散発的，程度もさまざま

表 46-3　瞳孔反応と障害部位の関係

瞳孔の大きさと反射	障害部位
片側で固定散大	腫瘍性病変，第Ⅲ脳神経（動眼神経）麻痺を伴う鉤ヘルニア
固定散大	テント切痕ヘルニア（瞳孔は最初小さいがヘルニアが進行してくると左右非対称となり，固定し散大する）
正中位固定	中脳領域
針先固定	橋領域

- 中脳上部領域と水頭症：下方偏位（落陽現象）

眼球頭反射（人形の目現象）
- 反応が正常ならば脳幹機能は保たれている。
- 目を開けた状態で頭を左右に回転する。正常では回転方向と反対側に眼球偏位する。
- 頸髄損傷が疑われる場合には禁忌である。

眼球前庭反射（冷水カロリックテスト）
- 反応が正常ならば脳幹機能は保たれている。
- 人形の目現象が陰性の場合にのみ施行する。
- 眼球頭反射よりも鋭敏である。
- 正常反応：刺激反対側に急速相の眼振が出現した後，眼球が緩徐に刺激側に向かう。
- "COWS (Cold Opposite Warm Same)"：冷水では対側へ，温水では同側へ
- 鼓膜穿孔時には禁忌である。

◎ 運動機能
- 筋緊張，筋力，深部腱反射を評価する。

除皮質肢位
- 大脳皮質や皮質下白質の機能障害を示すが，脳幹機能は保たれる。
- 上肢が屈曲，下肢が伸展する。

除脳肢位
- 脳幹の機能障害を示す。

- 上下肢が硬直伸展する。

弛緩
- 痛み刺激に反応しない場合は，脳幹深部の障害を示す。

◎ 眼底検査
- 網膜出血（小児虐待）や乳頭浮腫（頭蓋内圧亢進の末期症状）を調べる。

治療
- ABC，各種モニタリング
- 頸椎保護
- 静脈路確保
- ベッドサイドでの迅速血糖測定
- 血算，電解質，BUN，クレアチニン，血糖，カルシウム，マグネシウム，血液ガス，プロトロンビン時間（PT），活性化部分トロンボプラスチン時間（APTT），肝機能，乳酸，アンモニア
- 血液培養検査
- 薬物スクリーニング，尿検査
- 心電図，胸部 X 線検査
- 頭部 CT 検査
- 以下を考慮する：鎌状赤血球症スクリーニング，アミノ酸分析，有機酸分析，髄液検査，超音波検査（腸重積を除外するため）
- 経鼻胃管，尿道カテーテル挿入
- 必要に応じて，抗菌薬，糖，その他の薬物（抗痙攣薬）を投与する。
- 何よりも ABC と意識レベルを繰り返し再評価することが重要である。

文献
- Berger JR. Clinical approach to stupor and coma. In: Bradley WG, ed. Neurology in Clinical Practice. 4th ed. Philadelphia: Butterworth-Heineman; 2004:43-64.
- Gausche-Hill M, Fuchs S, Yamamoto L, eds. American Academy of Pediatrics and American College of Emergency Physicians: APLS The Pediatric Emergency Medicine Resource. 4th ed. Sudbury, Mass: Jones and Bartlett; 2004:146-181.
- Jones R, et al, eds. Oxford Textbook of Primary Medical Care. Oxford, England: Oxford University Press; 2004.
- Plum F, Posner JB. The Diagnosis of Stupor and Coma. 3rd ed. Philadelphia: FA Davis; 1980:1-86.

47 痙攣と痙攣重積

Khalid Al-Ansari

概要
- 痙攣は救急部でよく遭遇する疾患である。
- 4〜10%の児が，小児期に少なくとも1回は痙攣発作を起こす。
- 小児期の痙攣発作の大部分は熱性痙攣である。
- 痙攣重積とは，意識状態が回復せずに30分以上痙攣が持続するか繰り返すことである。
- 12%の児が，初回の痙攣時に重積を起こす。

てんかん発作の国際分類

◎ 全般発作
- 強直性間代性発作：小児では最も多い。
- 強直性発作
- 間代性発作
- ミオクロニー発作
- 脱力発作
- 欠神発作

◎ 部分発作
- 単純部分発作：意識レベルの変容を伴わない。
- 複雑部分発作
- 二次性全般発作

熱性痙攣
- 良性疾患である。

- 最大で小児の5%にみられる。
- 発熱により痙攣の閾値が下がる。
- 好発年齢：生後6カ月～6歳
- 単純型：全般発作，持続時間15分以内，24時間以内に1回のみ，発達歴は正常，神経後遺症を残さない。
- 通常はウイルス感染に伴って起こる。
- 多くの児は救急部受診時には全身状態良好で，全身の再評価と再発時の指導で帰宅可能である。
- 生後12～18カ月未満の児では，髄膜刺激症状がわからないことがある。
- 以下の場合には，髄液検査を含めた敗血症の検索（septic workup）が必要である。
  - 1歳未満，全身状態不良，複雑型（持続時間15分以上，局所神経症状を認める，24時間以内に2回以上の痙攣）
- 再発率は30%
- てんかんのリスクは2～4%

無熱性痙攣
- 初回の無熱性痙攣では，ナトリウム，カルシウム，血糖を含めた検査を考慮する。
- 病歴や診察所見によっては，マグネシウム，アンモニア，肝機能，薬物スクリーニングの検査を考慮する。
- 初回無熱性痙攣では，局所神経症状を伴わなければ頭部CT検査は不要だが，長時間遷延する場合や焦点発作，局所神経症状，全身状態不良，外傷の既往，脳室腹腔シャント留置後，頭蓋内圧亢進症状があれば施行する。
- 外来での頭部CT検査は，器質的な異常所見をみるのに有用である。
- 脳波検査は，外来で施行する。発作の直後は多くの場合異常である。
- 痙攣の既往：痙攣が再発する最も多い原因は，抗痙攣薬の血中濃度が治療域を下回っていることである。
  - 投与量が足りない，コンプライアンスが悪い，併発疾患が存在する。
  - 抗痙攣薬の血中濃度を測定する。

痙攣重積
- 痙攣重積の80%は部分発作からはじまり，二次性に全般化したものである。
- 原因疾患（表47-1）によって死亡率は異なる。
- 続発性てんかん，認知障害，運動障害のリスクが増加する。
- 難治性痙攣重積

表 47-1　痙攣重積の原因（年齢別）

新生児[*1]	小児	年長児
低酸素性虚血性脳症	熱性痙攣	てんかん
感染症	感染症	感染症
脳卒中	代謝異常	薬物
脳室内出血	てんかん	外傷
外傷	外傷	腫瘍
先天性代謝異常	腫瘍	脳卒中
先天奇形	先天奇形	
ピリドキシン欠乏症		

[*1] 第11章参照。

- 薬物治療に反応せず，60分以上痙攣が持続する。
- ICUへ入院させて持続脳波モニタリングが必要である。
- 痙攣持続時間が死亡率の増加と直接相関する。

◎ 段階

代償期：30分以内

- 脳血流，カテコラミン分泌，心拍出量，脳内糖濃度が上昇する。
- 脳のエネルギー需要と，酸素と糖の供給が釣り合っている。

非代償期：30分以上

- 脳の自己調節機能が破綻する。
- 心拍出量と血圧の低下
- 横紋筋融解，低酸素，アシドーシス，低血糖

◎ 合併症

- 低酸素
- 乳酸アシドーシス
- 低血糖，高カリウム血症
- 脳浮腫，頭蓋内圧亢進
- 脳内静脈血栓症
- 脳内出血，脳梗塞
- 呼吸不全，心不全，腎不全
- 高体温，横紋筋融解，播種性血管内凝固

◎ 検査

- 迅速血糖検査（Dextrostix®）
- 血算，分画，電解質，血糖，カルシウム，マグネシウム，リン，BUN，クレアチニン
- 血液ガス
- 抗痙攣薬の血中濃度（必要な場合）
- 血液培養，尿培養（必要な場合）

考慮する検査

- 乳酸，アンモニア，肝機能検査
- 髄液検査
- 血清アミノ酸定量分析，尿中有機酸定量分析
- 薬物スクリーニング

CT検査を考慮する場合

- 頭蓋内圧亢進症状
- 焦点発作または持続する局所神経症状
- 頭部外傷歴
- 痙攣の持続
- 全身状態不良
- 腰椎穿刺施行前

◎ 治療（表47-2）

- 一般支持療法
- 痙攣の停止とその後の管理
- 原因検索と治療
- 合併症の予防

◎ 一般支持療法

- 気道確保に適した体位をとる。
- 吸引や異物の除去
- 酸素投与，必要であれば二次介入による気道確保
- ベッドサイドでの迅速血糖検査
- 血圧，酸素飽和度を含む持続的心拍呼吸モニター

訳注1
日本ではロラゼパムの静注薬は未認可である。代替として、ジアゼパムを経静脈または経直腸投与するか、保険適応ではないがミダゾラムを経静脈または経鼻、経頬粘膜投与する。

表47-2 痙攣重積の急性期治療

痙攣開始からの時間	薬物	投与量	投与方法
5分	ロラゼパム [訳注1]	0.1 mg/kg、最大4mg	注腸／静注
18カ月未満の児についてはピリドキシン100mgの静注を考慮			
10分	ロラゼパム	0.1 mg/kg、最大4 mg	注腸／静注
15分	フェニトイン	20 mg/kg、最大1 g	生理食塩液に溶解し20分かけて静注
・低血圧(1.5%)、不整脈(2.0%)が現れた場合にはフェニトインの投与を中止する ・フェニトインとフェノバルビタールは以下の場合を除いて代替可能 　頭部外傷ではフェニトインが第1選択 　薬物中毒による痙攣ではフェノバルビタールが使われる ・フェニトインが既に経口投与されている場合は、最初にフェノバルビタールを考慮 ・静脈路がない場合：ジアゼパム0.5 mg/kg注腸、ミダゾラム0.2 mg/kg筋注／点鼻投与、パラアルデヒド(原液)0.4 mL/kg(最大量10 mL)注腸(オリーブ油か生理食塩液に溶解)			
35分	フェノバルビタール	20mg/kg、最大1g	20分かけて静注、必要な場合は医師により5～10分で静注*1
フェノバルビタール投与10分後も痙攣が持続する場合、難治性痙攣重積として治療 ・神経科とICUにコンサルト ・必要なら迅速気管挿管(rapid sequence intubation：RSI) ・ICU入院			
45～50分またはICU入院後	ミダゾラム持続静注 ・0.15 mg/kg ボーラス投与、2 μg/kg/min 持続静注 痙攣が持続する場合 　・5分ごとに2 μg/kg/min ずつ増量、最大24 μg/kg/min 　・0.15 mg/kg ボーラス投与し、必要ならば持続静注を増量		
1時間45分	ミダゾラム開始後も痙攣発作が持続する場合にはチオペンタール持続静注を考慮 ・2～4 mg/kg ボーラス投与、2～4mg/kg/hr 持続静注 ・チオペンタール開始後にミダゾラムとフェノバルビタールは中止 ・フェニトインは治療域に達するまで継続 ・血管作動薬を考慮		

*1 気道確保、血圧モニタリングを確実に行う。

(Kowalczyk A, ed. Status epilepticus guidelines. The 2005-2006 Formulary of Drugs, The Hospital for Sick Children. 24th ed. Toronto: The Graphic Centre, HSC; 2005 より許可を得て転載)

◎ 痙攣重積の治療ガイドライン

- 5分以上痙攣が持続する場合は，治療を開始する。
- 痙攣が長引くほど，止めるのはより困難になる。
- 痙攣している状態で救急部に運ばれた場合は，痙攣重積として対応する。
- 以下の場合にはICUへ入院させて持続脳波モニタリングを施行する。
    - 補助換気や筋弛緩を必要とする。
    - 痙攣停止後も意識がない。
    - 難治性痙攣重積のため長期の治療を必要とする。

文献

- Gorelick M, Blackwell CD. Neurologic emergencies. In: Fleisher G, Ludwig S, Henretig F, eds. Textbook of Pediatric Emergency Medicine. 5th ed. Philadelphia: Lippincott Williams & Wilkins; 2005:759-780.
- Nolan M, Trope A, Weiss S, et al. Status epilepticus guidelines. In: Kowalczyk A, ed. The 2005-2006 Formulary of Drugs, The Hospital for Sick Children. 24th ed. Toronto: The Graphic Centre, HSC; 2005:292-293.
- Reuter D, Brownstein D. Common emergency pediatric neurologic problems. Emerg Med Clin North Am. 2002;20(1):155-176.
- Sabo-Graham T, Seay AR. Management of status epilepticus in children. Pediatr Rev. 1998;19(9):306-310.
- Scott RC, Surtees RA, Neville BG. Status epilepticus: pathophysiology, epidemiology, and outcomes. Arch Dis Child. 1998;79:73-77.
- The Status Epilepticus Working Party. The treatment of convulsive status epilepticus in children. Arch Dis Child. 2000;83:415-419.

48

脳室腹腔シャント

Angelo Mikrogianakis

概要
- 水頭症は，小児の脳神経外科疾患のなかで最も多い。
- シャント手術を行い治療する。
- シャント不全は，シャント術後の水頭症患者のQOLに大きく影響を及ぼす。

シャント
- シャント装置は3つの部分で構成される(図48-1)。
  1. 近位端は脳室内に留置され，X線不透過性である。断端には小さな穴が多数開いている。
  2. 一方向弁つきのバルブは，開放圧を調節し，通常はシャント圧を調べたり髄液を採取するためのリザーバーがある。
  3. 遠位端は皮下にチューブを這わせて腹腔内やその他の吸収面に留置されている。

シャント不全
- シャントの入れ替えが必要になるまでの平均期間
  - 2歳未満：2年
  - 2歳以上：8〜10年

◎ シャント不全の臨床症状
- 頭痛，倦怠感，嘔吐
- Cushingの三徴：高血圧，徐脈，不規則な呼吸
- 大泉門膨隆，頭囲拡大
- 第Ⅵ脳神経(外転神経)の麻痺：患側眼球が正中より外転できないため，水

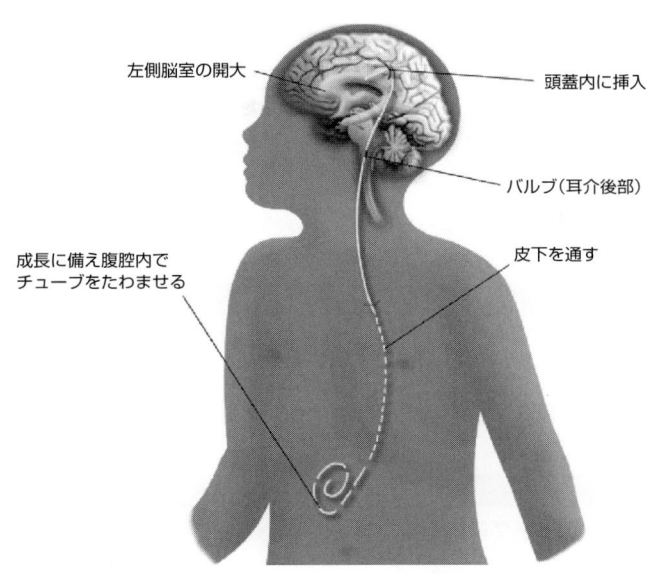

図 48-1　脳室腹腔シャント（MCG Health. www.mcghealth.org. より許可を得て転載）

平方向の複視を呈する。
- 歩行変化，精神状態変化
- 痙攣の増加
- 頸部痛
- 学業成績の低下，性格変化

シャント閉塞
- 近位端が，細胞，脈絡叢，組織片などにより閉塞する。
- チューブの屈曲や遠位端のずれが生じる。
- 徴候や症状に基づいて診断し，頭部 CT 検査で確定診断を行う。

シャント感染
- 感染のピークはシャント留置後数週間である。
- シャント留置後数年以降の感染は，チューブ上の皮膚が破れない限りまれである。
- 徴候や症状はシャント不全の徴候と同様で，発熱，髄膜刺激症状，嘔吐，腹痛，腹膜炎がある。
- シャント挿入部の膿性分泌物とシャントに沿った発赤は，シャント感染の

徴候である。
- 最も多い原因菌は表皮ブドウ球菌（*Staphylococcus epidermidis*）と黄色ブドウ球菌（*S. aureus*）である（グラム陰性菌は少ない）。
- 診断は，血液培養検査陽性と，シャント内または腰椎穿刺による髄液培養検査陽性で確定する。
- 髄液細胞数が 10/HPF 以上ならば，感染を示唆する。

チューブトラブル
- 接続外れやチューブの破損はチューブ閉塞に比べて少ないが，同様にシャント不全の原因となる。
- 陰嚢内への迷入，腸管穿孔，腸重積はまれな合併症である。

検査
- シャント造影：チューブに異常はないか画像で確認する。
- 頭部 CT：脳室拡大の有無を調べる。
- シャント穿刺：シャントリザーバーから無菌操作で髄液を採取し，細胞数，糖，蛋白，培養，菌の薬物感受性検査を行う。

治療
- 脳神経外科にコンサルトする。
- バンコマイシン，ゲンタマイシンを含む抗菌薬療法を行う。
- 体外ドレナージやシャント抜去が必要になる場合がある。

文献
- Drake JM, Sainte-Rose C. The Shunt Book. University of Toronto, Canada: Blackwell Science Inc; 1995.
- Iskander BJ et al. Pitfalls in the diagnosis of ventricular shunt dysfunction: radiology reports and ventricular size. Pediatrics. 1998;101(6):1031-1036.
- Madikians A, Conway EE. Cerebrospinal fluid shunt problems in pediatric patients. Pediatr Ann. 1997;26(10):613-620.

Part XII

産婦人科の救急

49

骨盤内炎症性疾患

Anh Do

概要
- 上部生殖器系炎症性疾患
  - 子宮内膜炎
  - 卵管炎
  - 卵巣炎
  - 卵管卵巣膿瘍
  - 骨盤腹膜炎
- 臨床像は多様である。
- 好発年齢：15 〜 19 歳

病因
- 淋病
- クラミジア
- 嫌気性菌
- 腸内グラム陰性桿菌
- マイコプラズマ
- ウレアプラズマ

危険因子
- 若年
- 複数人との性交渉
- 性感染症（淋病，クラミジア）
- コンドームの不使用
- 骨盤内炎症性疾患の既往

- 子宮内避妊具
- 危険因子となる可能性があるもの：腟洗浄，社会経済的地位が低い

症状
- 重症でも無症状の可能性がある。
- 症状：悪臭分泌物，性交痛，不正性器出血，排尿痛，悪心，嘔吐，発熱など

◎ 診察
- 下腹部圧痛，腹膜刺激徴候
- 内診
  - 子宮頸部分泌物，腟分泌物
  - 子宮圧痛，子宮付属器圧痛，子宮頸部他動痛

Centers for Disease Control and Prevention（CDC）診断基準
- 臨床診断：性交渉をしているすべての思春期患者の腹痛で考慮する。
- 必須症状
  - 子宮および付属器圧痛（片側か両側），または
  - 子宮頸部他動痛
- 参考基準
  - 体温 38.3℃ 以上
  - 子宮頸部または腟からの異常粘液膿性分泌物
  - 腟分泌物中白血球
  - 赤血球沈降速度（ESR）または C 反応性蛋白（CRP）の上昇
  - クラミジアまたは淋菌培養が陽性

検査
- 淋菌とクラミジアのぬぐい液検査
- ヒト絨毛性ゴナドトロピン β サブユニット（β-hCG）
- 白血球数，ESR，CRP
- 卵管卵巣膿瘍精査のための経腟エコー検査

合併症
- 再感染
- 慢性骨盤痛
- 子宮外妊娠
- 不妊：初回罹患で 10% 以上，3 回罹患で 50% 以上

入院治療基準

- 外科的治療が必要な場合
- 重症
- 卵管卵巣膿瘍
- 妊娠
- 外来治療を継続できない，または発症後48〜72時間以内に再診できない場合（ほとんどの思春期患者）
- 外来治療に無反応な場合

治療計画

- セフォキシチン2g 静注8時間ごと＋ドキシサイクリン100 mg 経口/静注12時間ごと．
- または，クリンダマイシン40 mg/kg/日 静注8時間ごと分割投与（最大量900 mg）＋ゲンタマイシン7.5 mg/kg/日 静注/筋注8時間ごと分割投与（最大量120 mg）．または，非経口の代替治療（レボフロキサシン500 mg 静注1日1回＋メトロニダゾール500 mg 静注8時間ごと）
- 臨床的改善を認めたら，24時間後に非経口治療の中止が可能である．
- 退院後は，以下の経口内服治療が14日間必要である．
  - ドキシサイクリン100 mg 経口1日2回．または，クリンダマイシン30 mg/kg 経口1日3回分割投与（最大量450 mg）

外来治療

1. レボフロキサシン500 mg 経口1日1回を14日間．または，オフロキサシン400 mg 経口1日2回を14日間と，必要に応じてメトロニダゾール500 mg 経口1日2回を14日間
2. セフトリアキソン250 mg 筋注1回．または，セフォキシチン2g 筋注1回とプロベネシド1g 経口1回＋ドキシサイクリン100 mg 経口1日2回を14日間と，必要に応じてメトロニダゾール500 mg 経口1日2回を14日間

- 培養の結果にかかわらず，全例，性交渉の相手も治療する．
- 48〜72時間以内，1週間後，2週間後に再診する．
- 8歳未満にはドキシサイクリンを使用しない．

文献

- 2002 CDC Sexually Transmitted Diseases Guidelines. MMWR. 2002;51(RR-6):1-80.
- Beigi RH, Wiesenfeld HC. Pelvic inflammatory disease: new diagnostic criteria

and treatment. Obstet Gynecol Clin North Am. 2003;30(4):777-793.
- The Red Book. 2003 Report of the Committee on Infectious Diseases. 26th ed. Illinois: American Academy of Pediatrics:468-472.
- Ressel GW. CDC releases 2002 guidelines for treating STDs: Part I. Diseases characterized by vaginal discharge and PID. Am Fam Physician. 2002;66(9): 1777-1778.

50

婦人科救急

Anh Do

概要
- 婦人科的問題は，思春期前および思春期ともにみられる。
- 腟鏡を使用した診察は，性交渉歴のない場合は禁忌である。

◎ 年齢に伴う発達の変化

生後8週まで：母体由来のエストロゲンの影響
- 小陰唇の肥厚，肥大
- 陰核の肥大
- 腟分泌，腟出血

生後8週〜7歳まで
- 大陰唇の平坦化，小陰唇の薄化
- 乳房未発達，陰毛未発毛

7〜10歳：初経前
- 大陰唇肥大，小陰唇肥厚
- 白帯下

思春期
- ホルモンの影響，生殖器の成人化

腟出血
◎ 病歴
- 疼痛，分泌物

- ■ 排尿時の症状
- ■ 他の部位での出血，血液疾患の家族歴
- ■ 外傷
- ■ 初経，性交渉歴（思春期）

◎ 診察

- ■ ホルモン刺激による徴候の検索
  - ■ 乳房の発達，陰毛，生理的白帯下
- ■ 内診
  - ■ カエル足姿勢（親の膝上で）[訳注1]
  - ■ 視診による血腫，腫瘤，活動性出血，異物（腟鏡は性交渉歴のある患者のみに使用）
  - ■ 膝胸位での後部陰唇小帯診察

◎ 鑑別診断（図 50-1）

- ■ 初経前
  - ■ ホルモンの影響：新生児，外因性エストロゲン，思春期早発症
  - ■ 尿道脱
  - ■ 腟炎
  - ■ 疣贅
  - ■ 外傷：虐待
  - ■ 異物
  - ■ 腫瘍
- ■ 初経後
  - ■ 外傷
  - ■ 腫瘍
  - ■ 機能性子宮出血
  - ■ 出血性疾患
  - ■ 子宮外妊娠
  - ■ 自然流産
  - ■ 経口避妊薬
  - ■ 性感染症，骨盤内炎症性疾患

◎ 尿道脱

- ■ 尿道口からの尿道粘膜脱出
- ■ 原因：エストロゲンの不足，腹腔内圧，内在する平滑筋からの尿道粘膜易

訳注1
仰臥位で足の裏を合わせ，膝を開く肢位。

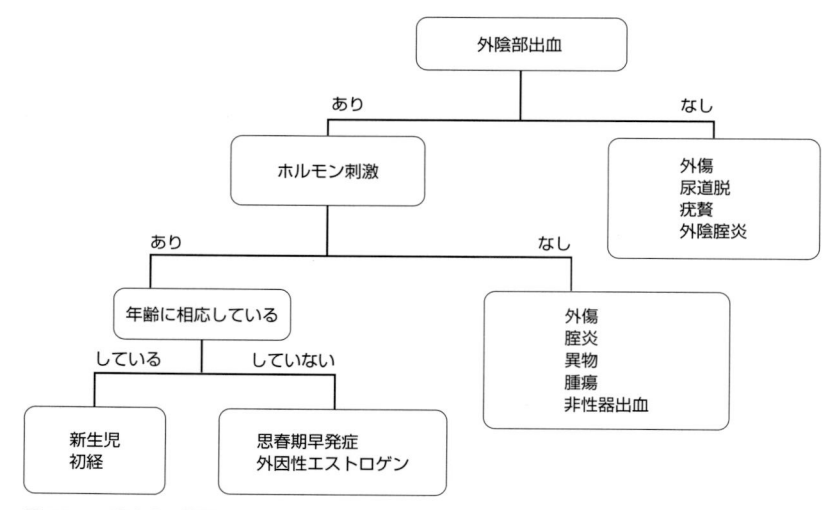

```
                        外陰部出血
                    あり ┘     └ なし
              ホルモン刺激        外傷
                              尿道脱
          あり ┘     └ なし    疣贅
      年齢に相応している       外陰腟炎
      している   していない
                           外傷
       新生児    思春期早発症   腟炎
       初経     外因性エストロゲン 異物
                           腫瘍
                           非性器出血
```

図50-1 腟出血の原因

剥離性
- 好発年齢：3〜5歳
- アフリカ系に多い。

症状
- 90％に痛みを伴わない腟出血がみられる。
- 急性尿閉
- 排尿障害
- 脱出組織の浮腫
- 血管うっ血：赤色や紫色の軟性ドーナツ型腫瘤
- 整復しなければ，壊死の可能性：外科的除去

治療
- 1日数回の座浴
- 局所エストロゲンクリーム，必要があれば抗菌薬
- 薬物療法の成功率は最大70％

◎ 尿道跨状損傷
- 転落などにより会陰部に自分の体重が衝撃としてかかることが原因である。
- 受傷機転：自転車・家具・遊具からの転落，何かに登る，走っていてぶつ

かる，水上外傷（水上スキー，ウォータージェット，ジェットスキーなど）
- 多くは小陰唇裂傷，性器・会陰部擦過傷である。
- 縫合修復の必要はほとんどない。
- 縫合が必要であれば，婦人科へコンサルトする。

救急の評価
- 温水洗浄
- タンポンによるによる圧迫：思春期前女児の腟パッキングは避ける。
- 経時的な評価の継続
- カエル足姿勢，両手で大陰唇を外側方へ引っ張り診察する。
- 処女膜の評価

麻酔下での検査
[適応]
- 活動性出血
- 出血のない穿通性外傷（議論がある）
- 外傷範囲の評価が十分にできない場合

救急処置
- 活動性出血では冷却処置
- 鎮痛
- 必要があれば尿道カテーテル留置

帰宅時の指示
- 座浴，エストロゲンクリーム，24時間の安静

◎ 小児虐待
- 以下の場合に疑う。
    - 9カ月未満
    - 肛門周囲，処女膜，腟の外傷
    - 広範囲または重症外傷
    - 同時に複数の受傷
    - 会陰部の多発挫傷
    - 病歴と身体所見の解離

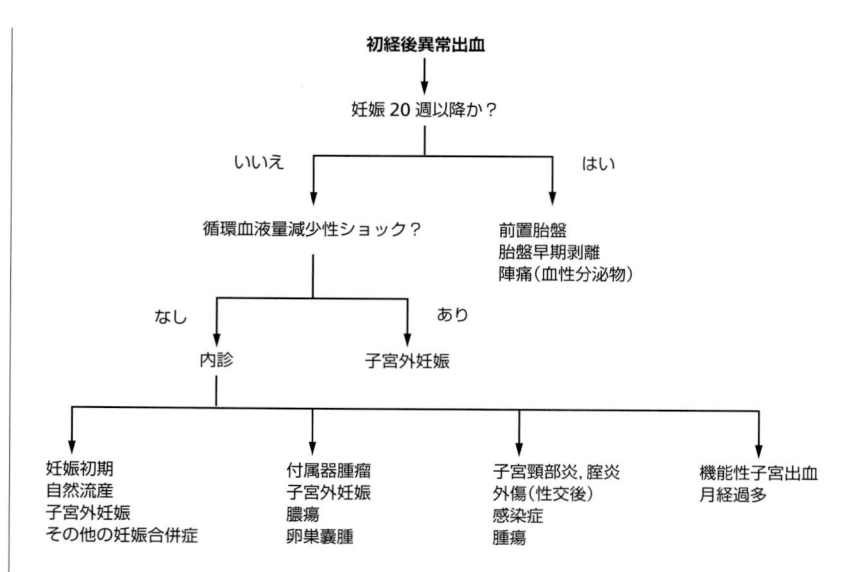

```
                           初経後異常出血
                                │
                        妊娠 20 週以降か？
                    ┌───────────┴───────────┐
                  いいえ                      はい
                    │                         │
          循環血液量減少性ショック？         前置胎盤
                    │                     胎盤早期剥離
          ┌─────────┴─────────┐           陣痛（血性分泌物）
         なし                 あり
          │                    │
         内診               子宮外妊娠
          │
  ┌───────┼───────┬───────────┬───────────┐
妊娠初期   付属器腫瘍   子宮頸部炎，腟炎   機能性子宮出血
自然流産   子宮外妊娠   外傷（性交後）     月経過多
子宮外妊娠 膿瘍         感染症
その他の   卵巣嚢腫     腫瘍
妊娠合併症
```

図 50-2　初経後異常出血

◎ 異常出血，機能性子宮出血（図 50-2）

- 原因不明
- 90％は思春期の無排卵性出血による。
- ほとんどが不規則で重く，持続する痛みのない出血

初経

- 平均年齢：12.8 歳
- 思春期の月経周期：21 〜 45 日

検査

- 血算，プロトロンビン時間（PT），部分トロンボプラスチン時間（PTT），β-hCG，フェリチン値
- 骨盤部エコー

外来患者検査

- 卵胞刺激ホルモン（FSH），黄体形成ホルモン（LH），甲状腺刺激ホルモン（TSH），プロラクチン，テストステロン，デヒドロエピアンドロステロンサルフェート（DHEAS），遊離テストステロン値（FAI），17-OH プロゲステロン

治療

- 少量出血：血行動態への影響なし，貧血なし
  - 安心させる，教育指導，月経暦をつけさせる，鉄分補助食品，フォローアップ
- 軽度〜中等度出血：血行動態への影響なし，さまざまな程度の貧血
  - 経口避妊薬：30，35，50 µg エチニルエストラジオール
- 重度出血：血行動態への影響あり，重症貧血
  - 入院，婦人科へコンサルト
  - プレマリン 25 mg 静注[訳注2] 6 時間ごとを最大 4 回投与，またはエチニルエストラジオール経口避妊薬 50 µg を頻回投与
  - 適応があれば輸血
  - 制吐薬
  - まれに外科的処置が必要（子宮内容除去術など）

外陰腟炎

- 分泌物，瘙痒感，紅斑，排尿困難，疼痛，出血
- 思春期前女児に共通している複合因子
  - 不衛生，排泄後の不適切な拭取り手技，体を触る傾向
  - 腟粘膜や外陰部皮膚の減少，脂肪組織や陰毛の欠落，肛門部との近接
- 分泌物や瘙痒感を伴う外陰腟粘膜の発赤

◎ 治療

- 正しい拭取り手技を教える。
- 良好な衛生環境
- 締めつけの強い下着を避ける。綿製下着を着用させる。
- 香りの強い入浴製品やクリームなど刺激物を避ける。
- 病原体が同定できれば抗菌薬投与
- 安心させる。

急性骨盤部痛

◎ 鑑別診断

- 卵巣捻転
- 卵巣嚢腫破裂
- 卵巣嚢腫出血
- 子宮外妊娠
- 閉塞性先天奇形
- 骨盤内炎症性疾患（第 49 章参照）

訳注 2
日本では静注薬は発売中止になっている。

◎ 卵巣捻転

症状
- 急性発症の疝痛
- 側腹部や鼠径部へ放散する下腹部痛
- 高頻度の悪心，嘔吐
- 多くの症例で診断が 2〜3 日遅れる。強く疑うことが必要である。
- 40％以上の症例が，間欠的な捻転である。
- 正常卵巣でも発症する。たいてい片側である。

診察
- 1/3 の症例で，腹部触診，直腸診により腫瘤を触知する。

検査
- 白血球数増加
- 超音波検査では，ほとんどの症例で卵巣腫大がみられる。
- 超音波検査所見：中隔や内容物を認める混合腫瘤や嚢胞性腫瘤，周囲に嚢胞を伴う充実性腫瘤など
- 捻転内には，Doppler 上血流を認めない。

治療
- 婦人科へコンサルトする。
- 早期診断例では，捻転解除成功率が高い。
- 遅延診断例では，卵巣摘出術の可能性がある。

◎ 卵巣嚢腫

生理的嚢腫
- 年齢により大きさは違うが，小さく，突然症状を訴える。
- 急性の腹痛では，破裂，捻転，出血，腫瘤による影響を考慮する。

出血性嚢腫
- 多くは初経後である。
- 急性発症の疼痛が主に月経中期にあり，時間経過とともに軽快する。
- 発熱や白血球上昇なし，β-hCG 陰性
- 腹腔内出血があれば，腹膜刺激症状または起立性低血圧
- 超音波検査は，性交渉歴があれば経腟的に行う。
- 保存的治療

文献

- Kadir RA, Lee CA. Menorrhagia in adolescents. Pediatr Ann. 2001;30(9):541-546.
- Paradise JE. Vaginal bleeding. In: Fleisher GR, Ludwig S, Henretig FM, eds. Textbook of Pediatric Emergency Medicine. 5th ed. Philadelphia: Lippincott Williams & Wilkins; 2006:669-676.
- Rimsza ME. Dysfunctional uterine bleeding. Pediatr Rev. 2002;23:227-233.
- Schroeder B, Sanfillipo JS. Dysmenorrhea and pelvic pain in adolescents. Pediatr Clin North Am. 1999;46(3):555-571.
- Sugar NF, Graham EA. Common gynecologic problems in prepubertal girls. Pediatr Review. 2006;27:213-223.

Part XIII

皮膚科の救急

51 皮膚科の救急疾患

Abdullah Al-Anazi, Elena Pope

概要
- 救急部でみられる発疹は，以下のとおりに分類される。
  - 麻疹様発疹（斑状丘疹）
  - 水疱性発疹
  - 瘙痒性発疹
  - 致死的発疹
  - 真菌感染
  - 点状出血と紫斑

麻疹様発疹（斑状丘疹）

◎ 鑑別診断
- ウイルス性：麻疹，風疹，小児バラ疹（突発性発疹），伝染性紅斑
- 薬疹（通常は抗菌薬，抗痙攣薬による）
- 細菌性：猩紅熱
- 川崎病
- ロッキー山紅斑熱

◎ 小児バラ疹（突発性発疹）
- ヒトヘルペスウイルス6型が原因
- 6カ月〜2歳によくみられる。
- 高熱にもかかわらず元気にみえる。
- 発熱は3〜4日間続く。
- 斑状発疹または斑状丘疹は，発症3〜4日目の解熱時に認める。
- 熱性痙攣と関連していることがある（症例の25％）。

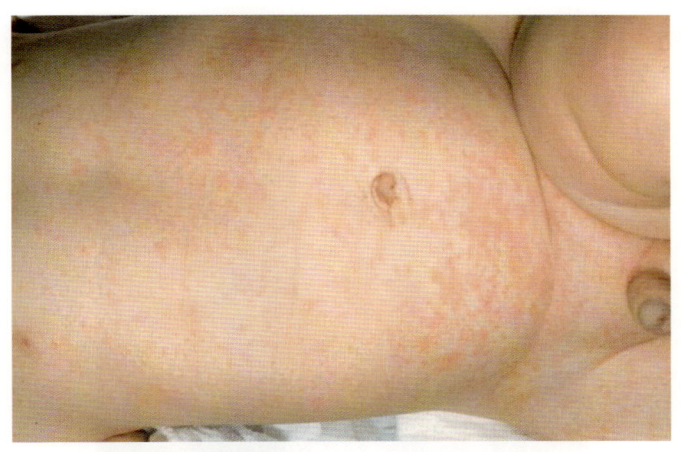

図 51-1　小児バラ疹（突発性発疹）（Dr. Pope の厚意による）

- 図 51-1 を参照。

◎ 伝染性紅斑（第五病，リンゴ病）
- パルボウイルス B19 が原因
- 春期の数カ月，就学児によくみられる。
- 潜伏期は 6 〜 14 日
- 発疹は平手打ちされたような外観で，頬からはじまる。
- 斑状丘疹は 24 時間で，体幹や四肢に広がる。
- レース状の発疹が明瞭となる。
- 合併症：一過性の関節炎，高度な骨髄代謝障害を伴う小児の再生不良性貧血[訳注1]（鎌状赤血球症，サラセミア，G6PD 欠損症，球状赤血球症）
- 妊娠中のリスク
  - 50％の女性は妊娠前に血清反応が陽性化している。
  - 曝露している場合の伝染の可能性：30 〜 50％
  - 2 〜 10％の確率で流産

◎ 麻疹（はしか）
- 麻疹ウイルス（パラミクソウイルス）が原因
- 感染力が強い（鼻，口による飛沫感染）
- 潜伏期：1 〜 2 週間
- 発症 3 日前から発疹出現後 4 日目まで感染力がある。

訳注 1
骨髄無形成発作（aplastic crisis）ともいう。

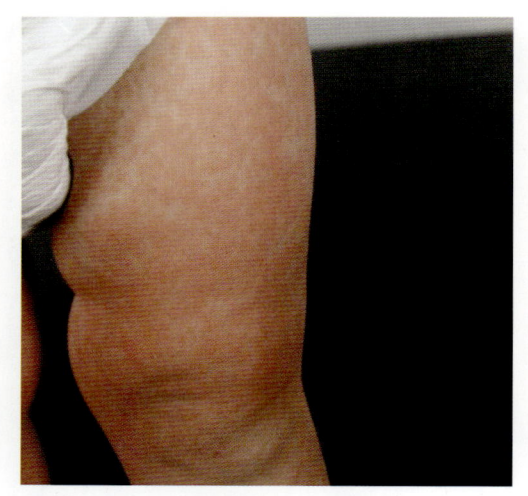

図 51-2 麻疹（Dr. Pope の厚意による）

- 前駆症状：咳嗽，鼻風邪，結膜炎，発熱，羞明
- 症状
  - 発疹が出現する 2 日前から出現後 2 日までの間に Koplik 斑（頬粘膜の白色丘疹）を認める。
  - 麻疹様発疹は耳介後部に出現して，顔，体幹，四肢へと広がる。
  - 発疹は 3〜7 日後に消退し，手掌・足底を除いて一般的に細かい落屑が生じる。
  - 合併症：中耳炎，肺炎，脳炎，亜急性硬化性全脳炎
  - 図 51-2 を参照。

◎ 風疹

- 頸部，耳介後部および後頭部リンパ節腫大を伴う全身性斑状丘疹
- 3〜5 日間のウイルス性の前駆症状の後，24 時間で頭からつま先へピンクの発疹が広がる。
- 口蓋の点状出血を認めることもある。
- 発疹 1〜2 週間後の関節炎（女児に多い）
- 図 51-3 を参照。

◎ 猩紅熱

- 咽頭，皮膚，肛門周囲に感染した A 群溶血性レンサ球菌（group A *Streptococcus*：GAS）の外毒素による二次性の発疹

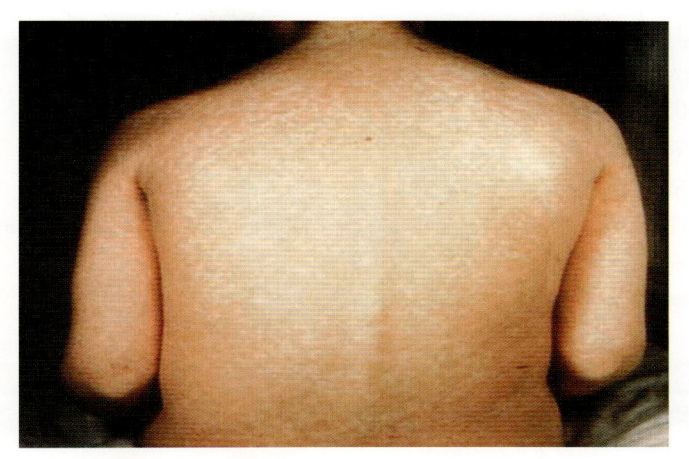

図 51-3　風疹（Dr. Pope の厚意による）

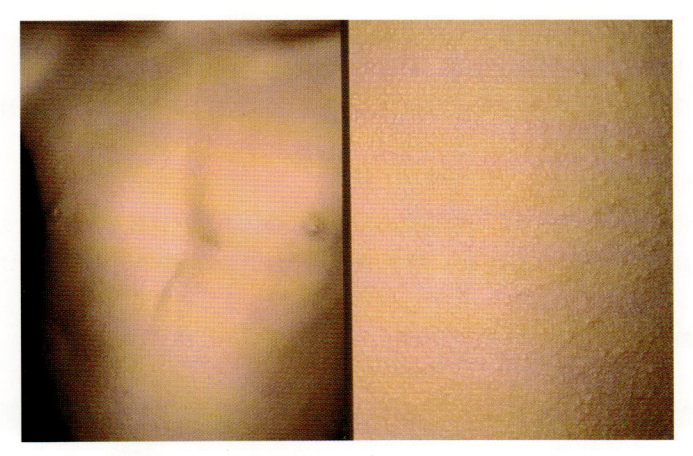

図 51-4　猩紅熱（Dr. Pope の厚意による）

- 全身の小さな丘疹状発疹（サンドペーパー様発疹）
- 皮膚のしわが目立つ（Pastia 線）
- 口囲蒼白を伴うイチゴ舌
- 落屑を伴って軽快する。
- 治療：ペニシリン内服
- 図 51-4 を参照。

ロッキー山紅斑熱

- *Rickettsia rickettsii* が原因
- 潜伏期：2 〜 10 日
- 臨床的特徴
  - 発熱，頭痛，筋肉痛
  - 斑状丘疹は第 3 病日に出現し，24 〜 48 時間以内に出血性発疹に進行することがある。
- 治療：ドキシサイクリンまたはクロラムフェニコール

水疱性発疹

水痘

- 水痘帯状疱疹ウイルスが原因
- 潜伏期：2 〜 3 週間
- 2 経路感染：接触感染と空気感染
- 臨床的特徴
  - 3 〜 5 日ごとに皮疹群が生じる。
  - 小丘疹から小水疱になり，最終的に膿疱が痂皮形成する。
- 合併症：二次性皮膚感染症 (特に侵襲性 A 群溶血性レンサ球菌)，壊死性筋膜炎，肺炎，脳炎
- 治療：支持療法
  - 免疫不全状態や重篤な合併症を認める場合はアシクロビルを使用する。
  - 高リスク患者は接触から 72 〜 96 時間以内に水痘帯状疱疹免疫グロブリン (VZIG) を投与
  - 図 51-5 を参照。

膿痂疹

- 水疱性膿痂疹 (図 51-6)
  - 黄色ブドウ球菌 (*Staphylococcus aureus*) が原因
  - 乳児に多い。
  - 紅斑上で 3 cm 以下の水疱に進展する膿疱
  - 水疱は柔弱で，脱落した後に痂皮が残る。
  - 通常はおむつをしている部分か臍周囲に生じる。
  - 経口抗菌薬で治療する。
  - 水疱開口部を消毒する。
- 非水疱性膿痂疹
  - A 群溶血性レンサ球菌または黄色ブドウ球菌が原因

- 特徴的なハチミツ色の厚い痂皮を伴う乾いた膿疱や滲出物を形成
- 局所的で広がっていない場合の治療：ムピロシン 2％の軟膏
- 広がっていたり蜂巣炎または発熱を合併した場合：ジクロキサシリン[訳注2]，エリスロマイシン，またはセファロスポリン

訳注 2
日本では未認可。

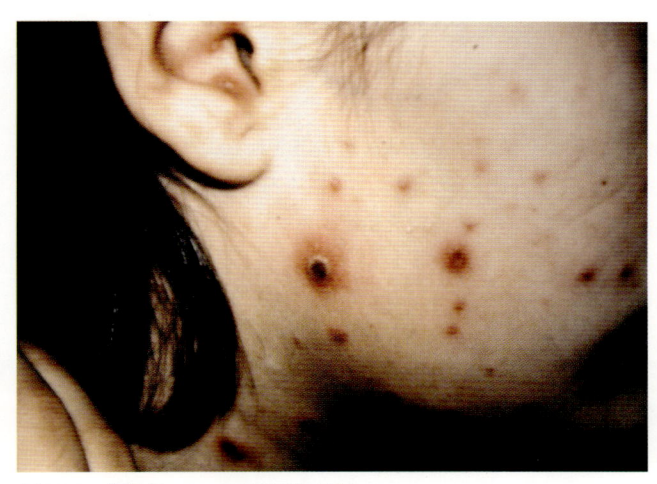

図 51-5　水痘（Dr. Pope の厚意による）

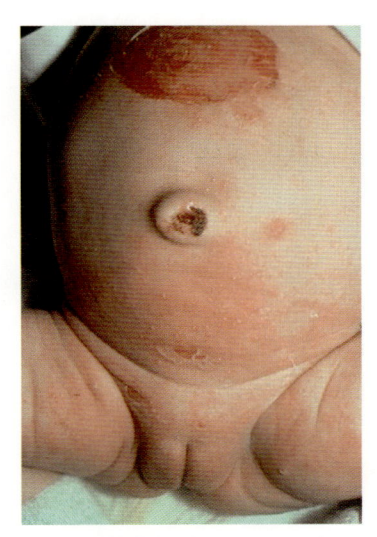

図 51-6　水疱性膿痂疹（Dr. Pope の厚意による）

◎ ブドウ球菌性熱傷様皮膚症候群

- 黄色ブドウ球菌が産生する表皮剥離毒素が原因
- 5歳以下に多い。
- 臨床症状
    - びまん性の剥がれやすい紅斑
    - 水疱と表皮剥離が急速に進行する(Nikolsky現象陽性)。
    - 口と鼻周囲が痂皮化する。
    - 粘膜,手掌,足底は侵されない。
- 診断
    - 水疱培養は無菌であることが多い。
    - 水疱開口部から黄色ブドウ球菌が検出されることがある。
- 治療
    - 体液喪失と電解質平衡異常を治療する。
    - 鎮痛薬
    - 抗菌薬静注:セファゾリンかオキサシリン [訳注3]

> 訳注3
> 日本では未認可。

瘙痒性発疹

◎ 鑑別診断

- 急性:蕁麻疹,疥癬,虫刺され,接触性皮膚炎
- 慢性:アトピー性皮膚炎,疱疹状皮膚炎

◎ 蕁麻疹

- 中心が蒼白な瘙痒と紅斑を伴う膨疹
- 一過性かつ遊走性(24時間未満)
- 自然軽快する。
- 病因:感染(ほとんどがウイルス)と薬物
- 治療:抗ヒスタミン薬

◎ 血清病

- 免疫疾患
- 原因薬物:ペニシリン,サルファ薬,セファロスポリンが多い。
- 曝露後1〜2週間で起こる。
- 発熱,倦怠感
- 発疹の多くは蕁麻疹様だが,斑状丘疹や血管炎もある。
- 関節痛,関節炎,腎炎,血管性浮腫
- 治療

- 誘発因子の中止
- 抗ヒスタミン薬
- 重症例には副腎皮質ステロイド投与

◎ 接触性皮膚炎
- 丘疹小水疱性病変
- 線状に分布する。
- 強い瘙痒感と熱感
- 一般的な原因：*Toxicodendron* 属（ウルシ皮膚炎，ツタウルシ），ニッケル，ネオマイシン，バシトラシン，香料，ラテックス，局所ステロイド
- 治療：誘発因子を中止し，中〜高力価の局所副腎皮質ステロイド（症状が激しい場合は数週間のステロイド全身投与が必要となることもある[訳注4]），抗ヒスタミン薬

> **訳注 4**
> ステロイド外用薬の薬効の強弱分類は，日本と米国は異なるので注意する。

◎ アトピー性皮膚炎
- 慢性再発性
- 急性症状：瘙痒感，紅斑，浮腫状発疹
- 慢性症状：乾燥症，苔癬化
- 小児や家族のアトピー罹患歴が関連する。
- 診断
  - 慢性再発性
  - 広範囲に及ぶ発赤，乾燥，擦りむいた痕，痂皮および慢性変化（苔癬化）
  - 典型的な分布：乳児では，前額部，頰部，伸側面。年長児では，屈側面
- 治療
  - 環境調整：極端な温度と乾燥を避ける。
  - 刺激物を避ける：石鹸は低刺激性のものを用いるか使用しない，中性洗剤を使用し，漂白剤や柔軟剤は用いない。
  - 毎日または1日2回，乳化油脂を入れて入浴した後に皮膚軟化薬（保湿薬）を塗布する（例：ワセリン）。
  - 抗炎症薬：低力価副腎皮質ステロイドを顔面と皮膚のひだ，中力価副腎皮質ステロイドを体幹部に使用する。新しい種類の免疫調整薬は第2選択薬として使う。
  - 止痒薬：ヒドロキシジン，ジフェンヒドラミン
- 合併症：膿痂疹，蜂巣炎，ヘルペス性湿疹
- 図 51-7 を参照。

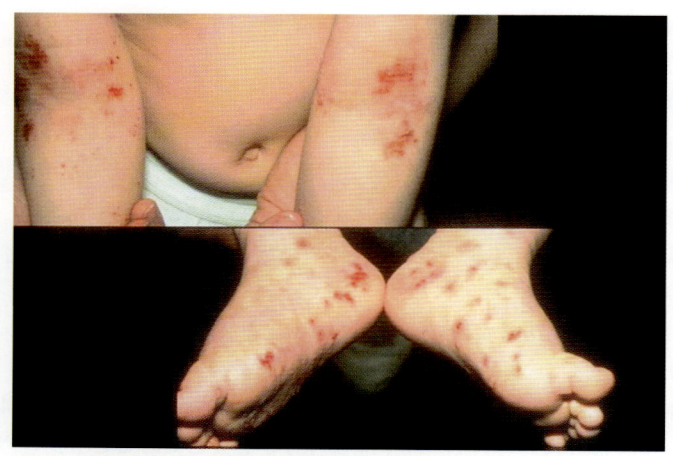

図 51-7　アトピー性皮膚炎（Dr. Pope の厚意による）

◎ 疥癬

- ヒゼンダニ（*Sarcoptes scabiei*）が原因
- 濃厚接触による感染
- 臨床的特徴
  - 激しい痒み
  - 腋窩，手首，指の間の小丘疹や小結節
  - 乳幼児は頭皮や顔面に波及したり，足底に膿疱ができることがある。
- 治療
  - 患者とその濃厚接触者には，5％ペルメトリンクリームを一晩塗布し，朝に洗い流すことを1週間繰り返す。
  - 衣服と寝具の洗濯
  - 図 51-8 を参照。

致死的発疹

◎ 多形性紅斑

- 感染後に起こることが最も多い〔単純ヘルペスウイルスや肺炎マイコプラズマ（*Mycoplasma pneumoniae*）〕。
- 臨床的特徴
  - 標的病変：四肢，手掌，足底に3重の同心円構造（中心部はくすんだ色か水疱，中間部は蒼白，外縁は紅斑）
  - 1～2週間で進行，消退する（蕁麻疹のように移動しない）。

- １〜２カ所の部位の粘膜に波及する。
- 治療は対症療法。重症粘膜症状には経口ステロイドが有用である。
- 図 51-9 を参照。

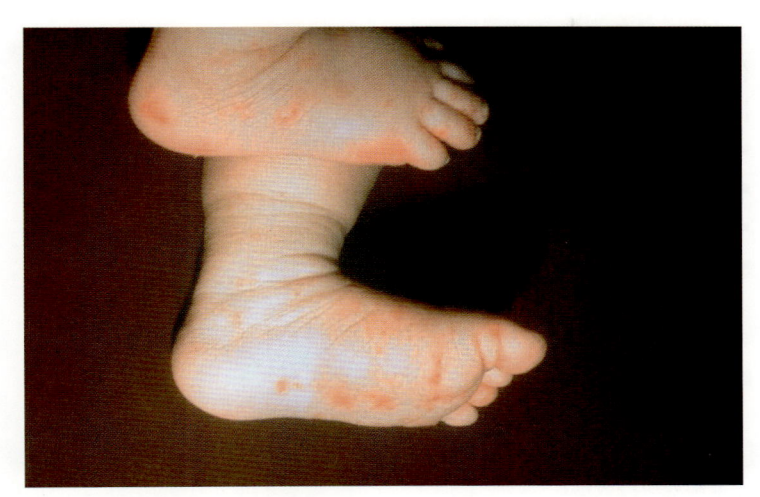

図 51-8　疥癬（Dr. Pope の厚意による）

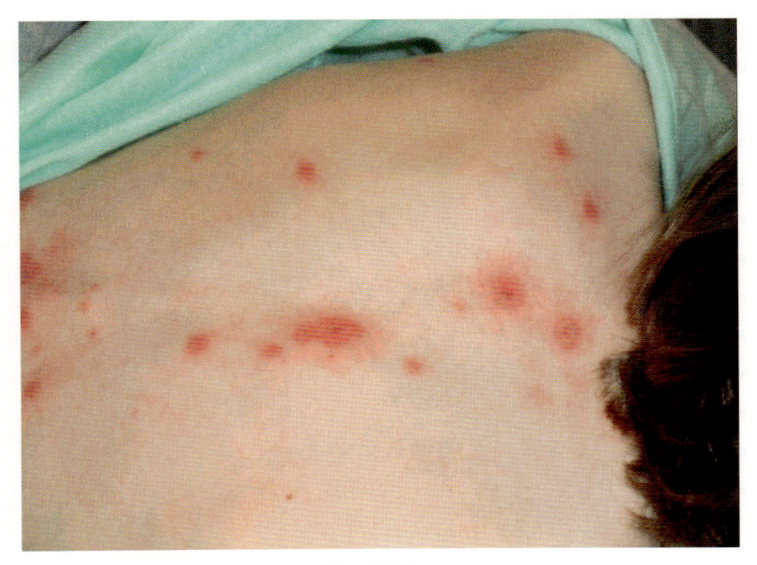

図 51-9　多形性紅斑（Dr. Pope の厚意による）

◎ Stevens-Johnson 症候群（SJS），中毒性表皮壊死症（TEN）

- 薬物関連：抗痙攣薬，サルファ薬
- 重篤な外観：病変は 1～2 日で発現し，急速に進行する。
- 非典型的な標的状発疹（1～2 重構造）または平坦な点状出血斑が急速に進行し，水疱となる。
- 重症粘膜病変：口腔，結膜，尿道，腟
- 体表面積 10% 未満：SJS，体表面積 30% 以上：TEN
- 治療
  - 急速輸液
  - 創傷管理
  - 眼科診察
  - 免疫グロブリン大量静注療法（IVIG）：3 g/kg を 1 日 1～2 回分割投与，1～2 日間
- 死亡率 3～15%
- 図 51-10 を参照。

◎ 壊死性筋膜炎

- 深部軟部組織感染症
- 筋膜，筋肉，皮膚，皮下組織に及ぶ。
- 多くは複数の微生物が原因：A 群溶血性レンサ球菌，黄色ブドウ球菌，嫌気性菌
- 40% に水痘の先行感染がある。
- 臨床的特徴
  - 発熱，元気がない
  - 急速進行性の紅斑，浮腫
  - 臨床所見に合致しない疼痛
  - 晩期に病巣部の感覚欠落
- 治療
  - 緊急事態を考慮する。
  - ペニシリン，クリンダマイシン
  - IVIG
  - 外科へデブリドマンを緊急依頼する。
  - 図 51-11 を参照。

51 皮膚科の救急疾患

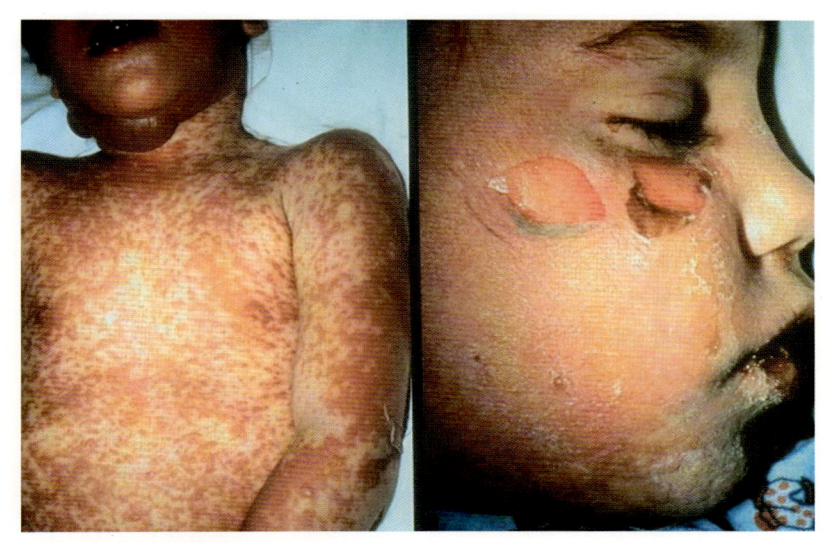

図 51-10　中毒性表皮壊死症（Dr. Pope の厚意による）

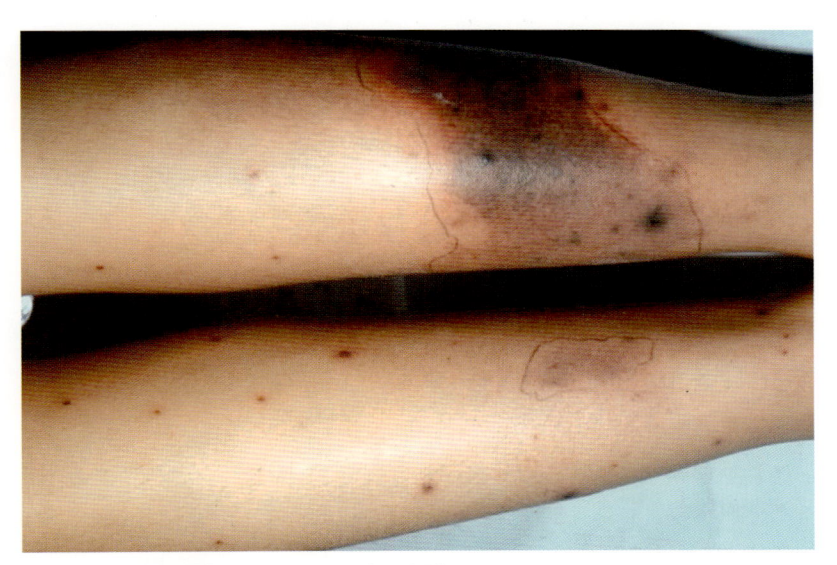

図 51-11　壊死性筋膜炎（Dr. Pope の厚意による）

真菌感染

◎ 頭部白癬

- 原因
    - *Trichophyton tonsurans*（白癬菌属）：最も多い。
    - *Microsporum canis*（小胞子菌）：10％未満
- 2〜10歳の小児にみられる。
- 5つの臨床形態
    - びまん性鱗屑
    - 鱗屑の付着した円形脱毛
    - 禿瘡：膿疱の付着した湿った固まり（**図51-12**）
    - 黒色点：頭皮での毛髪の破壊を伴う脱毛
    - 膿疱型
- 診断：髪と頭皮擦過の水酸化カリウム（KOH）標本と真菌培養
- 治療：テルビナフィン（ラミシール®）を4週間。重篤な肝障害の可能性があることを家族へ説明する。
- 図51-13を参照。

点状出血と紫斑

- 感染
    - 髄膜炎菌性菌血症（**図51-14**）
    - ロッキー山紅斑熱
    - 大腸菌性敗血症
    - エンテロウイルス（エコーウイルス），パルボウイルス
- 血小板減少性
    - 免疫性血小板減少性紫斑病
    - 白血病
    - 全身性エリテマトーデス
- 血小板正常
    - Henoch-Schönlein 紫斑病と他の血管炎（**図51-15**）
    - 凝固障害
    - 小児虐待

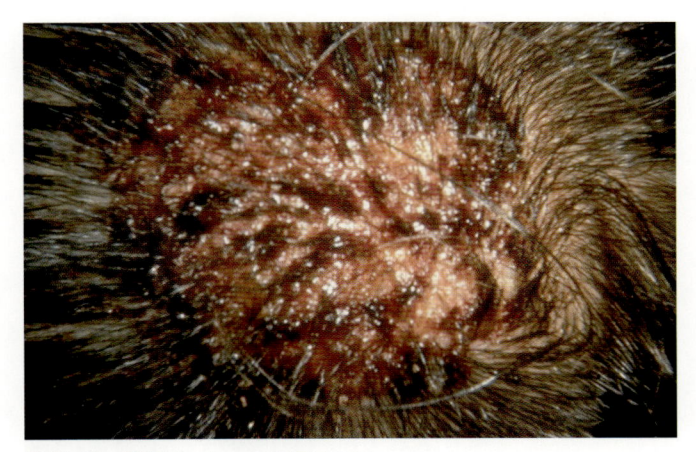

図 51-12　禿瘡（Dr. Pope の厚意による）

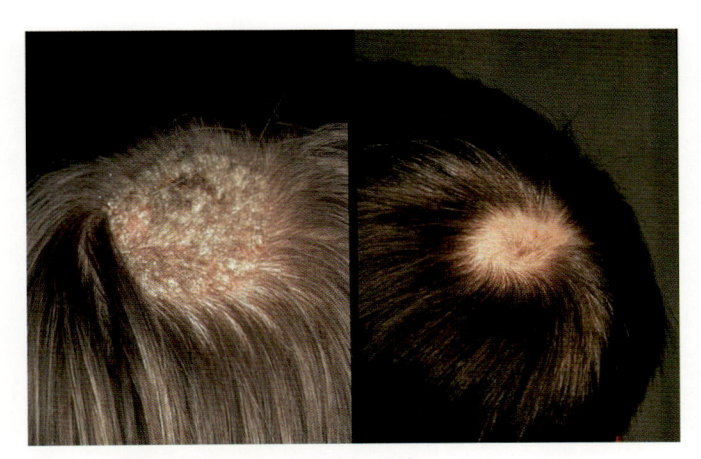

図 51-13　頭部白癬（Dr. Pope の厚意による）

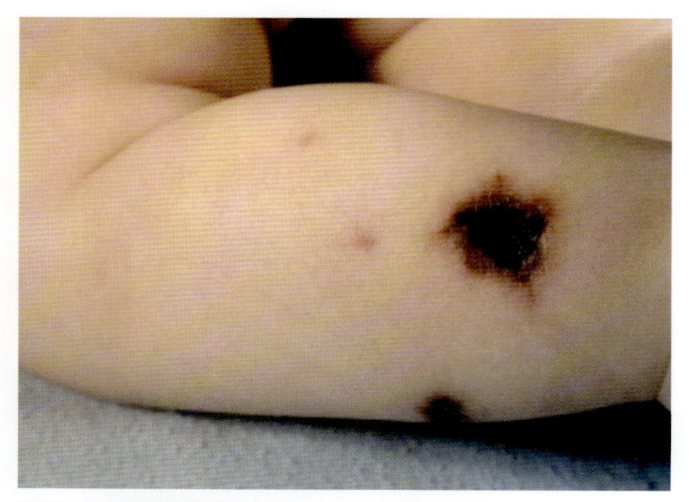

図 51-14　髄膜炎菌性菌血症（Dr. Pope の厚意による）

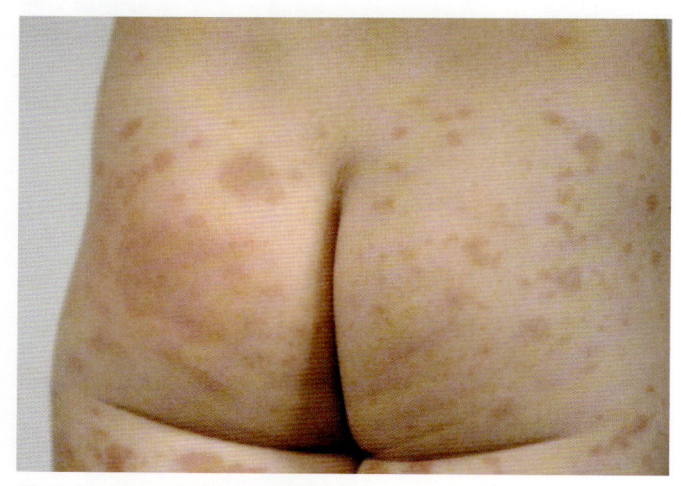

図 51-15　Henoch-Schönlein 紫斑病（Dr. Pope の厚意による）

文献

- Aditya K, et al. Superficial fungal infection. Clin Dermatol. 2003:417-425.
- Honig PJ. Dermatology. In: Fleisher G, Ludwig S, eds. Textbook of Pediatric Emergency Medicine. 4th ed. Philadelphia: Lippincott Williams & Wilkins; 2000:1129-1157.
- Sladden MJ, Johnston GA. Common skin infections in children. BMJ. 2004;329:95-99.
- Strange GR, Ahrens W, Lelyveld S, Schafermeyer R. Pediatric Emergency Medicine: A Comprehensive Study Guide. 2nd ed. New York: McGraw-Hill; 2002.

Part XIV

環境による救急

52 溺水

Adam Cheng

訳注 1
2002 年第 1 回 World Congress on Drowning（国際溺水会議）においては，24 時間での分類に臨床的意義がないため，溺死 (drowning) や溺水 (near-drowning)，乾性溺水 (dry-drowning)，湿性溺水 (wet-drowning)，二次溺水 (secondary drowning) などの用語を使用しない旨の勧告がなされた。最近は，submersion injury という語が一般的である。「トロント小児病院外傷マニュアル」17 章も参照。

訳注 2
現在では，淡水・海水溺水において電解質や血管内容量に差が起こらないとされている。通常はそれらに影響するだけの多量の水を飲み込まないため（3 ～ 4 mL/kg 以上の吸引はまれ）である。

概要
- 溺死【訳注1】：浸水後 24 時間以内の死亡
- 溺水【訳注1】：浸水後少なくとも 24 時間以上の生存
- 溺水は溺死の 2 ～ 20 倍の頻度で発生する。
- 溺死，溺水の 50％以上は，4 歳未満の児で起こる。
- 小児の不慮の事故における死因の第 2 位である。

溺水の危険因子
- 年少児，特に 4 歳未満
- 小児の不適切な養育，ネグレクト
- アルコール中毒：溺水の 40 ～ 50％がアルコール摂取と関係している。
- 薬物乱用
- 痙攣性疾患：リスクが 4 ～ 5 倍高くなる。
- 心疾患：不整脈の既往
- 危険な行動
- 自宅のプール：4 歳未満の溺水現場として最も多い。
- 河川，湖沼，運河，海岸の近辺：思春期の溺水現場として多い。

病態生理（図 52-1，表 52-1）
- 一般的な最終事象：低酸素血症
- 乾性溺水：喉頭攣縮のため肺に水は入らないが，持続する喉頭攣縮で無酸素状態となる。
- 湿性溺水：病態生理学的に異なる 2 つのカテゴリー（淡水溺水，海水溺水）に分類される【訳注2】。

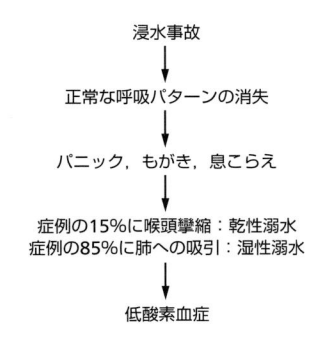

```
浸水事故
  ↓
正常な呼吸パターンの消失
  ↓
パニック，もがき，息こらえ
  ↓
症例の15%に喉頭攣縮：乾性溺水
症例の85%に肺への吸引：湿性溺水
  ↓
低酸素血症
```

図 52-1　溺水における事象の流れ

表 52-1　溺水による各臓器への影響

中枢神経	・脳浮腫，頭蓋内圧亢進 ・低酸素性脳症：低体温が保護的に働く可能性がある ・低酸素血症による脊髄損傷
呼吸器	・肺コンプライアンスの低下と気道抵抗の増加 ・淡水・海水双方の肺内吸引で生じる，肺胞-毛細管壁の損傷による非心原性肺浮腫 ・誤嚥による酸素化障害 ・汚染された水による感染
循環器	・不整脈，循環血液量減少，低血圧
代謝	・溺水者の50%に混合性アシドーシス ・淡水溺水では低ナトリウム血症や低カリウム血症（まれに高カリウム血症）
腎	・急性尿細管壊死，ヘモグロビン尿

◎ 淡水溺水

■ 低張な淡水が肺サーファクタントを希釈して，その結果，無気肺や換気血流不均等・肺内シャントによる低酸素血症を引き起こす。

■ 15%の症例で低ナトリウム血症と低カリウム血症が起こる。低張な淡水は急速に肺胞から体循環に吸収される。

■ 溶血と高カリウム血症：大量の淡水が吸引されると，血漿が低張となり赤血球が溶血する。

◎ 海水溺水

■ 肺浮腫：高張な海水が肺胞内に水分を引き寄せるために起こる。

■ 液体で満たされた肺胞と正常な肺血流によって，肺内シャントが起こり，

- 低酸素血症となる。
- 血管内脱水が起こる。
- 電解質異常はあまりみられない。

溺水患者の管理：病院前救護

◎ 現場で

- 直ちに水中から救出する。Heimlich法はすべきではない。
- 心肺蘇生（CPR）を開始する。
- 状況の詳細を把握する：浸水時間，症状，嘔吐の有無

◎ 搬送中

- Pediatric Advanced Life Support（PALS）プロトコルと呼吸心拍モニタリングを開始する。
- 100％酸素を投与し，気道管理を行う。
- 頸椎保護を行う：必要ならば下顎挙上を行う。
- 静脈路確保[訳注3]：生理食塩液，または乳酸リンゲル液
- 濡れた衣服を除去し保温する：ブランケットでくるむ。

訳注3
日本では病院前の救急隊による血管確保は限られた状況下でしか認められていない。

溺水患者の管理：院内初期治療

◎ 気道と呼吸

- 適応があれば挿管する（例：無呼吸，重度の呼吸窮迫，酸素化不良，二酸化炭素貯留，意識障害，気道確保が困難な場合）。
- 頸椎保護を行う。
- 100％酸素投与を行い酸素飽和度を正常に保つ。
- CPAP/PEEP：酸素化と換気血流不均等を改善する。そのためには5〜15 cmH$_2$Oかそれ以上の圧が必要な場合がある。
- PaCO_2を正常範囲内に保つ。
- 胸部X線検査：誤嚥，肺水腫，無気肺，気胸を認めることがあるが，22％は正常である。

◎ 循環

- 呼吸心拍モニタリング
- 血管内脱水に対して積極的な輸液負荷を行う。
- 輸液負荷には生理食塩液または乳酸リンゲル液を用いる。
- ベッドサイドで血糖値を確認する。
- 高血糖は神経学的予後不良と関連しており，糖を含む輸液製剤は適さない。

◎ 神経学的評価と全身観察
- 迅速な神経学的評価：AVPU または Glasgow Coma Scale（GCS），瞳孔所見
- 神経所見の再評価を繰り返し行う．
- 体表面をくまなく観察し，関連外傷や，潜在する小児虐待や薬物乱用などの可能性がないか評価する．

◎ 低体温
- 濡れた衣服を除去する．
- 体温 32℃以上の場合は，外表からの受動的復温を行う：温かいブランケットやタオルで患者の体を乾かす．
- 体温 32℃未満の場合は，体内からの積極的復温を行う：加温加湿酸素，温めた輸液製剤，温めた液体での体内洗浄（胃，直腸・結腸，膀胱）．
- CPR に反応がなくても，深部体温が 32℃以上になるまで蘇生行為を中止しない．
- 高体温を避ける．

◎ 検査
- 血液ガス，電解質，血糖，腎機能，カルシウム，マグネシウム
- 血算，プロトロンビン時間（PT），活性化部分トロンボプラスチン時間（APTT）
- 中毒スクリーニング（アルコールを含む）
- 12 誘導心電図
- 尿検査

◎ 補助療法
- 炭酸水素ナトリウム：代謝性アシドーシスは心機能を抑制するので，重度のアシドーシス（pH < 7.1）は補正を考慮する．
- 肺理学療法
- 輸液：初期治療の後，輸液は維持量の 50％に制限する．
- 利尿薬：フロセミド 0.5～1 mg/kg の投与はガス交換を改善させる可能性がある．ヘモグロビン尿があれば強制利尿を行う．

◎ 議論のある治療
- ステロイド：適応はない．
- 抗菌薬：下水などの汚染水で浸水しない限り，予防投与の適応はない．肺炎の治療は臨床所見や胸部 X 線所見（進行性または新たな浸潤影，白血球増加，持続する発熱，膿性気道分泌物など）により行うべきである．

- 生理食塩液による気管洗浄：砂の気道内誤嚥により適正な換気が障害されているときに適応となる（胸部X線上，X線不透過性の粒としてみられる）。

帰宅／入院の判断

- 以下の基準をすべて満たした場合に帰宅を許可する。
    - 無症状
    - 身体所見が正常
    - 動脈血液ガスと酸素飽和度において酸素化が正常
    - 胸部X線検査が正常
    - 必要に応じてフォローアップが確実にできる。
    - 6～12時間の経過観察で特に問題がない。
- 以下の場合は入院させる。
    - 有症状：胸痛，息切れ，咳嗽など
    - 身体所見が異常
    - 胸部X線検査が異常
    - 酸素化の異常や，呼吸補助療法が必要な状態
    - 頻脈，または不整脈
    - 意識障害

予後

- 救急部に搬送された溺水児の25％が死亡する。
- 溺水児の10～33％が永続的な神経後遺症を残す。

予後不良因子

- 25分以上の浸水
- 25分以上の心肺蘇生
- 心肺蘇生開始の遅れ
- 重度の代謝性アシドーシス（pH < 7.1）
- 救急部到着時の心停止
- 高血糖
- 瞳孔が散大して固定
- 初回頭部CT検査が異常
- GCS < 5

文献

- Baum CR. Environmental emergencies. In: Fleisher GR, Ludwig S, eds. Textbook of Pediatric Emergency Medicine. 4th ed. Philadelphia: Lippincott Williams & Wilkins; 2000:943-947.
- Modell JH. Drowning. N Engl J Med. 1993;328:253-256.
- Weinstein MD, Krieger BP. Near-drowning: epidemiology, pathophysiology, and initial treatment. J Emerg Med. 1996;14:461-467.
- Zuckerman GB, Conway EE. Drowning and near drowning: a pediatric epidemic. Pediatr Ann. 2000;29:360-382.

53

熱傷

Abdullah Shamsah, Suzan Schneeweiss,
Amina Lalani

概要

- 熱傷は救急部でよくみられる外傷である。
- 熱湯による熱傷は年少児に多い。
- 年長児になるにつれて火炎熱傷の割合が増加する。
- 熱傷の重症度や深度は，初診時にははっきりしないことがある。
- 1つの熱傷部位に異なる深度の熱傷がみられることがよくあり，一般的には中心部がより深くなる。
- 当初，表皮熱傷であったものが受傷後24時間でさらに深い深度に進行することがある。
- 熱傷は，表皮熱傷（superficial），部分熱傷（partial thickness），全層熱傷（full thickness）に分類される**(表53-1)**。
- かつては，Ⅰ～Ⅳ度に分類されていた[訳注1]。

訳注1
日本熱傷学会ではⅠ度，浅達性Ⅱ度，深達性Ⅱ度，Ⅲ度に分類している。

緊急処置

- 熱傷の進行を止め，傷害を受けた皮膚の熱を下げる。
- 冷たい流水や生理食塩液ガーゼで洗浄する。
  - 広範囲の熱傷では低体温のリスクに留意する。
  - 患部に氷をあてたり，氷水へ浸すことは避ける。
- 広範囲熱傷では，疼痛管理のために初期評価中は滅菌シートで覆う。

初期評価

◎ 気道，呼吸

- 100%酸素投与
- 気道熱傷の検索：鼻毛・眉毛・睫毛の消失，嗄声，吸気性喘鳴，すす混じ

表 53-1　熱傷の重傷度評価

表皮（Ⅰ度）熱傷	・紅斑，乾燥，上皮の腐肉形成，疼痛あり ・圧迫で白くなる ・瘢痕形成なく 4〜5 日で治癒する ・熱傷面積の計算には含めない ・例：日焼け
部分（Ⅱ度）熱傷 浅達性Ⅱ度熱傷 （真皮の 50％未満）	・発赤，斑状，上皮の腐肉形成や水疱形成，湿潤，疼痛あり ・わずかな瘢痕形成を伴い 7〜10 日で治癒する
深達性Ⅱ度熱傷 （真皮の 50％以上）	・通常，神経線維が破壊され，疼痛は少ない ・白色，蒼白 ・2〜3 週間以上かけて治癒する ・全層（Ⅲ度）熱傷との鑑別が難しい ・瘢痕形成しやすい ・皮膚移植が必要となることが多い ・7〜10 日以内に治癒しない場合は形成外科にコンサルトする
全層（Ⅲ度）熱傷	・真皮全層を傷害 ・白色，皮革状，ろう状，乾燥，疼痛なし ・出血せず，毛細血管再充満がない ・感染や体液喪失の高リスク ・再上皮化は不可能。周囲から治癒する ・治癒には数週間かかる ・直ちに形成外科にコンサルトする ・ほとんどで皮膚移植が必要
Ⅳ度熱傷	・筋膜，筋，骨に達する ・重症の電撃傷でみられる ・直ちに形成外科にコンサルトする

りの喀痰，口周囲・鼻周囲の熱傷
- 上記症状のいずれかがあれば，気管挿管し気道を確保する。
- 気道浮腫は受傷後 48 時間までに出現する。
- 呼吸窮迫症状が明確になってから気道確保を試みると，結果的に気道確保が困難となり，悲惨な結果となる。
- 胸部 X 線像が正常でも，それだけで安心しない。
- 気道を直視下に評価するために気管支鏡や喉頭ファイバースコープ検査を考慮する。
- 上気道型気道熱傷は直接高熱が上気道を損傷するものであるのに対し，下気道型気道熱傷は吸引した煙中に含まれる化学物質や有毒物質が化学性肺炎を引き起こしたものである。

◎ 循環

- 熱傷部位，深度，全熱傷面積，全周性熱傷の有無を評価する**(図53-1)**。
- 全熱傷面積を"9の法則"で評価する。もしくは，小児の手掌面積を体表面積の1%として評価する（手掌法）。
- 年齢に応じて"9の法則"を補正する。
- 熱傷評価と並行して，生理食塩液または乳酸リンゲル液20 mL/kgの輸液を開始する。
- 全熱傷面積が10％以上であればParklandの輸液公式を用いる。

  必要輸液量 = 4 mL ×体重（kg）×［部分熱傷と全層熱傷を加えた全熱傷面積（％）］

  - 上記輸液量の1/2を最初の8時間で，残り1/2を次の16時間で輸液する。
  - 5歳未満では，上記の輸液量に5％ブドウ糖を含む維持輸液を加える。
- 年少児には加温した輸液製剤を用いる。
- 輸液路確保が困難な可能性があるので，必要があれば骨髄針を用いたり，熱傷部位からの静脈穿刺を行ってもよい。
- 尿量を綿密に評価するために尿道カテーテル（Foleyカテーテル）を留置する。

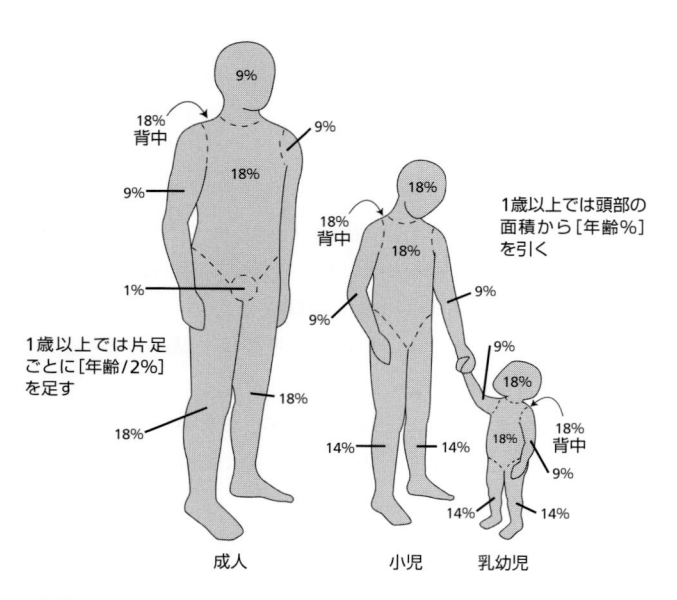

図53-1　熱傷面積の計算（University of Michigan Trauma Burn Center, www.traumaburn.org. の許可を得て転載）

熱傷センターへの搬送と入院の基準

- 10歳未満で全体表面積の10%を超える熱傷（部分熱傷＋全層熱傷）
- 10歳以上で全体表面積の20%を超える熱傷（部分熱傷＋全層熱傷）
- 全年齢で5%を超える全層熱傷
- 顔面，眼，耳，手，足，性器，大関節を含む熱傷
- 電撃傷（雷撃傷を含む）
- 化学熱傷
- 気道熱傷
- 基礎疾患のある患者の熱傷
- 骨折などの外傷を伴った熱傷
- 小児虐待や薬物中毒が疑われるような状況を含む，社会的，精神的，または長期的なケアを必要とする熱傷患者

治療

◎ 表皮熱傷

- 湿潤薬，鎮痛薬（アセトアミノフェン，イブプロフェン）

◎ 部分熱傷，全層熱傷

- 微温生理食塩液で洗浄する。
- 患者を保温して低体温を防ぐ。
- 水疱のデブリドマンには賛否両論がある。
  - 水疱が破れそうであったり，大きなものなら，デブリドマンをすべきである。
  - 水疱が小さく創傷管理に影響がなければ，そのまま放置する。
- 疼痛管理が不適切であることが多い。滅菌シートで熱傷部位を覆うことで，疼痛を著しく緩和できる。麻薬性鎮痛薬も必要になることが多い。
- 局所に抗菌薬含有軟膏（Polysporin®やBactroban®など）を塗布した上に，非固着性ガーゼをのせ，乾燥ガーゼで被覆する。
- スルファジアジン銀（Flamazine®）や硝酸銀などの他の局所クリーム，合成密封保護材（Biobrane®など）を使用する際には形成外科にコンサルトする。
- 浅達性Ⅱ度熱傷は1日おきに包交し，深達性Ⅱ度熱傷や全層熱傷は毎日包交する。
- 手の熱傷
  - 受傷指をそれぞれ1本ずつ分けて被覆する。
  - 患肢挙上（つり上げるなど）
  - 作業療法を行うまでは前腕から指先まで包帯固定する。
- 破傷風トキソイドは，最終接種から5年以上経過していれば接種する。

合併症

- 創傷感染
  - 紅斑，浮腫，圧痛がある場合は，創傷感染と創傷治癒過程を判別することは難しい。
  - 発熱，全身倦怠感，症状の悪化があれば，創傷感染を考慮する。
  - 創傷感染は敗血症を引き起こし，熱傷深度をより悪化させる。
  - 入院させて経静脈的抗菌薬投与を行う。
- 敗血症
- 熱傷ショック
- 熱傷による浮腫
- コンパートメント症候群（治療は焼痂切開術）
- 横紋筋融解症
- 気道熱傷
- 代謝亢進状態

化学熱傷

酸による熱傷

- 凝固壊死：深達度，組織への浸潤は限られる。
- 内服した場合，胃粘膜から狭窄を引き起こす。

アルカリ熱傷

- 液状壊死：より深部へ浸潤し，重症となる。
- 内服した場合，重篤な消化管粘膜傷害や穿孔，食道狭窄を引き起こす。

管理

- 衣服をすべて除去する。
- 少なくとも30分，大量の水で洗浄する。
- 決して熱傷部位を中和しない：中和熱で，さらに熱傷が引き起こされる。
- 15分後にpHを測定し，洗浄が適切かどうか判断する（アルカリは水に溶けにくく，中和に時間がかかる）。
- 内服した場合，催吐しない。活性炭投与も禁忌である。
  - 診断的な内視鏡はミルクや水の内服後に行う。

電撃傷

- ほとんどは低電圧との接触である。
- 熱エネルギーは組織を通過した電流量に比例する。

- 他の熱傷と同じアプローチだが，より深部の傷害を引き起こすため，さらに多くの輸液が必要になる。
- 口唇や口の電撃傷の場合，1～2週間後に痂皮がはがれ，口唇動脈から出血が起こることがある（第58章参照）。

◎ 臨床所見

- 皮膚：火炎，閃光，放電による熱傷，網状チアノーゼ様皮膚
- 循環器：不整脈，心筋障害
- 筋骨格系損傷：組織の浮腫，壊死，コンパートメント症候群
- 腎不全：低酸素性障害，広範な筋損傷によるミオグロビン沈着により尿細管障害が生じる。
- 中枢神経系：疼痛，意識消失，呼吸中枢麻痺，錯乱，運動麻痺，視野異常，聴覚異常，感覚欠失，片麻痺，四肢麻痺，痙攣，健忘，見当識障害，頭蓋内出血

文献

- Hettiaratchy S, Dziewulski P. ABC of burns: pathophysiology and types of burns. BMJ. 2004;328:1427-1429.
- Reed JL, Pomerantz WJ. Emergency management of pediatric burns. Pediatr Emerg Care. 2005;21:2, 118-129.

54

高体温と低体温
Sanjay Mehta

概要
- 熱射病は，適切な治療を行っても致死率が著しく高い（14％）。
- 低体温は，適切な復温を得るまで長時間の蘇生を必要とすることがある。

熱関連疾患
- 高体温と発熱
    - 発熱：視床下部のセットポイント上昇
    - 高体温：体温調節不全
- 体温調節
    - 正常体温は 36.0 〜 37.5℃

◎ 高体温

誘発因子
- 年齢：乳幼児，高齢者
- 薬物への反応（悪性高熱），内服薬（抗コリン薬，利尿薬，β遮断薬，カルシウムチャネル遮断薬），薬物（アルコール，ヘロイン，コカイン，アンフェタミン）
- 発熱と感染
- 肥満，脱水，皮膚異常，囊胞性線維症
- 環境への順応不全，疲労，衣類
- 熱射病の既往
- 代謝疾患（甲状腺機能亢進症，褐色細胞腫）

鑑別診断
- 熱疲労

- 熱射病
- 熱失神
- 脱水
- 心原性失神
- 薬物摂取

◎ 軽微な熱関連疾患

- 熱浮腫：皮膚の血管拡張
- 熱痙攣：過度に運動した筋肉の激しい痙攣
    - 通常は運動後のふくらはぎ，腕，肩，腹部に起こる。
- 熱失神：不慣れな環境で熱に曝露した際の失神

◎ 重要な熱関連疾患（表54-1）

- 熱疲労：熱射病の前段階
    - 体温調節機能は正常
- 熱射病：生命にかかわる救急疾患
    - 体温調節機能の消失

◎ 熱射病

労作性熱射病（例：不慣れな運動選手）

- 急速な発症
- 重篤な衰弱状態
- 発汗は正常

古典的・非労作性の熱射病（例：幽閉による）

- 乳幼児に多い。

表 54-1 熱疲労と熱射病

熱疲労	熱射病
体温＜ 39.0℃	体温＞ 39.0℃
発汗あり	発汗なし，脱水
頭痛	頭痛
悪心，嘔吐	悪心，嘔吐
頻脈	失神，運動失調
正常な精神状態	精神状態の変化，昏睡
	痙攣

- 緩徐な発症
- 著明な脱水
- 発汗は認めないこともある。

治療
- 対症療法（例：酸素）と呼吸心拍モニタリング
- 冷却方法
  - 腋窩，鼠径部へのアイスパック
  - 冷水の吹きかけと送風
  - 解熱薬
- 生理食塩液またはリンゲル液を 20 mL/kg で急速投与
  - ドブタミンを考慮（心収縮力増強作用，血管拡張作用）
  - 体内冷却を考慮（胃・直腸・膀胱・腹膜洗浄）
- 検査
  - ベッドサイドでの血糖測定
  - 血算，電解質，カルシウム，リン酸，マグネシウム，腎機能，肝機能，凝固能，クレアチニン，動脈血液ガス分析
  - 尿検査（例：ミオグロビン）
  - 心電図
- 入院させてモニタリングを継続
  - 深部体温が 38.5〜39.0℃以下になれば冷却は中止する。

熱射病の予防
- 日中の暑いときには運動を避ける。
- 薄く明るい色の衣類を着て，頻回に休憩をとる。
- 電解質入り飲料を十分に摂取する。
- 錠剤による塩分補給は避ける。

低温関連疾患

◎ 低体温
- 深部体温＜ 34℃
- 分類：軽度，中等度，重度 **(表 54-2)**

誘発因子
- 内分泌または代謝異常，低血糖，甲状腺機能低下症
- 感染：髄膜炎，敗血症

表 54-2 低体温の分類

軽度低体温	・＞ 34℃ ・震えが持続 ・頻脈 ・末梢血管収縮 ・運動失調，不明瞭な発語，判断力低下，精神機能低下 ・受動的な復温 ・温かい毛布
中等度低体温	・30 ～ 34℃ ・筋固縮 ・寒冷利尿 ・昏睡に至る進行性意識障害 ・バイタルサインの測定が困難 ・心電図：下外側誘導のJ波，Osbourne波
重度低体温	・＜ 30℃ ・"死亡しているようにみえる" 昏睡 ・対光反射消失，瞳孔散大 ・呼吸停止と心室細動 ・心筋は除細動や薬物に抵抗を示す ・30℃までの積極的な復温：温水を用いた洗浄で1時間に3℃，ECMOで9℃復温

ECMO：体外式膜型人工肺

- 中毒：アルコール，オピオイド
- 頭蓋内病変
- 環境，溺水：水は空気に比べて25倍の熱を伝導する。
- 皮膚病変：熱傷
- 医原性

治療

- ABC（気道，呼吸，循環）と，必要ならば頸椎保護
    - 急性呼吸窮迫症候群（ARDS）を防ぐため，PEEP 5 ～ 10 cmH$_2$O での早期の人工呼吸管理を考慮する。
- 点滴：復温時の心血管系の虚脱（rewarming shock）を防ぐため急速輸液を行う。
- 生理食塩液 20 mL/kg を初期投与する。
- 直腸温を評価し，濡れた衣類を脱がす。
- ベッドサイドでの血糖測定と血液検査，血液ガス，胸部X線，中毒スクリーニングを考慮する。

- 復温を開始する（下記参照）。
  - 目標：1時間に1〜2℃ずつ上げる。
  - 急速な復温への注意：目標温度よりもさらに上昇する可能性がある。
- 低体温で洞性徐脈が起こることがある。通常は酸素化を維持するのに十分でありペーシングは必要ない。
- "復温するまでは死亡ではない"：32℃以上の体温が少なくとも30分以上続くまで積極的に復温と心肺蘇生を続ける。
- 一次性と二次性の低体温の鑑別が困難である場合は，臨床所見を評価して蘇生の中止を判断する。
- 中等度と重度低体温の患者はICUに入院させる。

加温手技

軽度低体温
- 受動的復温：温かい毛布，室内を暖める

中等度低体温
- 積極的体外復温：侵襲的な方法は不要
- 温かい毛布，室内を暖める，加温した輸液，加温した空気（例：Bair Hugger®の使用），輻射暖房機[訳注1]

重度低体温
- 積極的体外復温と体内復温
- 末梢血管拡張による心血管系の虚脱と，"矛盾脱衣"と呼ばれる異常行動[訳注2]を防ぐために，深部復温を外部復温よりも優先して行う。
- 体内復温手技
  - 気管挿管と44℃に加温した加湿酸素
  - 輸液加温装置で40〜42℃に加温した輸液
  - 胃管を使用した胃洗浄，または浣腸チューブと加温した生理食塩液を使用した直腸洗浄
  - 加温した生理食塩液を使用した腹膜洗浄
  - 尿道カテーテル（Foleyカテーテル）を使用した膀胱洗浄
- 体外式膜型人工肺（ECMO）の使用を考慮する。
- 復温開始後の体温低下（afterdrop）の危険性：四肢の冷たい血液が血管拡張に伴い中枢に集まるために起こる。
- 最近の研究では，加温した空気での復温が，重度低体温でも有効な場合があると報告されている。

訳注1
ラジアントウォーマーのこと。

訳注2
見当識障害などを伴う。本人は暑いと感じているため，体温低下を招く。

> 心肺停止

- 低体温下での心臓は，蘇生薬や除細動に反応しない可能性がある。
- 血管作動薬を繰り返し投与すると，蓄積毒性をもたらす可能性がある。
- 心肺停止ならば，心肺蘇生を開始し，積極的体内復温を開始する。
- 受動的復温，体外復温は適切ではない。

> 中等度低体温

- 除細動は一度だけ行い，心肺蘇生を続ける。薬物の静脈投与は通常より長い間隔で行う。積極的体内復温を行う。

> 重度低体温

- 除細動は一度だけ行い，心肺蘇生を続ける。深部体温が30℃以上になるまでは薬物投与や追加の除細動は控える。
- さらに長期間の復温が必要となる可能性がある。

文献

- Barrow MW, Clark KA. Heat-related illnesses. Am Fam Physican. 1998;58(3):749.
- Fleisher GR, Ludwig S, eds. Textbook of Pediatric Emergency Medicine. 4th ed. Philadelphia: Lippincott Williams & Wilkins; 2000.
- Gausche-Hill M, Fuchs S, Yamamoto L, eds. APLS: The Pediatric Emergency Medicine Resource. 4th ed. Sudbury, Mass: Jones and Bartlett; 2004.
- Giesbrecht GG. Emergency treatment of hypothermia. Emerg Med Australasia. 2001;13(1):5-6.
- Glazer JL. Management of heatstroke and heat exhaustion. Am Fam Physican. 2005;71(11):2133-2140.
- O'Neill KA, et al. The effects of core and peripheral warming methods on temperature and physiologic variables in injured children. Pediatr Emerg Care. 2001;17(2):138-142.
- 2005 American Heart Association guidelines for cardiopulmonary resuscitation and emergency cardiovascular care. Part 10.4: hypothermia. Circ. 2005;112:IV 136-IV 138.
- Wexler RK. Evaluation and treatment of heat-related illnesses. Am Fam Physican. 2002;65(11):2307-2314.

55

中毒（1）：
中毒物質摂取へのアプローチ

Shauna Jain

概要
- 年少児であることは中毒事故発生の危険因子である（**表 55-1**）。
- 思春期は，自殺企図で大量に多剤を内服するため，罹患率とともに死亡率も高い。
- アセトアミノフェンが最も多い。
- 致死的な中毒物質では，三環系抗うつ薬が最も多い。

◎ 思春期の死亡と関連した中毒物質
- 鎮痛薬
- 抗うつ薬
- 鎮静薬，睡眠薬，抗精神病薬
- ストリートドラッグ（特に覚醒剤）
- 循環器治療薬

表 55-1　中毒の疫学

＜6歳：摂取量が少ない	＞6歳：中毒量を摂取し，致死的な物質を含むことがある
洗剤	鎮痛薬
鎮痛薬（アセトアミノフェンが最も多い）	抗うつ薬
日用品，化粧品	洗剤
鎮咳薬，感冒薬	炭化水素，殺虫剤
植物	鉱物（鉄が最も多く致死的）
外用薬	
殺虫剤，炭化水素	

- アルコール

中毒物質摂取へのアプローチ

- 中毒のABCDアプローチ
    - 初期安定化：気道（Airway），呼吸（Breathing），循環（Circulation），障害（Disability），糖（Dextrose）
    - 考慮すること：除染，排出，拮抗薬投与
- 薬物摂取量，摂取時間，多剤摂取の可能性，既往歴を含む詳細な病歴をとる。
- 重要な身体所見：バイタルサインと中毒症状（意識状態，瞳孔所見，皮膚，膀胱直腸障害）
- 重要な検査：血糖，電解質，アニオンギャップ，浸透圧ギャップ，血算，心電図，尿検査，中毒スクリーニング，薬物血中濃度
- 中毒センターに連絡する，Poisindex®[訳注1]を参照する，または中毒専門家にコンサルトする。

訳注1 各種薬物による中毒に関する情報が集められたデータベース。

中毒検査

◎ 中毒症状（トキシドローム：toxidrome）（表55-2）

- 多剤摂取の際は診断補助にならない可能性がある。
- すべての徴候や中毒症状が現れるわけではない。
- それぞれの中毒症状の大部分が重複する（表55-3）。

◎ 除染手技（表55-4）

トコン
- 摂取後すぐに使用しなくてはならないため，使用は制限されている。
- 炭化水素，腐食剤を摂取したり，咽頭反射の消失した患者では禁忌である。

胃洗浄
- 有用性は一定しておらず，大きな錠剤の除去は困難である。
- 最も効果があるのは，摂取後1時間以内である。
- 最も適しているのは，致死的中毒物質を摂取した挿管患者である。

腸洗浄
- 活性炭に吸着されない中毒物質，徐放性製剤，ストリートドラッグの運び屋[訳注2]や麻薬常習者（コカインなど）に対して適応がある。
- イレウスや消化管閉塞では禁忌である。

訳注2 コカインの入った包装を飲み込んで消化管内に薬物を隠している場合。

表 55-2 中毒症状（トキシドローム）

交感神経作動薬	・好戦的または，おびえた反応 ・高血圧，頻脈，頻呼吸，高体温，発汗，散瞳，精神状態の変化 ・危険性：横紋筋融解症，心筋梗塞，脳卒中 ・治療：ベンゾジアゼピン系薬，冷却 ・薬物：コカイン，フェンシクリジン（PCP），メチレンジオキシメタンフェタミン（MDMA），アンフェタミン
抗コリン薬	・皮膚の乾燥以外は交感神経作動薬と類似 ・精神状態の変化，頻脈，高体温，乾燥，紅潮した皮膚，散瞳，排尿困難，便秘〔帽子屋のように気が狂った（mad as a hatter），野ウサギのように熱い（hot as a hare），骨のようにひからびた（dry as a bone），赤カブのように真っ赤な（red as a beet），コウモリのように視力が弱い（blind as a bat），ブタのように詰まった（plugged as a pig）〕 ・危険性：不整脈，痙攣，横紋筋融解症 ・薬物：三環系抗うつ薬，チョウセンアサガオ（jimson weed），抗ヒスタミン薬，フェノチアジン系薬 ・治療：三環系抗うつ薬には炭酸水素ナトリウム
コリン作動薬	・全身からの分泌物 ・身体所見は"SLUDGE"と覚える：流涎（Salivation），縮瞳（Small pupils），流涙（Lacrimation），排尿（Urination），下痢（Diarrhea），発汗（Diaphoresis），胃腸痙攣（GI cramp），嘔吐（Emesis）＋B：徐脈（bradycardia），気管支漏（bronchorrhea），気管支収縮（bronchoconstriction） ・薬物：有機リン酸エステル ・治療：防護服着用，除染，支持療法，アトロピン，プラリドキシム
オピオイド	・脈拍と血圧の低下，呼吸中枢の抑制，縮瞳 ・呼吸停止が死因となる，肺水腫の危険性 ・治療：ナロキソン，支持療法 ・薬物：モルヒネ，コカイン
鎮静薬	・血圧，脈拍，呼吸数の低下 ・ベンゾジアゼピンの臨床所見はバイタルサインが正常で意識が低下 ・治療：支持療法，フルマゼニルが有効なこともあるが痙攣の危険性が高まる．多剤摂取時には禁忌である

活性炭

- ほとんどの中毒物質を吸着する．
- ただし，以下はほとんど吸着しない（"PHAILS"と覚える）．農薬（Pesticide），炭化水素（Hydrocarbon），酸（Acid），アルカリ（Alkali），アルコール（Alcohol），鉄（Iron），リチウム（Lithium），有機溶剤（Solvent）
- 活性炭と中毒物質を10：1の比率で投与するか，小児1 g/kg，成人では50〜100 gを投与する．
- フェノバルビタール，フェニトイン，カルバマゼピン，テオフィリン，ア

表 55-3 中毒の手がかり

瞳孔と薬物	縮瞳 　コリン作動薬，クロニジン 　オピオイド，有機リン酸エステル 　フェノチアジン，ピロカルピン 　鎮静薬，睡眠薬 散瞳 　抗ヒスタミン薬，抗コリン薬，抗うつ薬，交感神経作動薬
皮膚所見と薬物	発汗（"SOAP"と覚える） 　交感神経作動薬（**S**ympathomimetics） 　有機リン酸エステル（**O**rganophospate） 　アセチルサリチル酸（**A**SA） 　フェンシクリジン（**P**CP） 紅潮した皮膚：一酸化炭素中毒 青い皮膚：メトヘモグロビン血症
徐脈，低血圧と薬物	降圧薬：β遮断薬，カルシウム拮抗薬，ジゴキシン，麻薬
痙攣と薬物	（"OTIS CAMPBELL"と覚える） 有機リン酸エステル（**O**rganophosphate） 三環系抗うつ薬（**T**ricyclic antidepressants） イソニアジド（**I**soniazid） 交感神経作動薬（**S**ympathomimetics） カンフル（**C**amphor） アンフェタミン（**A**mphetamines） メチルキサンチン（**M**ethylxanthines） PCP，フェノール（**P**henol），プロパノロール（**P**ropanolol） ベンゾジアゼピンの離脱症状（**B**enzodiazepine withdrawal） エタノールの離脱症状（**E**thanol withdrwal） リチウム（**L**ithium） リドカイン（**L**idocaine），鉛（**L**ead），リンデン（**L**indane）

セチルサリチル酸，バルプロ酸，三環系抗うつ薬，ジゴキシン，ダプソン，徐放性製剤などには活性炭の反復投与が有用である。

- 気道反射が認められなければ，使用しない。
- 活性炭と下剤の併用効果は証明されていないため，2回以上使用すべきではない。

◎ 排出

尿のアルカリ化

- 尿中 pH 7～8 のときに中毒イオンが捕捉され排出される。
- 排出を促すために正常カリウム濃度と血清 pH＜7.55 を保つ。

訳注 3
日本では未認可。

表 55-4　中毒薬物の拮抗薬

薬物	拮抗薬
オピオイド	ナロキソン
コリン作動薬	アトロピン，フィゾスチグミン
エチレングリコール	フォメピゾール [訳注3]
アセトアミノフェン	N-アセチルシステイン
β遮断薬	グルカゴン
イソニアジド	ピリドキシン
スルホニル尿素薬	オクトレオチド
シアン化物	硝酸ナトリウム，チオ硫酸ナトリウム
ベンゾジアゼピン	フルマゼニル
鉄	デフェロキサミン
一酸化炭素	酸素
ワルファリン	ビタミン K
ジゴキシン	抗ジゴキシン特異抗体 [訳注2] (Fab フラグメント)
メトヘモグロビン	メチレンブルー
三環系抗うつ薬	炭酸水素ナトリウム

- アセチルサリチル酸，フェノバルビタール，ギ酸，メトトレキサートの場合に使用する。

血液透析と血液吸着法

- 薬物による標的臓器障害や一定以上の中毒薬物血中濃度が証明されたときに使用する。
- 血液透析はメタノール，エチレングリコール，リチウム，アセチルサリチル酸の場合に使用する。
- 血液吸着はテオフィリンに使用する。
- 強制利尿，コレスチラミン，持続的動静脈血液濾過透析の適応は限定されている。

検査(表55-5)

◎ アニオンギャップ

- アニオンギャップ ＝ Na − (Cl + HCO_3)，正常範囲：12 ± 4
- アニオンギャップの上昇："MUDPILES" と覚える．
    - M（メタノール），U（尿毒症），D（DKA：糖尿病性ケトアシドーシス），P（パラアルデヒド，フォンホルミン，メトホルミン），I（鉄，イソプロパノール，イソニアジド），L（乳酸：一酸化炭素，シアン化物，敗血症），E（エタノール，エチレングリコール），S（サリチル酸，トルエンなどの有機溶剤，シンナー）
- アニオンギャップ上昇の代謝性アシドーシス
    - 尿中ケトン体の有無
    - アシドーシスとケトン体が存在すれば，糖尿病性ケトアシドーシスまたはサリチル酸中毒を考える．
- 尿毒症の検査と乳酸値を確認する．
    - ケトン体も，乳酸アシドーシスもなければ，浸透圧ギャップを計算して有毒アルコール類の存在を考える．
- **注意**：臭化物，ヨード，リチウムの中毒ではアニオンギャップは低下する．

◎ 浸透圧ギャップ

- 浸透圧ギャップ＝測定された浸透圧 − 計算された浸透圧
    - 浸透圧 (mOsm/kg H_2O) ＝ (2 × Na) + 血糖 /18 + BUN/2.8
    - 正常浸透圧ギャップは 10 以下
- 浸透圧ギャップが上昇する原因
    - エタノール，メタノール，エチレングリコール，イソプロパノール，アセトン，マンニトール，腎不全，乳酸アシドーシス，パラアルデヒド
- **注意**：浸透圧ギャップが正常であっても，中毒物摂取を除外できない．

◎ 中毒スクリーニング

- 直ちに結果が出なくても，救急での初期対応は変わらない．
- 施設によってスクリーニングできる内容は異なる．
- 以下の薬物の血中濃度測定は予後と治療内容に影響するので有用である．
    - アセチルサリチル酸，アセトアミノフェン
    - エチレングリコール，メタノール
    - 一酸化炭素，メトヘモグロビン
    - 鉄，リチウム

表 55-5　1 錠または 1 口の摂取での中毒症状

薬物	症状
抗ヒスタミン薬	痙攣
サリチル酸メチル	肺水腫，脳浮腫
アトロピン	無呼吸
ベンゾカイン	メトヘモグロビン血症
カンフル[訳注4]	痙攣
クロニジン	低血圧，徐脈
エチレングリコール	腎不全
MAO 阻害薬	自律神経障害
メタノール	失明
オピオイド	無呼吸
スルホニル尿素薬	低血糖
三環系抗うつ薬	痙攣，不整脈
徐放性製剤，長時間作用型薬物（α遮断薬，カルシウムチャネル遮断薬）	低血圧

訳注 4：樟脳のこと。虫除けなどに使用される。

◎ 腹部 X 線検査

- 多くは鉄摂取のときに行う（非常に毒性が強いため）。
- 他の薬物も X 線で確認できることがあるが，利用は限定される（"CHIPS" と覚える）：抱水クロラール（Chloral hydrate），重金属（Heavy metal），鉄（Iron），フェニトイン（Phenytoin），徐放性製剤（Slow-release medication）

◎ 心電図

- 不整脈や QRS 幅延長を否定するために重要である（例：三環系抗うつ薬）。

文献

- Erikson TB. Toxicology: ingestions and smoke inhalation. In: Gausche-Hill M, Fuchs S, Yamamoto L, eds. American Academy of Pediatrics and American College of Emergency Physicians: APLS The Pediatric Emergency Medicine Resource. 4th ed. Sudbury, Mass: Jones and Bartlett; 2004: 235-262.
- Nelson L, Hoffman R, Howland MA, et al. New York City Poison Control Center and Bellevue Hospital Center and Metropolitan College and St. John's University:

An Intensive Review Course in Clinical Toxicology (syllabus). New York: March 13-14, 2003.
- Osterhoudt KC, Shannon M, Henretig FM. Toxicologic Emergencies. In: Fleisher GR, Ludwig S, et al, eds. Textbook of Pediatric Emergency Medicine. 4th ed. Philadelphia: Lippincott Williams & Wilkins; 2000:887-942.

56 中毒（2）：各種の中毒物質

Shauna Jain

概要
- 救急部ではアセトアミノフェンの中毒が最も多い。
- 小児に致死的な中毒物質では三環系抗うつ薬が最も多い。

アセトアミノフェン
- アセトアミノフェンは主に肝臓で代謝される。5%はシトクロム P450 で代謝され，毒性代謝物 N-アセチル-p-ベンゾキノンイミン（NAPQI）になる。この代謝物はグルタチオンによって無毒化される。
- 大量摂取時にはグルタチオン貯蔵が枯渇して，NAPQI が肝毒性を引き起こす。
- N-アセチルシステイン（NAC）は，グルタチオンを増加させ，直接的・間接的に NAPQI の代謝を促進する。

◎ 症状
- 1〜24 時間：悪心，嘔吐，食欲不振
- 24〜48 時間：右季肋部痛，肝逸脱酵素上昇，肝機能障害
- 48〜96 時間：肝毒性のピーク，腎不全，脳浮腫，昏睡，アシドーシス
- 4〜14 日：症状の消失

◎ アセトアミノフェン中毒患者の評価

急性過量摂取
- 中毒量：150 mg/kg 以上
- 摂取後 4 時間で血中濃度を測定し，Rumack-Matthew ノモグラムで評価する（図 56-1）。
- 摂取後 6〜8 時間であれば，最初に NAC を負荷投与してアセトアミノフェ

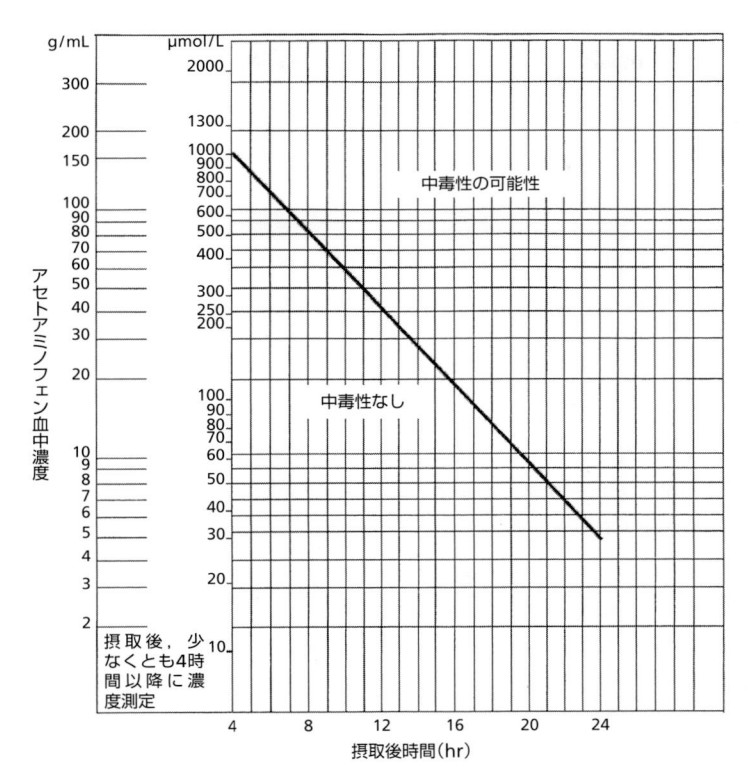

図 56-1　アセトアミノフェン中毒の Rumack-Matthew ノモグラム（Rumack-Matthew. Modified from: Rumack BH, Matthew H. Pediatrics 55, page 871 copyright 1975 より許可を得て転載）

ン血中濃度の測定結果を待つ。その後，ノモグラムで中毒域にあれば，NAC を継続する。

慢性過量摂取

- 中毒量：1 日 120 mg/kg 以上
- 受診が遅く，アセトアミノフェン濃度が中毒域または肝逸脱酵素の上昇があれば，中毒を考える。

治療

- 摂取後 4 時間以内の受診で禁忌事項がなければ，活性炭を投与する。
- NAC 静注は中毒量を摂取したときに行う。
  - 摂取後 24 時間以上であっても NAC は有用である。

- - アナフィラキシー様反応の危険性は静脈投与速度による。
  - 20時間と48時間の2種類のプロトコルがある。
  - NAC経口投与はアレルギー反応の危険性が低い。
- 支持療法

サリチル酸塩

- サリチル酸塩中毒は，酸化的リン酸化反応の脱共役とクエン酸回路（Krebs回路）の破綻をもたらし，アデノシン三リン酸（ATP）産生が減少する。
- 結果として，グリコーゲン分解，脂肪分解，嫌気性代謝が起こり，高血糖，代謝性アシドーシスの原因となる。
- サリチル酸塩は延髄に作用して呼吸回数を増加させるため，呼吸性アルカローシスとなる。
- 呼吸性アルカローシスに代謝性アシドーシスを伴い，初期には高血糖，後に低血糖がみられる。

◎ 症状

- 軽症（150～300 mg/kg）：悪心，胃炎，耳鳴り，頻呼吸
- 中等症（300～500 mg/kg）：高体温，発汗，腎機能障害，肝機能障害
- 重症（500 mg/kg以上）：昏睡，痙攣，肺水腫

◎ 評価

- サリチル酸塩中毒量：150 mg/kg
- サリチル酸塩の吸収率はさまざまなのでノモグラムの使用は限られ，毒性のマーカーとして使用すべきではない。
- 治療は，臨床症状，検査で中毒を疑うか，サリチル酸塩の濃度が40 mg/dL以上の場合に行う。

◎ 治療

- 活性炭：摂取後4時間以内に行う。サリチル酸塩は胃内容排出遅延をもたらし胃石を形成するので，活性炭の反復投与を考慮する。
- 急速輸液
- 炭酸水素ナトリウムで尿をpH 7.8～8.0にアルカリ化することで，アセチルサリチル酸排出を促進する。
- カリウムを正常範囲に保ち，尿アルカリ化を促進する。
- 以下の場合は血液透析を考慮する。
  - 標的臓器のサリチル酸塩毒性（重度のアシドーシス，腎不全，肺水腫）

- 尿のアルカリ化にもかかわらず悪化
- 急性摂取で血清濃度 100 mg/dL 以上

三環系抗うつ薬

- 過剰摂取時には多彩な薬理学的作用をもつ。
  - 抗コリン作用：第 55 章「中毒症状（トキシドローム）」の項を参照。
  - ナトリウムチャネル遮断：不整脈
  - α 受容体遮断：血管拡張
  - 抗ヒスタミン作用：鎮静
  - γ-アミノ酪酸（GABA）拮抗作用：痙攣
- 抗コリン中毒症状
  - 帽子屋のように気が狂った（mad as a hatter）[訳注1]：精神状態の変化
  - 野ウサギのように熱い（hot as a hare）：頻脈，高体温
  - 骨のようにひからびた（dry as a bone）：皮膚乾燥，口腔内分泌物の減少
  - 赤カブのように真っ赤な（red as a beet）：顔面紅潮
  - コウモリのように視力が弱い（blind as a bat）：散瞳
  - ブタのように詰まった（plugged as a pig）：排尿困難，便秘
- 危急的状態：痙攣，昏睡，不整脈

◎ 評価：心電図

- 毒性評価に必須
- QRS 延長（肢誘導）
  - 100 ミリ秒以上：痙攣の危険性 33％
  - 160 ミリ秒以上：心室性不整脈の危険性 50％
  - 100 ミリ秒以上：治療の適応
- 右軸偏位
  - aVR：最後の 40 ミリ秒部分の右軸偏位，R 波 3 mm 以上
  - 小児では正常でも右軸偏位を伴うことがある。
- QT 延長
- 洞性頻脈
- 心拍数，QT 時間，QRS 幅，軸が正常範囲であれば，心毒性の陰性的中率は 100％である。

◎ 治療

- 気道確保がされていれば（挿管もしくは覚醒），薬物除去を行う。
  - 1 時間以内であれば胃洗浄

訳注 1
中世英国では，帽子屋が帽子の布地を加工する際に使用していた水銀の影響で精神異常をきたすことがあったため，このような表現がある。

- 4時間以内であれば活性炭（反復投与を考慮）
- 炭酸水素ナトリウム
  - QRS幅100ミリ秒以上であればボーラス投与
  - 血清pH 7.45〜7.55を維持する。
- 低血圧に対して輸液およびノルアドレナリン
- フィゾスチグミンは無効である。
- 6時間の経過観察で，臨床的に中毒症状がなく，心電図が正常であれば，医学的に問題ない。

有毒アルコール類

- 一般的物質：メタノール，エチレングリコール，イソプロパノール
- 有毒アルコール摂取は遅発性のアニオンギャップ増加型代謝性アシドーシスとなる。
- 浸透圧ギャップの増大がみられることが多いが，逆に浸透圧ギャップが正常でもアルコール毒性を否定はできない。
- 患者は"酔っ払い"のようにみえる。

◎ メタノール

- 曝露源：ガソリン，不凍液，フロントガラス洗浄液，絵の具，ニス除去液
- 毒性代謝物：ギ酸
- 眼毒性：視力変化の有無について問診する。

◎ エチレングリコール

- 曝露源：エンジン冷却液，不凍液，有機溶剤，解氷剤
- 毒性代謝物：シュウ酸
- 腎毒性：シュウ酸カルシウム沈殿物による。

◎ 治療

- 除染はほとんど無効である。活性炭は無効で，胃洗浄は摂取後30分以内に行う。
- 有毒アルコールまたはエタノール濃度を測定する。
- 毒性代謝物の排出を促進するために，炭酸水素ナトリウムで血清アルカリ化を行う。
- エタノールとフォメピゾール[訳注2]は，メタノールやエチレングリコールが毒性代謝物になることを防止する。
  - エタノールは調節性に乏しく，中枢神経系抑制の危険がある。

訳注2
日本では未認可。

- フォメピゾールの方が，高価であるが推奨される。
- 血液透析の適応：標的臓器毒性の証拠があり，メタノールやエチレングリコール濃度が25 mg/dL以上の場合
- ビタミンは毒性代謝物の排泄を促進する。
    - メタノール：葉酸（ビタミン B_9）
    - エチレングリコール：チアミン（ビタミン B_1），ピリドキシン（ビタミン B_6）

鉄剤

- 容易に入手できて，形状が飴玉に似ているので，小児では致死的過量摂取となりやすい。
    - 軽度～中等度の摂取：20～60 mg/kg
    - 重度の摂取：60 mg/kg以上
- 嘔吐の病歴が4回以上であれば，重度の摂取が疑われる。

◎ 臨床病期

- 1～6時間：嘔吐，下痢，腹痛
- 6～24時間：潜伏期，無症状
- 24時間以上：肝細胞障害，心筋抑制，低血圧，代謝性アシドーシス，精神状態変化，痙攣
- 4～6日：瘢痕による幽門流出路狭窄

◎ 診断

- 摂取後4～6時間までの血清鉄濃度が役立つ。
- 腹部X線で鉄を確認した場合は過量摂取を示唆するが，確認できなくても鉄中毒を除外することはできない。
- 白血球増加や高血糖がみられることがある。

◎ 治療

- 摂取後1時間以内であれば胃洗浄で除染を行う。そうでなければ，腸洗浄が望ましい。
- 支持療法，特に急速輸液
- 摂取後6時間の時点で症状がなく，X線検査で異常陰影を認めず，血清鉄濃度が350 μg/dL未満であれば，帰宅可能である。

◎ デフェロキサミン静脈投与の適応

- 中毒症状，アシドーシス

- 腹部 X 線で鉄を確認
- 鉄成分摂取量 20 mg/kg 以上
- 血清鉄濃度 500 μg/dL 以上
- デフェロキサミン負荷試験：デフェロキサミン筋注後，尿の色がロゼワイン色に変化する。

文献

- Erikson TB. Toxicology: ingestions and smoke inhalation. In: Gausche-Hill M, Fuchs S, Yamamoto L, eds. American Academy of Pediatrics and American College of Emergency Physicians: APLS The Pediatric Emergency Medicine Resource. 4th ed. Sudbury, Mass: Jones and Bartlett; 2004:235-262.
- Nelson L, Hoffman R, Howland MA, et al. New York City Poison Control Center and Bellevue Hospital Center and Metropolitan College and St. John's University: An Intensive Review Course in Clinical Toxicology (syllabus). New York: March 13-14, 2003.
- Osterhoudt KC, Shannon M, Henretig FM. Toxicologic emergencies. In: Fleisher G, Ludwig S, eds. Textbook of Pediatric Emergency Medicine. 4th ed. Philadelphia: Lippincott Williams & Wilkins; 2000:887-942.

57 ストリートドラッグ

Jennifer Riley

概要
- ストリートドラッグの使用は，報告されなかったり，否定されたり，過小評価される傾向にある。
- 報告された薬物は他の薬物と混ぜられたり，代用されていたり，合成されていたりする。

初期治療
- ABC（気道，呼吸，循環）
- バイタルサインの評価
- 必要に応じて支持療法や蘇生
- 解毒薬（"DONT"と覚える）を検討：デキストロース（**D**extrose），酸素（**O**xygen），ナロキソン（**N**aloxone），チアミン（**T**hiamine）
- 適応があれば除染：活性炭，腸洗浄
- 他の診断を考慮する。
- 中毒症状（トキシドローム）を探す。

交感神経作動薬（表57-1）
- 中毒症状：頻脈，高血圧，高体温，散瞳，発汗，腸雑音亢進
- 一般的薬物：メチレンジオキシメタンフェタミン（MDMA），コカイン，ケタミン，アンフェタミン，メタンフェタミン

◎ メチレンジオキシメタンフェタミン（MDMA：エクスタシー）
- 低ナトリウム血症：抗利尿ホルモン不適合分泌症候群（SIADH），長時間激しく踊り続ける，発汗，大量の水分摂取

表 57-1 交感神経作動薬摂取の治療

頻脈・高血圧	・脱水に対する輸液 ・ベンゾジアゼピンで鎮静 ・β遮断薬を避ける（奇異性高血圧） ・第1選択：フェントラミン，ニトロプルシド
不整脈	・一般的な治療 ・コカイン類：炭酸水素ナトリウムを考慮
高体温	・脱水に対する輸液 ・ベンゾジアゼピンで鎮静：さらなる熱産生を防ぐ ・急速な冷却：体表への冷水の吹きかけと送風 ・振戦を防ぐ：必要ならば筋弛緩
横紋筋融解症	・水分負荷 ・尿のアルカリ化
痙攣	・一般的な治療
電解質異常	・一般的な治療
胸痛	・ベンゾジアゼピン ・ニトログリセリン ・フェントラミン，β遮断薬の単独使用は避ける（奇異性高血圧） ・カルシウムチャネル遮断薬 ・血栓溶解薬は賛否両論がある
興奮	・ベンゾジアゼピン

■ 不随意の食いしばり，歯ぎしり

◎ コカイン

■ 不整脈：ナトリウムチャネル遮断（幅の広いQRS），QT延長
■ 心筋虚血，心筋梗塞：冠動脈攣縮，冠動脈塞栓
■ 気胸，縦隔気腫，大動脈解離

◎ ケタミン

■ 幻覚を伴う解離障害，悪夢

◎ 合併症

■ 高体温，痙攣，不整脈，横紋筋融解症，急性腎不全，標的臓器障害，急性呼吸窮迫症候群（ARDS），播種性血管内凝固（DIC），頭蓋内出血，循環虚脱

◎ 検査
- 電解質（低ナトリウム血症），クレアチニンキナーゼ，尿検査（横紋筋融解症）
- 心電図：虚血，不整脈，QRS 幅，QT 時間
- 薬物スクリーニング
- その他：適応があれば胸部 X 線，頭部 CT など

抗コリン薬
- 抗コリン中毒症状：顔面紅潮，皮膚乾燥，散瞳，高体温，幻覚，頻脈，高血圧，低血圧，腸蠕動音低下
- 一般的な薬物：チョウセンアサガオ（jimson weed），市販薬の過量摂取（Benadryl®，Gravol®）
- 合併症：交感神経作動薬摂取時と同様

◎ 治療
- 交感神経作動薬摂取時と同様
- QRS 幅の拡大，ナトリウムチャネル遮断による低血圧には炭酸水素ナトリウムを考慮する。
- フィゾスチグミンは不整脈と痙攣を悪化させることがある。
- チョウセンアサガオの種子：24 時間以内であれば腸洗浄を考慮する。

オピオイド
- 中毒症状：縮瞳，呼吸抑制，中枢神経系抑制
- 一般的な薬物：ヘロイン，処方麻薬過量摂取，メサドン
- 合併症：低体温，徐脈，呼吸停止による死亡

◎ 治療
- オピオイド拮抗薬のナロキソン 0.4 〜 2.0 mg を 3 分ごとに静注[訳注1]。反応をみて調節する。
- ナロキソン：半減期 60 分，オピオイド過量摂取時の症状が再燃する可能性がある。
- ナロキソン持続投与の開始：1 時間に初回量の 2/3

γ-ヒドロキシ酪酸（GHB）
- 興奮と昏睡が交互に出現，徐脈，呼吸抑制，低体温，健忘
- "デートレイプ"薬物：易水溶性，無色無味，急速発症の昏睡，残存効果がない，検出困難

訳注 1
ナロキソンの通常投与量は 0.1mg/kg。

- GHBのプロドラッグ：γ-ブチロラクトン（GBL），1,4-ブタンジオール（1,4-BD）

◎ 治療
- 支持療法
- ABC，必要があれば気管挿管
- 6〜8時間以内に急速に回復する。

幻覚剤
- リゼルグ酸ジエチルアミド（LSD），フェンシクリジン（PCP），サイロシビン，メスカリン，メチレンジオキシメタンフェタミン（MDMA），ケタミン
- 交感神経作動薬の中毒症状や合併症を引き起こす。

◎ リゼルグ酸ジエチルアミド（LSD）
- 幻覚発動効果，パニック反応，急性精神病状態，抑うつ，被害妄想
- 自傷や自殺の危険性
- "フラッシュバック"：使用を中止しても知覚障害が持続する。

◎ フェンシクリジン（PCP）
- 知覚中枢の鈍麻，研ぎ澄まされない意識
- コリン作用，抗コリン作用，交感神経刺激作用
- 暴力，妄想

◎ シロシビン，シビレタケ（リバティキャップ），メスカリン，ペヨーテ（ウバタマサボテン，Lophophora williamsii）
- 混ぜられることが多い（PCP，LSD）。
- 幻覚の効果はLSDと同様であるが，より軽度である。
- 薬物スクリーニングでは同定できないが，PCPと混ぜられている場合は検出可能である。

◎ マリファナ
- 大麻（Cannabis sativa）の葉や花
- 乾燥した大麻樹脂（ハシシ）
- 眠気，高揚感，研ぎ澄まされた感覚
- 時間と空間の歪曲，被害妄想，パニック反応，短時間の中毒性精神病状態

◎ 治療

- 交感神経作動薬摂取時と同様
- 安静，刺激の少ない環境
- 患者と医療従事者の安全を確保する。
- 安心させる。
- 鎮静目的や興奮への対応にはベンゾジアゼピン，ハロペリドールを使用する。
- 体幹抑制が必要になることがある。
- 精神症状が 8 〜 12 時間継続するときは入院させる。

文献

- Graeme KA. New drugs of abuse. Emerg Med Clin North Am. 1997;15(2):365-379.
- Lange RA, Hillis LD. Cardiovascular complications of cocaine use. N Engl J Med. 2001;345(5):351-358.
- Olson KR. Poisoning and Drug Overdose. 3rd ed. Stamford, Conn.: Appleton & Lange; 1999.
- Schwartz RH, Miller NS. MDMA (ecstasy) and the rave: a review. Pediatrics. 1997;100(4):705-708.
- Tintinelli JE. Emergency Medicine: A Comprehensive Study Guide. 5th ed. New York: McGraw-Hill; 2000.
- Winickoff JP, et al. Verve and jolt: deadly new Internet drugs. Pediatrics. 2000;106(4):829-830.

58 電撃傷

Michal Maimon

概要
- 電撃傷は，救急部において小児熱傷の 2 ～ 3％を占める．
- 電撃傷の 60 ～ 70％が低電圧熱傷である．6 歳以下で，口や手を電気コードやソケットに接触させて起こることが多い．
- 高電圧熱傷は，危険な行動をとる 12 歳以上に多い．

電撃傷の重症度を規定する因子

◎ 組織抵抗
- 粘膜，神経組織，湿った皮膚の抵抗は非常に小さい．

◎ 電流の種類
- 低電圧（600 ボルト未満）
  - 交流電流（AC）は強縮性筋収縮を起こし，接触面を放すことができないため（"locking on"），接触時間が長くなる．
  - 直流電流（DC）は単収縮を起こし，傷病者を通過することがある．
- 高電圧（600 ～ 100 万ボルト）
  - 交流電流でも直流電流でも単収縮を起こす．

◎ 電流量
- 3 ～ 5 mA：小児が接触面を放せる最大電流量
- 20 ～ 50 mA：呼吸筋麻痺
- 50 ～ 100 mA：心室細動
- 2 A 以上：心静止

◎ **電流の通路**
- 垂直通路：体軸と平行，すべての重要臓器を含む，不整脈により20%の死亡率
- "手から手"：心臓，呼吸器系，C4〜C8頸髄（最も危険性が高い，60%の死亡率）
- "足から足"：通常は致死的ではない（死亡率5%以下）。

症状
◎ **心血管系**
- 不整脈
- 心静止：高電圧の電撃傷や雷撃傷の場合。心臓の自動能により自然に洞調律に戻ることがある。
- 心室細動：低電圧
- その他：洞頻脈，心房細動，上室頻拍
- 伝導障害：房室ブロック，脚ブロック
- 心筋壊死は電流が心臓を通過したときに起こりうる。
- 心筋虚血は酸素欠乏が原因となって起こる。
- **注意**：心筋傷害の程度は電圧による。どの電圧でも直流より交流の方が重症化する。

◎ **中枢神経系**
- 脳障害の多くは，酸素欠乏や鈍的頭部外傷により二次的に起こる。
- 電流が直接脳を通過すると，呼吸中枢の障害を引き起こす。
- その他：昏睡，一過性の意識消失，健忘，痙攣，脳神経障害
- "手から手"による経路で，電流がC4〜C8頸髄を横断すると片麻痺，四肢麻痺が起こる。
- 雷撃傷では，大量のカテコラミン放出により二次的に一過性の麻痺や自律神経失調が起こる。
- 頭蓋内出血：脳血管障害の結果起こる。

◎ **皮膚**

低電圧傷害

- 熱傷の重症度は，電流の強さ，表面部位，受傷時間に依存する。
- 多くは表層熱傷
- 抵抗の小さい部位（例：湿った皮膚）では，熱傷の重症度が内部損傷の程度と比例しない。
- 口唇熱傷は全層熱傷になりやすい：数時間で焼痂形成し，2〜3週間で脱

落する。
- 口唇の焼痂が脱落するときに，口唇動脈を損傷して大出血を起こす可能性がある。

高電圧傷害

- 3種類の熱傷：閃光熱傷，電流による電熱傷，衣類発火による火災熱傷
- 雷撃傷：89％が熱傷を伴い，5％は全層熱傷
- Lichtenberg像：雷撃傷に特徴的で，受傷後1時間で出現し，24〜36時間で消失する。

◎ 呼吸器系
- 呼吸筋の強縮性筋収縮
- 中枢神経障害からの呼吸停止

◎ 筋骨格系
- 横紋筋融解症：クレアチンキナーゼ（CK），カリウム値上昇
- 骨折：上肢，脊椎が最も一般的
- コンパートメント症候群の危険性（雷撃傷ではまれ）

◎ 腎
- ミオグロビン尿症からの急性尿細管壊死

◎ 眼，耳
- 雷撃傷の50％に眼傷害を認め，50％以上に鼓膜破裂を認める。
- 白内障，網膜剥離，網膜出血，視神経変性などの最も重篤な眼傷害は，受傷後数年を経て起こる可能性がある。
- 難聴，慢性感染症，耳鳴が残る危険性がある。

検査

- 血算，電解質，BUN，クレアチニン，CK，心筋酵素，ALT（GPT），AST（GOT），アミラーゼ
- 心電図
- ミオグロビン尿の有無
- X線で筋骨格系傷害を検索
- 頭部CT：重症雷撃傷，転落（墜落），持続的な神経学的異常所見

治療

- 頸椎保護をしながらABC（気道，呼吸，循環）の評価
- トリアージ：雷撃傷，脈を触れない患者を優先する。
- 傷害の重症度を規定する要因を評価する（電圧，交流か直流か，湿った皮膚，入口部と出口部）。
- 高電圧傷害では，胸部・腹部の鈍的外傷を考慮する。
- 輸液療法：重症電撃傷では大量輸液が必要（Parklandの公式を利用する）。
- 筋傷害が大きければ，腎不全の危険性がある。尿道カテーテル（Foleyカテーテル）で尿量を計測し，尿量が2 mL/kg/hrを保つように輸液を行う。炭酸水素ナトリウムで尿をアルカリ化する。高カリウム血症の合併に注意する。
- 口唇熱傷：形成外科にコンサルトする。
- 眼科的検索
- **注意**：外表に熱傷を認めなくても深部熱傷が存在することがある。

帰宅 / 入院の判断

- 以下の場合には心臓モニタリングが必要
    - 高電圧傷害
    - 意識消失
    - 救急部到着時の心電図異常
    - 循環器疾患の既往歴
    - 心肺停止
    - 神経学的異常所見
    - 重度の熱傷
    - 内臓損傷，血管損傷

◎ 低電圧傷害（200ボルト未満）

- 心臓モニタリングをしながら救急部で4時間経過観察する。
- 軽微な外傷のみで，不整脈や意識消失がなければ，帰宅して外来経過観察でよい。

◎ 高電圧傷害（1,000ボルト以上）

- 入院させて24〜72時間の経過観察と心臓モニタリングをする。

文献

- Bailey B, et al. Experience with guidelines for cardiac monitoring after electrical

injury in children. Am J Emerg Med. 2000;18:671-675.
- Cherington M, et al. Lightning and Lichtenberg figures. Injury. 2003;34:367-371.
- Garcia C, et al. Electrical injury in the pediatric emergency department. Ann Emerg Med. 1996;26:604-608.
- Koumbourlis AC. Electrical injuries. Crit Care Med. 2002;30(suppl):s424-s430.

Part XV

軽度の外傷

59 異物
Amina Lalani

概要
- 数回の異物除去に失敗した場合には，専門医への紹介や鎮静処置を考慮する。

鼻
- 病歴の多くは，異物を鼻孔に押し入れたことによる。
- 片側の悪臭のある膿性鼻汁が持続する場合は，他の診断がつくまで鼻腔異物を考慮する。
- 膿性分泌物を吸引すると，前鼻孔から見えることが多い。
- X線検査は不要である（異物の多くはX線透過性のため）。

◎ 異物除去の方法
- 標準的方法：キュレット，ワニ口鉗子，吸引器，直角フックを使用する。
- 異物除去の代替手段
  - 経鼻陽圧法
  - 磁石法
  - 接着剤

◎ 鼻腔異物の除去
- 適切に児を抑制する。
- 局所麻酔薬と血管収縮薬を使用する。
  - 2％リドカイン
  - フェニレフリンあるいはキシロメタゾリン[訳注1]
- 鼻鏡とヘッドライトを使用する。

訳注1 日本では未認可。

- ■ 器具：キュレット，ワニ口鉗子，吸引器，フック
- ■ 誤嚥を避けるために後鼻咽頭へ押し込んだり洗浄はしない。
- ■ 長期留置の異物除去後は，感染予防あるいは治療としてアモキシシリン投与を考慮する。
- ■ 合併症：鼻副鼻腔炎，鼻部裂傷，鼻出血，誤嚥，不完全な除去

鼻腔陽圧法
- ■ 年長児：児に健側の鼻孔を閉じて鼻をかんでもらう。
- ■ 自己膨張式バッグ・マスクを用いて口だけを覆い，陽圧換気を行う。
- ■ 親に児の口に息を吹き込んでもらう：ある調査での成功率は80％

磁石による鼻腔異物除去
- ■ 鼻腔内の金属性異物の除去に試みる。
- ■ 麻酔の必要がなく，容易かつ安全である。

耳
- ■ 多くは固形物である：石，ビーズ，消しゴム
- ■ 生きている昆虫が耳道に侵入することもある。
- ■ 丸い異物は温水洗浄により除去可能
  - ■ 鼓膜穿孔を疑う場合，鼓膜チューブがある場合，異物に膨張性がある場合（植物など）には行ってはならない。

◎ 異物除去の方法
- ■ 耳用キュレット，ワニ口鉗子，洗浄，吸引，接着剤

軟部組織
- ■ イヤリング，口唇や舌のピアス
- ■ イヤリングの留め具は，後方の粘膜面または下面から把持して除去する。
- ■ イヤリングの正面（本体）は，軟部組織の前方へ進めて除去する。
- ■ 局所麻酔や小切開が必要な場合もある。

指
◎ 指輪による絞扼
- ■ 除去手技は3通り：指輪の切断，糸による圧迫および牽引

指輪の切断（図 59-1A）

- 指輪より末梢側の浮腫がわずかな場合，まず他の手技を試みる。
- 指ブロックを行い，リングカッターのつばを挿入する。
- 指輪に刃を当てて，リングカッターの刃が回転している間，圧をかける。
- 硬い金属の場合，摩擦熱に注意する。
- 指輪を切断した後に，用手的に引き抜くか止血鉗子を用いて指を除去する。
- 合併症：血管損傷，指を傷つける

糸による圧迫（糸を巻きつける）（図 59-1B）

- 指ブロックを考慮する。
- 糸あるいは 3-0 絹糸を用いて，指輪の末梢側縁から指に巻きつける。
- PIP（近位指節間）関節まで巻いて覆い，糸の近位端を指輪の下に通す。
- 糸の上から指輪をねじりながら引き抜く。
- うまくいかない場合には，指輪に通した糸を引き，指に巻きつけた糸をほどきながら引き抜く。

糸による牽引（図 59-1C）

- 指ブロックを考慮する。
- 糸あるいは丈夫な縫合糸を使用し，末梢側を潤滑にしておく。
- 糸の端を指輪の下に通して引く。
- 指輪から 10 cm のところで糸の両端を把持し，円を描くように糸を引く。
- 指に沿って指輪が移動するように，指輪の周りで縫合糸を滑らせ続ける。

◎ 爪下のトゲ

- 指を伸展位にして手を固定し，指ブロックを考慮する。
- 目視できる場合は，ピンセットあるいは止血鉗子で直接棘を引き抜く。
  - 合併症：出血，感染
- 埋没している場合は，11 番メスの刃をトゲの方向と直角にあてる。
- 近位から遠位に向かって U 字型に爪を削り取る。
- 小鉗子を用いてトゲを把持し，爪床から除去する。
- 代替手段：爪を V 字型に切って爪挙上器と鉗子で除去する。
- トゲをさらに爪床に押し込まないようにする。
- 1 日に数回指を洗って感染リスクを低下させる。

◎ 毛髪による絞扼

- 毛髪や細い糸による指や陰茎の絞扼

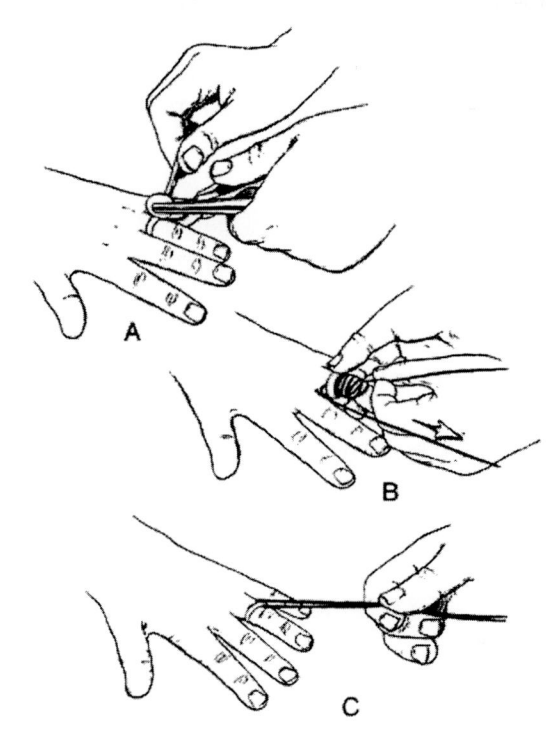

図 59-1　指輪の除去手技(Fleisher GR, Ludwig S, Henretig F, eds. Textbook of Pediatric Emergency Medicine. 4th edition. Philadelphia: Lippincott Williams and Wilkins; 2000:1868 より許可を得て転載)

- 毛髪が入浴中や体を乾かす際，または着衣のときに足を動かした際に，指に巻きつく。
- 両親から抜け落ちた毛髪によることが多い。分娩後の3カ月間は母親の毛髪が抜け落ちることが多い。
- 血流の低下により，虚血性の疼痛と末梢側の腫脹をきたす。
- 毛髪はそのまま指から巻き取れたり，ハサミで切ることができる。
- うまくいかなければ，先の細い鉗子と薄い拡大鏡あるいはプローブを使用する。
- 必要ならば神経ブロックや，絞扼部で毛髪に直交する切開を行う。
- 指の側面を切開し，神経血管の損傷を避ける。
- 除毛クリーム (Nair®) も有効な場合がある。

◎ 釣り針

- 一般的な手技では局所または区域麻酔が必要になる。
  - 鉗子を用いて針をそのままの方向で皮膚に貫通させた後に，針の先端を切り取る。残存針は反対方向に抜き取る。

気道

- 異物により急性の上気道閉塞をきたす可能性がある。
  - 激しい咳嗽，嗄声，呼吸窮迫
- 泣いたり話せるなら，部分的な閉塞のみである。
  - 背部叩打あるいは Heimlich 法は禁忌であり，緊急の気管支鏡検査が必要である。
- 話せないなら，完全閉塞の可能性がある。
  - 背部叩打（乳児）および Heimlich 法（小児）を行う。
- 食物や玩具による咳嗽や窒息の病歴が多い。
- 軽度の咳嗽や喘鳴以外の急性呼吸窮迫症状を認めないことが多い。
  - 気管：吸気性および呼気性の喘鳴
  - 主気管支：片側の喘鳴
- 気管支の完全閉塞では，患側の肺容量減少，無気肺，浸潤影がみられる。

◎ 胸部 X 線検査

- 吸気時と呼気時の撮影で，球状弁効果によるエアトラッピングを認める。
  - 年少児では左右の側臥位撮影（デクビタス）を施行する。
- 患側の過剰な含気と，対側の無気肺による容量減少がみられる。
- X 線検査で左右非対称な所見があれば，異物の可能性がある。
- 異物の多くは X 線透過性であり X 線には写らない。
  - X 線検査が正常でも異物を否定できない。

消化管

- 異物誤飲による最も深刻な問題は，食道に詰まることである。
- 生理的狭窄部位につかえる：輪状咽頭部，胸郭入口部，大動脈弓部，胃食道接合部
- 食道異物の多くは円形で X 線不透過性である。
- コイン：食道異物の 50 〜 70％，1/3 は無症状
- 症状：吐気，嘔吐，流涎，嚥下痛，食べたがらない
- 原因不明の嚥下障害や流涎は，目撃されてない異物誤飲を示唆する。
- はまり込んだ食道異物により二次性の気道症状をきたす可能性がある。

- 口腔内の確認：異物が見えなければ，X線検査を行う。
- X線ではプラスチック製の異物や食物の塊は写らない。
  - 異物を除外するにはバリウム造影検査が必要である。

◎ **治療**

- X線検査あるいは診察で異物を認めない場合，管理方針は症状によって決める。
  - 激しい疼痛があれば，耳鼻咽喉科に内視鏡検査を依頼する。
  - 疼痛が軽度で，嚥下可能で，呼吸窮迫症状がなければ，異物感は粘膜の擦過傷による可能性がある。帰宅させて疼痛が持続すれば，再受診させる。
  - 症状がありX線透過性の異物を疑う場合には，バリウム検査を行う。
  - ボタン電池：食道内にあれば直ちに除去する。
- 特に鋭利な異物や，ボタン電池による食道異物では，直ちに除去する。
- 危険因子：呼吸窮迫，上気道閉塞，食道穿孔，縦隔炎，瘻孔形成
- 円形で腐食性のない異物では，症状がなく十分に経過観察が可能な場合に限り，自然に通過するのを24時間待つ。
- コイン誤飲患者のフォローには，携帯用金属探知機を使用する。
- 異物が胃へ通過すれば，フォローアップのX線検査は不要である。
- 小児では嘔吐のリスクがあるため，グルカゴンは使用しない。

腟

- 症状：間欠的な血性で悪臭のある腟分泌物
- トイレットペーパーが最も多い（X線透過性）。
- 腟をよく診察するために，胸膝位をとらせる。
- 腟内異物の確認に直腸診が有用なことがある。
- 腟を適切に観察できない場合は，疑いがさらに強くなる。
- 堅い異物（消しゴム，ピン，ビーズ，ナッツ）は直腸診で触知しやすい。
- 異物を目視できなければ，50 ccのシリンジのプランジャーを外して，カテーテルにつなぎ，静水圧で，生理食塩液でそっと腟洗浄を行う。
- 大きく鋭利な異物であるか除去が成功しない場合，鎮静あるいは麻酔下での検査が必要である。

文献

- Botma M, et al. A parent's kiss: evaluating an unusual method for removing nasal foreign bodies in children. J Laryngol Otol. 2000;114(8):590-600.

- Douglas SA, et al. Magnetic removal of a nasal foreign body. Int J Pediatr Otorhinolaryngol. 2002;62(2):165-167.
- Lichenstein R, et al. Nasal wash technique for nasal foreign body removal. Pediatr Emerg Care. 2000;16(4):307.
- Schunk J. Foreign body ingestion/aspiration. In: Fleisher GR, Ludwig S, Henretig F, eds. Textbook of Pediatric Emergency Medicine. 4th ed. Philadelphia: Lippincott Williams & Wilkins; 2000:267-273.

60 創傷管理

Graham Jay

概要
- 受傷機転により治癒と転帰を予測する。
- 剪断損傷の予後は比較的良好である。
- 広範囲の鈍的損傷の予後は不良である。
- 治癒に影響する因子として，糖尿病，肥満，栄養状態，ステロイドの投与がある。
- 小児は成人より感染率が低い。

病歴と診察
- 病歴：受傷時刻，挫滅創の程度，受傷部位，受傷機転，破傷風の予防接種歴
- 診察：損傷の部位と大きさ，深さ，創の形状，汚染の程度
- 損傷肢より遠位側の血流，神経所見，肢位，局所の腱機能
- 写真撮影を考慮する。

定義
- 裂創：鈍的損傷に続いて起こる。皮膚が裂け，創縁は不整で周囲の皮膚は挫滅している。
- 切傷（切創）：鋭利な物体による損傷。創縁は整である。
- 表皮剥離（擦過傷）：接線方向に作用した表層の鈍的損傷
- 刺創：通常は鋭利な物体により起こるが，十分な外力がかかれば鈍的な物体によっても生じる。創部の径は小さいが深い。

検査
- X線検査では 1〜2 mm より大きな X 線不透過性の異物や周囲の骨折が検

訳注 1
粘膜以外の創傷面に使用する。4%リドカイン，0.1%アドレナリン，0.5%テトラカインの混合液。第64章も参照。

- 出可能である。
  - 木片やアルミニウムはX線検査では検出されない（超音波検査が有用）。
- 大きな外傷がなければ血液検査は不要の場合が多い。

処置

◎ 麻酔

- 局所麻酔薬を投与する前に一度だけ創部をそっと洗浄する。
- 局所処置：LET[訳注1] ＝リドカイン，アドレナリン（エピネフリン），テトラカイン
  - 綿球を3 mLのLETに浸し，20～30分創部を軽く圧迫する。
  - 繰り返さない。
  - 顔面の裂傷に対して有効である。
- 注射用1%リドカイン
  - アドレナリンが添加されたリドカインは，多くの創傷，特に口腔や顔面の裂創に適している。
  - アドレナリン添加のないリドカインは，手指の先端，耳，鼻（終末臓器）の裂傷に使用される。
  - 効果発現までの時間：約3分
  - 投与量：1%リドカイン溶液5 mg/kg，アドレナリン添加1%リドカイン溶液7 mg/kg
  - 低濃度（10万～20万倍希釈）のアドレナリン添加によりリドカインの効果が3時間に延長する。
- ブピバカイン：長時間の麻酔が必要なときに使用する。最大量は1%溶液で2 mg/kg

◎ 前処置

- 殺菌成分を含有した洗浄剤は組織に有害な可能性がある。
- 最も重要なのは，陽圧洗浄による創部の汚染除去である。
- 18Gの血管留置針を用いて生理食塩液で洗浄することにより十分な陽圧が得られる。創傷1 cmに対して10 mL以上の生理食塩液で洗浄する。
- ワセリンを用いて毛髪を創縁からよける。クリップの使用は避ける。
- 眉毛は剃毛しない（再生するかは予測できないため）。
- 明らかに生着しない組織は創縁から切除する。
- 外傷性刺青を予防するため，擦過傷から異物を除去する。
- 異物の残存が疑われる場合には，創を閉鎖しない。

◎ 止血

- 指尖部：指の近位側に駆血帯を巻くことは有効だが，長時間（30分以上）の使用は避ける。
- 非拍動性の出血であれば直接圧迫する：創の閉鎖により多くの場合は止血される。
- 出血している血管が同定できれば，結紮が有効なこともあるが細心の注意を払う。
- 出血が多ければ，創部を挙上し圧迫止血を行い，直ちに外科にコンサルトする。

◎ 創の閉鎖

- 縫合糸には創縁を閉じ外翻に必要な最低限の緊張をかける。
- ゴールデンピリオド（縫合時期）
  - 低リスクの創：受傷後12～24時間までは一期的に縫合する（顔面で24時間，その他の部位で12時間）。
  - 高リスクの創：汚染された創，血流が乏しい部位の創，免疫抑制患者の創は6時間以内であれば一期的に縫合する。
- 死腔の縫合は推奨されているが，議論の余地がある。
- 脂肪組織の縫合は創修復の強化には寄与しないうえに，血腫形成や感染を予防する効果もない。
- 解剖学的および機能的な整合性を復元する目的では，皮下の縫合を行えば十分である。
- 感染のリスクが高い場合には開放創とし，3～5日後に一期的縫合を行う。
- 高度に汚染された創では感染のリスクが高くなるため，深部縫合は避ける。
- ケロイド形成の病歴がある場合には，最低限の緊張をかけて縫合する。3～6カ月の間，圧迫包帯の使用を考慮する。

◎ 器具と照明

- 組織が挫滅しにくい有鉤鉗子が必要になる。
- 縫合前に適切な照明を用意する。

縫合

- 吸収糸と非吸収糸の比較
  - 吸収糸は反応性が高く炎症反応を起こす可能性がある。
  - 吸収糸により美容面での予後不良が懸念されるが，根拠は乏しい。ただし，臨床医の多くは顔面の創には使用していない。

> 訳注 2
> DERMABOND®(2-オクチルシアノアクリレート)など。

- 口腔内や口唇の裂創には有用である。
- 縫合の代替手段
  - 頭皮の損傷にはステープルが有用である。
  - シアノアクリレート（接着剤）[訳注2]：長さが 3 cm 以下で可動性が低く張力のかかりにくい創に使用する。

◎ 縫合手技

- 一般原則
  - 確実に創縁を外翻する。
  - 血行を遮断しないように過度の緊張をかけない。
  - 縫合間の幅は等しくする。
  - 創縁を外翻するためにマットレス縫合を用いる。
- 単縫合：単純な裂創で行う。
- マットレス縫合：創面が長いときに用いる。創縁を外翻するのに有用である。
- 垂直マットレス縫合：創縁の外翻と十分な張力が得られる。
- 半埋没マットレス縫合：T字型やV字型の創に有用である。
- 連続縫合：浅い切創に行う。

◎ 準備

- 計画を立てて十分な準備をする。
- 患者を安心させて信頼関係を得るようにする。
- 両親に協力を依頼し部屋にいてもらう。
- 患者の目前で薬物の調製をしない。

◎ 麻酔薬の投与

- 局所麻酔薬を温めることを考慮する (40〜42℃)。
- 局所麻酔薬と 8.4% 炭酸水素ナトリウムを 10：1 で緩衝する。
- 細く長い針 (27 G, 1.5 cm) を用いてゆっくり注入する。
- 神経支配域の近接部位より穿刺し，創の先端から創縁の全長に針を進めて注入していく。
- 創の先端から一定の角度で針を外側に進めて浸潤麻酔を行い，最小の穿刺数で幅広い長方形の麻酔域を得る。
- 可能な部位には局所神経ブロックを用いる：特に手，足，耳，顔面では有用である。

非協力的な児
- 薬物を使用しない手技（気持ちをそらすなど）を考慮する。
- 必要な患者では軽度から中等度の鎮静を行う。

予防的抗菌薬投与
- 創感染率は全体の 1～3%
- 感染予防には迅速かつ適切な洗浄が最も重要である。
- 予防投与の期間が 3 日間以上に及ぶことはまれである。
- ネコ・ヒト・イヌの咬傷では，開放骨折や関節・腱の露出と同様に 3～5 日間の予防投与を考慮する。

特殊な創傷
- 口腔内：縫合を要することはまれである。
- 口唇：赤唇の辺縁を正確に合わせるようにする。
- 頭皮
    - 表在性の創であればステープルを使用して閉創が可能である。帽状腱膜の欠損は吸収糸を用いて閉創する。
    - 毛髪を縛る手技により縫合糸の使用を避けられる [訳注3]。
- 咬傷：抗菌薬の投与に関する文献はさまざまである。感染リスクが高い創（手の咬傷など）や，関節，腱を越える創には抗菌薬を投与する。
    - 抗菌薬としてアモキシシリン・クラブラン酸が選択される。

創保護
- 創部を清潔に保つ。
- 上皮化は創の修復後 24～48 時間で起こる。
- 縫合後 48 時間は非接着性の保護剤を用いて創部の乾燥を保ち，汚染から保護する。
- それ以降は創の洗浄は可能だが，こすったり水に浸したりしない。
- 創周囲の湿潤環境を保つこと（初期よりワセリン含有のメッシュ状の保護剤で覆うなど）が上皮化を早めることが明らかになってきた。
- 擦過傷や熱傷：ワセリン含有のメッシュ状の保護剤を乾いたガーゼで覆う。
- 患肢の運動を制限する。
- 局所抗菌薬含有軟膏により感染の頻度を低下させ，痂皮形成を防ぐ。
- 創部を観察し，感染を示唆するような発赤，熱感，腫脹，排膿の所見があれば，早期に医療機関を受診させる。
- 高度に汚染された創では 48 時間以内に再度診察する。

訳注 3
Hair apposition technique (HAT trick) と呼ばれる方法。Hock MO, et al. A randomized controlled trial comparing the hair apposition technique with tissue glue to standard suturing in scalp lacerations (HAT study). Ann Emerg Med. 2002; 40: 19-26. などを参照。

表 60-1 破傷風の予防

破傷風トキソイド予防接種歴（回数）	汚染されていない小さな創	その他の創（汚染されている）
不明または 3 回未満	DTP または Td	DTP または Td と TIG
3 回またはそれ以上（最近の接種が 10 年以上前）	Td	Td
3 回またはそれ以上（最近の接種が 5 〜 10 年前）	なし	Td
3 回またはそれ以上（最近の接種が 5 年以内）	なし	なし

DTP：ジフテリア，破傷風，百日咳トキソイド，Td：成人ジフテリア，破傷風トキソイド，TIG：破傷風免疫グロブリン
(Fleisher GR, Ludwig, S, Henretig, F, eds. Textbook of Pediatric Emergency Medicine. 4th ed. Philadelphia: Lippincott Williams & Wilkins; 2000:786 より改変)

- ■ 抜糸時期
  - ■ 縫合糸あるいはステープルでは，身体のほとんどの部位で 7 日以内に除去可能
  - ■ 顔面の縫合では 3 〜 5 日
  - ■ 張力のかかる縫合（関節部や手部など）では 10 〜 14 日
- ■ 修復後 1 年間は傷跡が大きく変化する可能性があることを両親に伝える。
- ■ 大きな傷跡を残さないように，創部を日光にさらすのを避ける。
- ■ 破傷風の予防をする (表 60-1)。

文献

- Kanegaye JT. A rational approach to the outpatient management of lacerations in pediatric patients. Curr Probl Pediatr. 1998; 28:210-234.
- Quaba O. A users guide for reducing the pain of local anaesthetic administration. Emerg Med J. 2005;22:188-189.

61 動物咬傷

Jonathan Pirie

概要

- 人および動物の咬傷はよくみられる：全救急部受診患者の1%程度
- 咬傷の多くは軽微だが，合併症の発生率は高い。
- 創部の管理には，創感染をきたす細菌群の知識と，創感染の危険度の評価，治療戦略，破傷風と狂犬病の予防，が必要である。
- 動物咬傷の症例はすべて地域の保健所に報告する[訳注1]。

> **訳注1**
> 日本では，通常，都道府県が飼い主に対し，知事などに届け出ることを義務づける条例を制定している。

頻度と感染率（表61-1）

- イヌ咬傷は動物咬傷のなかで最も多いが，感染率は低い。
- 年少児で合併症の発生率が最も高く，致命的なこともある。
- ネコ咬傷の頻度は低いが，感染率は高い。
  - ネコでは深い穿刺創をきたす傾向がある。創の洗浄が困難で手や上肢の受傷が多い。
- ヒト咬傷の頻度は低いが，感染率は比較的高い。
- 中手指節関節周囲の握り拳外傷では，注意が必要である。

表61-1　種別の咬傷頻度と感染率

種	咬傷頻度（%）	感染率（%）
イヌ	80～90	2～20
ネコ	5～15	30～50
ヒト	3.6～23	10～50

原因菌

- 咬傷ではしばしば多くの菌種が認められる。
  - *Pasteurella* 菌種：イヌおよびネコ咬傷
  - *Eikenella corrodens* [訳注2]：ヒト咬傷
  - *Capnocytophaga canimorsus*：無脾症あるいは免疫抑制状態にある患者のイヌおよびネコ咬傷で，菌血症やショックの原因となる。
  - その他のよくみられる微生物：レンサ球菌，ブドウ球菌，口腔内嫌気性菌
- アモキシシリン・クラブラン酸が第1選択で，咬傷による感染で想定されるすべての病原菌に有効である。

訳注2: 歯周病性細菌。

咬傷の創部管理

- 多量の洗浄：20 mL 以上のシリンジと 19 G の血管留置針を用いて生理食塩液で洗浄する。
- 適応があれば慎重にデブリドマンを行う。
- 予防的抗菌薬投与（高リスク群に対して：下記参照）
- 感染徴候があれば治療量で抗菌薬を投与
- 一期的縫合閉鎖：低リスク群の創傷に対して。
- 機能的良肢位での固定
- 患肢の挙上
- 適応があれば破傷風トキソイドと，必要があれば免疫グロブリンを投与する。
- 適応があれば狂犬病の予防処置
- **注意**：抗菌薬投与のみでは十分ではない。

予防的抗菌薬投与

- 賛否両論がある。エビデンスが限られている。
- 受傷後24時間以内に救急部を受診し，感染徴候がなく，高リスク群に分類されれば，予防的抗菌薬の投与を検討する。
- 救急部で初回投与を行う。
- 投与期間は3〜5日
- 第1選択薬：アモキシシリン・クラブラン酸
- 代替薬物：ペニシリンV＋セファレキシンまたはクロキサシリン
- ペニシリンアレルギーの場合：クリンダマイシン＋トリメトプリム・スルファメトキサゾール（ST合剤）

高リスク群の咬傷：予防的抗菌薬投与の適応
◎ 創の分類と部位
- 深い穿刺創
- 腱，関節，骨に達する咬傷
- 手：握り拳外傷（closed-fist injury：CFI）
- 顔面の咬傷：感染率は比較的低いが，感染すると美容的にも深刻な合併症の頻度が高い。

◎ 問題となる創の種類
- ネコ咬傷，ヒト咬傷（頻度は低い）
- 創の部位や型によってはイヌ咬傷

◎ その他の因子
- 免疫不全状態の患者
- 受傷から受診まで時間が経過している（8時間以上）。
- 一期的な裂創修復

低リスク群の咬傷：予防的抗菌薬投与の適応なし
- 表在性の擦過創および裂創
- 血流が豊富で重要な構造物から離れた部位の創傷
- 受傷後早期の受診
- 上記の高リスク群分類にあてはまらないイヌ咬傷

感染した咬傷の創傷管理
- 感染早期であれば大部分は外来での経口抗菌薬投与で管理可能である。
- 抗菌薬の選択：予防投与に準じて7〜10日間投与
- エビデンスは限られており，管理方針は一定しない。

◎ 入院適応
- 全身性の感染徴候（発熱，悪寒）
- 重症蜂巣炎
- 関節，神経，骨，腱，中枢神経系の穿通創
- コンプライアンスが悪い。
- 疾病あるいは薬物による免疫不全状態
- 手部の大きな咬傷
- 頭部の咬傷

- 経口あるいは外来治療に抵抗性の感染

◎ 入院患者に対する経静脈抗菌薬の選択
- 第1選択：ペニシリンV＋セファゾリンまたはクロキサシリン
- 代替選択：セフロキシム，必要に応じてメトロニダゾール，セフトリアキソン
- ペニシリンアレルギーの場合：クリンダマイシン＋トリメトプリム・スルファメトキサゾール

破傷風
- 咬傷における破傷風処置では，唾液の付着した創および穿刺創はともに"汚染された創"に分類される。
- 推奨される処置は予防接種歴によって異なる（表60-1 参照）。

狂犬病
- 北米ではまれである。
- 狂犬病に罹患した動物の咬傷により狂犬病に罹患する可能性は20％以下であるが，一度罹患すると全例致命的となる。
- 主な媒介生物：キツネ，スカンク，コウモリ，アライグマ
- まれに家畜が媒介する（ネコ＞ウシ，イヌ）。
- 狂犬病に罹患したコウモリによる咬傷は気づかれにくい：コウモリの咬傷は痛みを伴わず，明らかな咬痕を残さない。
- 咬傷後の予防投与の適応
  - 年少児の寝室でコウモリが発見された場合
  - コウモリ咬傷の病歴を伝えられない場合
  - 室内で付き添いなしで寝ていてコウモリが発見された場合
- 重要な病歴所見：動物の種類，咬傷の種類および状況（感染が起こりうる状況か，など），動物の検疫および検査は可能か
- 迅速かつ徹底した創の洗浄により，狂犬病の発症を最大90％抑制できる。

◎ 狂犬病予防
- 受動的および積極的な予防が必要である。
- 適切に，かつ発症前に施行されれば，免疫学的予防効果は100％と考えられている。
- 受動的免疫付与：ヒト狂犬病免疫グロブリン（HRIG）
  - 第0病日に20 IU/kgの単回投与。半量を曝露した部位の周囲に浸潤させ，

残りの半量を筋注投与する。
- 積極的免疫付与：ヒト二倍体細胞ワクチン（HDCV）あるいは吸着型狂犬病ワクチン（RVA）
    - 第 0, 3, 7, 14, 28 病日に 1 mL の注射を，5 回 1 シリーズとして筋注[訳注3]
    - HDCV と RVA の注射部位として推奨されているのは，年長児では三角筋，年少児では大腿前側面の筋であり，臀部への投与は免疫付与の失敗を招く可能性がある。

訳注 3
日本での狂犬病ワクチンはニワトリ胚細胞を用いており，曝露後の接種スケジュールは第 0, 3, 7, 14, 30, 90 日の計 6 回，皮下注である。

文献

- Anderson CR. Animal bites: guidelines to current management. Postgrad Med. 1992;92:134-136, 139-146, 149.
- Callaham M. Prophylactic antibiotics in dog bite wounds: nipping at the heels of progress. Ann Emerg Med. 1994;23:577-579.
- Canadian Immunization Guide 1998. 5th ed. Canada: Canadian Medical Association.
- Cummings P. Antibiotics to prevent infection in patients with dog bite wounds: a meta-analysis of randomized trials. Ann Emerg Med. 1994;23:535.
- Davies D. When your best friend bites: a note on dog and cat bites. Paediatr Child Health. 2000;5:381-383.
- Dire D. Emergency management of dog and cat bite wounds. Emerg Med Clin North Am. 1992;10:719.
- Garcia V. Animal bites and Pasteurella infections. Pediatr Rev. 1997;18:127.
- Griego R, et al. Dog, cat, and human bites: a review. J Am Acad Derm. 1995;33:1019-1029.
- LeBer C. Rabies post-exposure treatment (PET): Ontario, April 1 to June 30, 1998. PHERO. 1999;16-19.
- Leung AK, Robson WL. Human bites in children. Pediatr Emerg Care. 1992;8:255-257.
- Talan DA, et al. Bacteriologic analysis of infected dog and cat bites. N Engl J Med. 1999;340:85-92.

62

一般的な救急処置

Angelo Mikrogianakis, Christina Ricks

手技
- 整形外科的副子（シーネ）固定
- 創傷処置：縫合と医療用接着剤
- 腰椎穿刺
- 胸腔チューブ挿入

整形外科的副子固定（表62-1）

◎ 準備器具
- チューブ包帯（綿包帯），ギプス，弾性包帯，三角巾，水（ギプス固定用）

◎ 副子固定方法
- 固定しやすい肢位をとる。
- チューブ包帯を患肢にかぶせる（健側で長さを測定しておく）。
- 綿包帯で覆う（骨の突起部は余分にあてる）。
- 長さを合わせたギプス（10層）を水に浸け，よく絞る。
- 患側肢にギプスをあてがい弾性包帯で覆い良肢位で固定する。
- 関節周囲の補強にもう1つギプスが必要な場合には〔角砂糖ばさみ固定（あぶみ状固定）〕，まず1番目のギプスを固定し，その後（2番目のギプスを）あぶみ状にあてがい，弾性包帯で巻いた後，2番目のギプスを固定する。
- 最後に三角巾で全体を覆い，テープで見栄えよく固定する。

各種の副子固定方法

◎ 掌側副子固定（図62-1）
- 中手指節関節より掌側に，前腕から前腕中央まで橈尺骨を覆う。

表 62-1 整形外科的副子固定

種類	適応
掌側副子（短腕）固定	偏位のない前腕骨遠位端および手関節骨折
前腕角砂糖ばさみ（sugar tong）固定	偏位のない橈尺骨遠位端骨折
上腕角砂糖ばさみ固定	安定した上腕骨遠位端骨折（例：顆上骨折）
母指包帯副子固定	安定した第1指中手骨・近位指節骨骨折，舟状骨骨折
尺骨溝副子固定	第4，5中手骨，近位指節骨骨折
長上肢副子固定	安定した肘関節周囲の骨折
短下肢副子固定	安定した脛骨・腓骨遠位端骨折，足関節損傷
長下肢副子固定	安定した脛骨・腓骨近位端骨折，大腿骨遠位端骨折，膝関節損傷

- 患者を仰臥位でベッドに寝かせ肘関節を90度屈曲，もしくは患者を座らせて指先を上にして肘関節を90度屈曲させる。
- 手首を中間位，指関節全体を屈曲位にしてギプス固定する。

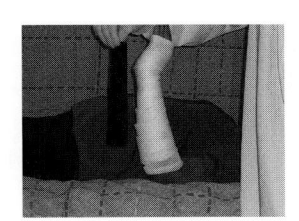

図 62-1　掌側副子固定

◎ 前腕角砂糖ばさみ（sugar tong）固定[訳注1]

- 橈尺骨遠位端を覆うように，背側に沿って中手指節関節から肘関節を回り，手掌線まで達するように固定する。
- 患者を腹臥位で寝かせ，患肢を床に垂らして肘関節を90度屈曲させるか，座位で肘関節を90度屈曲させる。

◎ 上腕角砂糖ばさみ固定

- まず長上肢副子固定をする。

訳注1
固定の際の副子の形が，角砂糖や氷をつまむL字型の道具の形に似ているため。

- 角砂糖ばさみ固定：肩鎖関節から肘を回って，腋窩直下までギプス固定する。
- 患者を座位にし，肘関節を90度屈曲，上腕を内旋させる。

◎ 母指包帯副子固定（図62-2）

- 肘がベッドにつくような肢位をとる。
- 母指の周囲から橈側の前腕中央まで副子固定する。
- 手首を中間位にし，親指を外転させ，中手指節関節および近位指節間関節を軽度屈曲位にして，コップを持つような肢位にする。

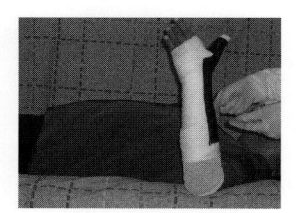

図62-2　母指包帯副子固定

◎ 尺骨溝副子固定（図62-3）

- 肘を90度に屈曲させた状態でベッドにつくような肢位をとる。
- 尺骨を覆うように，第5指遠位指節間関節から前腕中央まで副子固定する。綿包帯で第4，5指を覆う。指間に綿を適宜追加して不快感がないよう調節する。
- 手首を中間位にし，中手指節関節と近位指節間関節をそれぞれ70度，30度屈曲位として副子固定する。

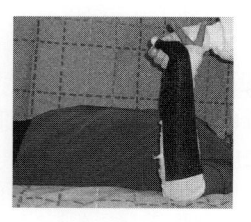

図62-3　尺骨溝副子固定

◎ 長上肢副子固定
- 上腕背側から肘を越えて前腕尺側面に沿って手掌線まで固定する。
- 患者を腹臥位にして腕を垂らし肘関節を90度屈曲，もしくは座位で肘関節を90度屈曲させる。
- 肘関節を90度屈曲位，手首を中間位にして副子固定する。
- 上肢副子固定の上に上腕角砂糖ばさみ固定を加えて副子を補強する。

◎ 短下肢副子固定
- 腓骨頸部から近位のつま先まで，下腿背側面を覆うように固定する。
- 患者を腹臥位とし，膝関節を屈曲させ，足を天井に向けて伸ばす。
- 足関節を90度にして副子固定する。角砂糖ばさみ固定（あぶみ状固定）を加えて副子を補強するときは踵部から両側下腿中央までを覆って固定する。
- 6歳以上の患者には指導のもと，松葉杖を貸与する。

◎ 長下肢副子固定
- 膝関節周囲の外傷では成長障害を伴うことが多く，整形外科へコンサルトする。
- 大腿および下腿後面を覆うように大腿近位部から踵部遠位部まで固定する。
- 患者を腹臥位にし下肢を楽な肢位にするか，仰臥位とし誰かが下肢を支えるような肢位をとる。
- 膝関節を軽度屈曲位，踵関節を中間位にして副子固定する。踵部周囲を補強して副子に亀裂が入らないようにする。
- 6歳以上の患者には指導のもと，松葉杖を貸与する。

裂創処置：縫合
- 表在性：表皮にとどまるもの。
- 深層性：表皮を越えて真皮に達するもの。

◎ 縫合糸
- 吸収糸
  - サージカルガット（カットガット）とVICRYL®（ポリグラクチン）の主に2種類が用いられる。
  - 吸収糸は皮下縫合に使用する。
  - 迅速吸収糸は，一部の顔面裂創，特に小さな患者で抜糸が困難な場合に用いられる。
- 非吸収糸

- 主にナイロン糸，ポリエステル糸，ポリプロピレン糸が用いられる。
  - 非吸収糸は皮膚および表層の縫合に使用する。
- 一般に，細い縫合糸（5-0，6-0）は顔面や頸部の縫合に使用し，太い糸（3-0，4-0）は四肢の縫合に用いる。
- 持針器は針の大きさに合ったサイズを選ぶ。
  - 持針器は水平もしくは曲がったものを使用する。
  - 持針器で針の先端から1/2〜1/3遠位側を把持する。

縫合手技

◎ 単純結節縫合
- 創部を消毒し，局所麻酔を行う（第60章参照）。
- 2〜4 mm 間隔で，創縁から3 mm 程度離して縫合する。
- 常に針を90度立てて皮膚に刺入する。
- 針を皮下組織に貫通させて，そのまま刺入部位と対側の，創縁より3 mm 離れた部位に出す。
- 縫合糸を持針器の周りで2度回し，遊離端を把持して引っぱり結紮する。
- 再度持針器の周りで縫合糸を1度回し，合計3回結紮する。

◎ 連続縫合
- 一方の創端から単純縫合を開始する。
- 単純縫合を結紮した後，一方の遊離端のみ切断する。
- 次に，創部に垂直に針をかけ，創部に沿って連続縫合を行う（縫合糸は皮膚創面に斜めに並ぶようになる）。
- 最後のループを創端から少し離れた所につくり，遊離端として結紮する。

◎ 水平マットレス縫合
- 大きな傷や外翻した皮膚断端の縫合に用いる。
- 遠位側の創端に単純縫合を行い，皮下組織に貫通させて対側に針を出す。
- 針を出した点と同側の2 mm 離れた部位に再度針を刺入し，今度は反対向きに皮下組織を貫通させて開始点と同側に針を出す。

◎ 三角皮弁裂創縫合
- 皮弁の皮下組織に一部を埋没させて行う水平マットレス縫合
- 創端および創縁から各約3 mm 離れた部位から開始する。
- 創部の近位側から刺入し，皮弁の皮下組織を貫通させ，縫合が一部皮弁に埋没するようにする。

- 再び創部近位側の創端および創縁から 3 mm 離れた部位に針を通す。
- 皮弁の断端には同様の縫合を繰り返す。

裂創処置：接着剤
- 2-オクチルシアノアクリレート（DERMABOND®）は皮膚組織の接着剤で，表層の裂創に用いる。
- 抗菌薬を含有し，特にグラム陽性菌に対する抗菌作用を有する。
- 美容的予後は縫合と同等で，痛みが少なく短時間ですむ。
- 常温（< 30℃）で保存可能である。

◎ 適応
- あらゆる長さと幅の表在裂創。一般的には長さ 4 cm 以下 [訳注2]，幅 0.5 cm 以下（ただし創縁が容易に合わせられるもの）
- 深い創に吸収糸を用いた場合でも，皮膚の閉鎖に使用可能である。

◎ 推奨されない場合
- かなりのデブリドマンを要する汚染創
- 咬傷
- 可動部位（手や関節など）：接着剤が割れて創部が離開してしまうため
- 発毛部位（頭皮など）[訳注3]
- 粘膜皮膚移行部にかかる創
- 癒着をきたすため，結膜嚢に接着しない。

◎ 接着手技
- 滅菌処置で創部を消毒して乾燥させる。
- LET [訳注4] や局所麻酔薬は血管損傷部の止血や処置時の不快感を軽減するのに役立つ。

表在性裂創
- 創部のずれや隆起を避けるために，鉗子や手，Steri-Strip™ などを用いて軽く外翻させて創縁を合わせる（創部が大きく深ければ，2 人の手が必要になるので，その際はピンセットを使用する）。
- 塗布器具を垂直に持ち，アンプルをひねり封を切る。
- アンプルを反転し綿の先端に接着剤を充填する。先端に着色した溶解液が浸透して，滴り落ちそうになるまで塗布器具を反転して絞る。
- 合わせた創縁に接着剤を薄く伸ばし，創端から 1/2 cm 以上越えて塗布する。

訳注 2
長さは 2 cm 以下にするのが一般的である。

訳注 3
頭皮の表層裂創であれば接着剤を用いる方法がある。

訳注 4
第 60 章の訳注 1 参照。

- 少なくとも 30 〜 60 秒以上創縁を合わせてポリマー化させる。
- 約 20 秒待ってから 3 〜 4 層上塗りする。
- 最後に上塗りした後，創縁を 2 分間保持して接着剤の張力を十分強くする。

深層裂創
- 深部組織に対しては，吸収糸で皮下縫合する。
- 表面は上記の手順に従い接着剤を用いる。

◎ 考慮する事項
- 接着剤が流れ落ちないよう，創を平坦な水平面にする。
- 眼球近傍の裂創
    - あらゆるものが目に流れ落ちないような姿勢をとる。
    - 目にガーゼをあて，周囲にはワセリンを塗布して目を保護する。
- 創面に接着するので，器具，衣服，綿棒，手袋などを接触させない。
- 器具に接着剤が付着した場合にはアセトンで拭き取る。
- 創縁がずれて接着した場合には鉗子で接着剤を取り除き，再度処置を行う。
- シアノアクリレートはワセリンで除去可能である。

◎ 帰宅後の指導
- 創部をつまんだり引っ掻いたりしない。
- 擦り剥く可能性がある場合は，創を乾いた保護剤で覆う。
- 創は 3 〜 5 日間乾燥させておく（処置後 24 時間以降は濡らしても構わないが，こすったり水に浸したりしないこと）。
- 5 〜 7 日間，水泳は控える。
- Polysporin®（抗菌薬含有軟膏）や局所麻酔用クリーム，軟膏の使用は控える。
- 接着剤は処置後 5 〜 10 日で脱落する。
- フォローアップの必要はない。
- 創感染を認めた際には家庭医もしくは救急部を受診させる。

腰椎穿刺

◎ 準備器具
- 滅菌手袋，ガウン，マスク
- すべての長さの 22 G 穿刺針：1" は乳児，1" もしくは 2" は幼児，2.5" は就学児，2.5" または 3" は 10 歳代
- 腰椎穿刺用トレイ
- ベタジンと消毒用スポンジ

- 滅菌ドレープ
- 1％リドカイン（アドレナリン添加は使用しないこと）
- EMLA®パッチ [訳注5]

訳注5
Eutectic Mixture of Local Anesthetics の頭文字。表面麻酔薬。

◎ 基本の手順

- 腰椎穿刺を施行する前に，EMLA®パッチを患者のL4・L5間もしくはL3・L4間の部位に60分間貼っておく。
- 患者を側臥位もしくは座位にする。
- 側臥位では，肩と腰をベッドに垂直にし，頸と膝を腹部に向かって屈曲させる。
- 座位では，肩を支える。肩と臀部を平行にして背中を屈曲させる。
- 後上腸骨稜（L4）を頭に描き，刺入はそれより下方（L4・L5間）で行う。乳児では脊髄はL3で終わるため，L3より高位で穿刺しない。
- 患者の下に滅菌ドレープを敷き，ベダジンで消毒し，残りのタオルで患者を覆う。
- 局所麻酔を使用していないならば，1％リドカインを皮下組織に注入する。脊柱管に注入しないよう注意する。
- 適切なサイズの穿刺針を用いて，刺入部より針を臍方向に，ベベルを上方に向けて進める。患者が座位であるならば，ベベルは垂直にする。"ポン（突き抜けた）"という感覚（必ずしもあるとは限らない），もしくは抵抗が減少するまで針を進める。
- スタイレットを引き抜き，髄液の流出を確認する。髄液中に血液の混入があれば"外傷性穿刺（traumatic tap）"を考える。髄液採取の間に血液が薄まってきたら，針は正しい位置に入っている。
- スピッツに0.5〜1 mL程度の髄液を採取する。スタイレットを再挿入して針を引き抜き，滅菌ガーゼで圧迫止血を行う。
- 髄液はグラム染色，培養，蛋白，糖，細胞数，必要に応じてウイルス検査に提出する。

◎ 腰椎穿刺の禁忌

- 刺入部の蜂巣炎
- 局所神経症状を伴った頭蓋内圧亢進
- 補正されていない凝固障害
- 心血管系の合併症
- 既知の脊髄異常または外傷
- 明らかな脳ヘルニア徴候

胸腔チューブ挿入

◎ 挿入の適応

- 大量血胸，気胸（＞25％）もしくは胸水のドレナージ
- 胸部の穿通性外傷
- 人工呼吸管理下でのフレイルチェスト
- 重度の肺挫傷
- 外傷患者の空路搬送目的

◎ 禁忌

- 外傷患者に禁忌はない。
- 挿入部位の感染
- コントロール不良の出血性素因

◎ 準備器具

- 胸腔チューブ（表62-2）
- 吸引器（Pleuravac®）および配管，吸引管，水封用の水
- 縫合セット（持針器，0の絹糸），外科用メス
- 防水テープ，被覆用ガーゼ
- リドカイン，10 cc シリンジ，25 G 針
- 滅菌用品（ガウン，手袋，マスク）

◎ 選択的胸腔チューブ留置

- 患者もしくは保護者からのインフォームドコンセントを毎回得る。
- 確認のための継続的な X 線検査が必要である。

◎ 手技

- 挿入部位を決める：中腋窩線上の第 5 肋間（通常は乳頭と同じ高さ）
- マスク，ガウン，手袋を着用する。挿入部位をドレープで覆い準備を進める。患者の挿入側の腕を頭側に上げて"肋間を開く"ようにする。
- 2％リドカインで挿入部を広く局所麻酔する。皮膚，筋組織，胸膜まで浸潤させる。
- **注意**：臨床的に安定していれば，適度に鎮静をしてもよい。

胸腔チューブの挿入

- 挿入部位を局所麻酔薬で浸潤麻酔した後，第 5 肋骨間を肋骨縁に沿うように，3〜4 cm の皮膚および皮下組織の切開を行う。

表62-2 年齢別の胸腔チューブサイズ

年齢	サイズ(Fr)
成人，10歳代男性	28〜32
成人，10歳代女性	28
小児	18
新生児	12〜14

- 肋間筋を越えて胸膜に達するまで切開する。
- Kelly鉗子を胸膜を越えて進め，肋間に平行に開口する（気胸を"つくる"ことにより肺を胸壁から離す）。

Kelly鉗子で切開口を広げる

- 切開口に指を挿入し，胸腔に入れる。肺（もしくは何もない空間）を確認してから，肝臓や脾臓は触知しないことを確認する。
- Kelly鉗子で胸腔チューブの先端を把持し（肋骨に向けて凸状にする）胸腔開口部に挿入する。胸腔に達した後は，鉗子を外し徒手的にチューブを進める。

Kelly鉗子で胸腔チューブを誘導する

- Kelly鉗子でチューブの外側端をクランプする。
- チューブを縫合し，さらにテープ固定する。
- チューブを吸引器に接続する。
- X線検査で位置を確認する。必要ならばチューブの位置を修正する。

◎ 合併症，予防，管理

- 肝臓，脾臓穿刺：十分に予防可能である。挿入部位は乳頭線に平行で，第5肋間
- 出血：通常は止血可能である。
- 心臓穿刺：予防可能である。挿入の際にチューブを注意深く進め，トロッカーはすぐに抜く（もしくはトロッカーを使わない）。
- 胸腔内ではなく胸壁間にチューブを挿入してしまった場合：肋間の切開を広く深く行い，確実に挿入する。

◎ 診療録（カルテ）への記載

- 同意が得られていれば，その旨を記載する。
- 本症例に関する手技の適応と禁忌
- 使用器材（トロッカーを使用したかどうか）
- 合併症
- 誰に合併症を報告したか（家族もしくは上級医）。

文献

- Algren JT, Algren CL. Sedation and analgesia for minor procedures. Pediatr Emer Care. 1996;12(6):435-441.
- Kanegaye J. A rational approach to the outpatient management of lacerations in pediatric patients. Curr Probl Pediatr. 1998;210-234.
- Quinn J, Wells G, Sutcliffe T, et al. A randomized trial comparing octylcyanoacrylate tissue adhesive and sutures in the management of lacerations. JAMA. 1997;277(19):1527-1530.
- Singer AJ, Hollander JE, Quinn JV. Evaluation and management of traumatic lacerations. N Engl J Med. 1997;337:1142-1148.
- Yaster M, Tobin JR, et al. Local anesthetics in the management of acute pain in children. J Pediatr. 1994;124(2):165-176.

63 骨髄路確保

D. Anna Jarvis

概要
- 骨髄路は循環虚脱あるいは輸液路確保が困難な小児重症患者において，迅速かつ確実に血管を確保するために使用する。
- あらゆる年齢に使用できる（年長児や思春期では電力駆動の EZ-IO® を考慮する[訳注1]）。

適応
- 小児重症患者において，直ちに末梢静脈路もしくは中心静脈路が確保できない場合であっても，骨髄路なら救命の可能性がある。
  - ガイドライン：静脈穿刺に3回失敗した，または90秒以上要した場合
- 多くは6歳以下の小児
  - 年長児であっても，他の輸液路が確保できなければ使用する。
- 静脈路で投与可能なあらゆる輸液，輸血，薬物が投与可能である。

禁忌
◎ 絶対禁忌
- 最近骨折した部位
- 最近骨髄輸液路を確保した部位
- 骨形成不全症
- 骨大理石骨病

◎ 相対禁忌
- 蜂巣炎
- 熱傷

訳注1
国内では EZ-IO® は未認可だが，2008年11月より B.I.G.（Bone Injection Gun）™ が認可されている。

- 出血性疾患

> **準備器具**

- 洗浄および消毒薬
- 滅菌手袋
- 生理食塩液入りの3〜5 mLのシリンジ容器
- 静脈輸液用の延長チューブと輸液製剤
- テープと板（四肢を固定するもの）
- Tコネクタと三方活栓を適宜
- 骨髄針
  - 数種類が市販されているが，すべてスタイレット付き。
  - 骨髄針がなければ，14〜18 Gの皮下注射針，18〜20 Gの2インチ脊椎麻酔針，骨髄採取針，16〜18 Gの頭皮針で代用する。

> **穿刺部位**

- 脛骨近位部：簡便性と安全性により第1選択
  - 脛骨粗面から1〜2 cm下方の平坦部分中央を穿刺し，成長板を避ける。
- 大腿骨遠位部：脂肪や筋組織で位置の確認が困難である。
  - 大腿骨の下1/3，外側顆の約3 cm上方を穿刺する。
- 脛骨遠位部：年長児や成人で使用する。
  - 内果近位の脛骨内側面

> **穿刺手技**

- 穿刺部位を消毒し，しっかり固定する。
- 骨と垂直，または成長板から60度の角度で遠ざかるように針を握る。針を回転させながらしっかりと進めていき，軟らかい感触が得られて骨髄腔に達するまで進める。
- 位置確認のために骨髄の吸引を試みる。
- シリンジに何も吸引されなければ，針が骨にしっかりと立っていることを確認して10 mLのシリンジで生理食塩液を注入してみる。抵抗なく注入され，足を支えている手が冷たく感じず，明らかな腫脹もなければ，輸液可能である。
- 針をH型に橋渡しするようにテープ固定する[訳注2]（刺入部から漏出していないかを経時的に観察できる）。
- **注意**：適切な流量のために輸液ポンプが必要なこともある。

訳注2
両端にガーゼを置き，厚みをもたせるとよい。

文献

- Carlson DW, et al. Illustrated techniques of pediatric emergency procedures. In: Fleisher G, Ludwig S, eds. Textbook of Pediatric Emergency Medicine. 4th ed. Philadelphia: Lippincott Williams & Wilkins; 2000:1809.
- Gausche-Hill M, Fuchs S, Yamamoto L, eds. American Academy of Pediatrics and American College of Emergency Physicians: APLS The Pediatric Emergency Medicine Resource. 4th ed. Sudbury, Mass: Jones and Bartlett; 2004:736-738.

Part XVI

疼痛管理と鎮静

64 疼痛管理

Suzan Schneeweiss

概要
- すべての医師は疼痛を5番目のバイタルサインと考え，その治療を優先すべきである。
- 小児は入院中の受け入れがたい疼痛に対して，我慢を強いられていることが多い。
- 救急現場では，小児は一般的に成人と比較して鎮痛処置を受ける頻度が低い。
- 小児や新生児は，不適切な鎮痛処置を受けた場合，その後の処置においてより大きな苦痛を感じることがある。

疼痛の評価
- 疼痛の病歴：部位，強さ，質，期間，頻度，増悪・緩和因子
- 疼痛の重症度の標準評価：自己評価，一般行動，生理学的尺度
- 自己評価はゴールドスタンダードとされる。
  - 小児でも3～4歳までに痛みの程度の表現が可能となる。
  - 6歳以上になれば疼痛の強さ，質，部位の詳細な説明が可能である。

疼痛スケール

○ FLACC〔顔(face)，足(leg)，活気(activity)，啼泣(cry)，情緒(consolability)〕
- 2カ月～7歳までと，認知障害のある乳幼児のためのスケール**（表64-1）**

○ 疼痛言語スケール（Pain Word Scale）
- 3～7歳以上で，数値化スケールが利用できない児

表 64-1 FLACC スケール

カテゴリー		様子
顔	0	感情の表出なし，または笑顔
	1	ときどきしかめっつらをしたり眉間にしわを寄せる，周囲と交わらない，無関心
	2	頻回〜持続的に顎先を震わせる，歯をくいしばる
足	0	正常の姿勢またはリラックスしている
	1	不安定，落ち着きがない，緊張
	2	足で蹴る，バタバタする
活気	0	静かに横になっている，正常の姿勢，容易に動く
	1	身をくねらせる，前後に体を動かす，緊張
	2	体を反らせる，硬直する，ビクッとする
啼泣	0	泣いていない（覚醒か寝ている状態）
	1	ときどき不満を言う程度のうめき声やすすり泣き
	2	ずっと泣いているか，頻回に不満を訴えながらえらの叫びやむせび泣き
情緒	0	満足している，リラックスしている
	1	抱っこしたり話しかけたり触れていることで安心している，気を紛らわせることが可能
	2	慰めたりあやしたりするのが困難

注意：それぞれの5つのカテゴリーは0〜2点で，結果として0〜10点にスコア化される。
〔Merkel SI, Voepel-Lewis T, Shayevitz JR, Malyvia S. The FLACC; a behavioral scale for scoring postoperative pain in young children. Pediatric Nursing. 1997;23(3):293-297 より許可を得て転載〕

■ カテゴリー：なし，ちょっと，中くらい，かなり

◎ 表情疼痛スケール（Faces Pain Scale-Revised：FPS-R）（図64-1）
■ 5〜12歳

◎ 数値化スケール（Numerical Rating Scale）
■ 7歳以上の小児
■ 0〜10までか，0〜100までの数値化

疼痛の心理的側面
■ 処置に対する不安，心配，恐怖
■ これから経験する疼痛に対する予測
■ 疼痛に対するこれまでの経験
■ 両親の心配

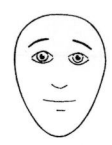

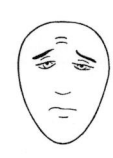

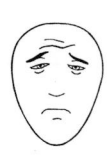

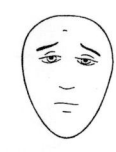

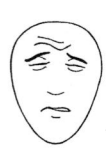

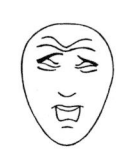

図 64-1　表情疼痛スケール（Face Pain Scale-Revised）（International Association for the Study of Pain. In: Hicks CL, von Baeyer CL, Spafford P, van Korlaar I, Goodenough B. Faces Pain Scale Revised: toward a common metric in pediatric pain management. Pain. 2001;93:173-183 より許可を得て転載）

疼痛に対する行動療法アプローチ

- 医学用語の使用を避ける。
- 小児の年齢に応じた言葉で話しかける。
- 気を紛らわす手段：処置を行っている間に物語を読み聞かせる，音楽を聴かせる，玩具を与えるなど
- 処置の様子がイメージできるよう説明する。

疼痛に対する薬物治療：一般原則（表 64-2，表 64-3）

- 疼痛に対して鎮痛薬を投与する場合は，系統的なアプローチを行う。
- 鎮痛薬を増量するときには"除痛ラダー"[訳注1]を使用する：疼痛緩和に 90％有効
- それほど強くない疼痛に関してはアセトアミノフェンか非ステロイド性抗炎症薬（NSAID）を使用する。
    - NSAID は天井効果が存在する。最大投与量以上では追加効果はない。
    - 経口と静注で効果は同等である。
- 疼痛の持続や増強に対しては経口オピオイドを加える。
    - 高用量が必要な場合，オピオイドと非オピオイドの量は別々に考える。
    - 経口モルヒネは経口コデインより好んで使用される。鎮痛効果を狙ったコデインは代謝されて少量のモルヒネとなる。
    - コデインは代謝できない人が存在し，10％には無効である。
- 中等度〜重度の疼痛に対しては，非経口オピオイドを使用する。
    - 筋注は避ける。
    - 天井効果がないので効果が出るまで漸増する。
    - モルヒネは年齢により半減期が異なる：新生児では 6.5 時間，年長児や成人では 2 時間
    - 適切なモニタリングを行う。
- 持続的な疼痛に対しては，規則正しく投与時間を決めて使用する。

訳注 1
WHO が提唱した痛みに対する治療のガイドライン。痛みの強さに応じて，非オピオイド鎮痛薬，作用の弱い麻薬性鎮痛薬，作用の強い麻薬性鎮痛薬の 3 段階の治療を提供し，完全に痛みから解放することを目指す。

表 64-2　軽度の疼痛に対する鎮痛薬

鎮痛薬	投与量	利点	欠点
アセトアミノフェン	15 mg/kg を 4～6 時間ごとに経口/経直腸（最大量 75 mg/kg/日，または 12 歳以上なら 4 g/日の少ない方）	よく効く，安全	過量投与で肝障害
イブプロフェン	5～10mg/kg を 6～8 時間ごとに経口（最大量 40 mg/kg/日，または成人で 2,400 mg/日）	作用時間が長い	腸管刺激，扁桃摘出後は出血のリスク
ナプロキセン	10～20 mg/kg/日を 1 日 2 回分割経口，最大量 1g/日	作用時間が長い，経口混濁液	腸管刺激
コデイン	0.8～1.5 mg/kg を 4～6 時間ごとに経口/筋注。通常の成人量：30～60 mg/回	強力な鎮痛作用，腎毒性と肝毒性がない，中毒性が少ない	悪心，便秘

表 64-3　中等度～重度の疼痛に対する鎮痛薬

鎮痛薬	投与量	利点	欠点
モルヒネ	間欠投与：0.2～0.4mg/kg，4 時間ごと経口または経直腸（50kg 以上：1 回 10～20 mg を 4 時間ごと経口），0.05 mg～0.1mg/kg，2～4 時間ごと静注/皮下注 持続注射：初回 0.1～0.2 mg/kg 静注または皮下注，10～40 µg/kg/hr 静注/皮下注 〔1/2×体重（kg）〕のモルヒネ（mg）を生理食塩液と合わせて 50 mL とすると 1 mL/hr=10 µg/kg/hr〕	効果が迅速，強力な鎮痛	呼吸抑制，低血圧
メペリジン	1～1.5mg/kg，3～4 時間ごとに静注/皮下注/筋注/経口。最大量：1 回 100mg	強力な鎮痛	呼吸抑制，痙攣
フェンタニル	0.5～1 µg/kg 静注，最大 3 µg/kg まで効果が出るまで 1～2 分ごとにゆっくり追加量を滴定していく。初回最大量：100 µg	強力な鎮痛，低血圧を生じにくい	呼吸抑制，無呼吸，胸壁強直

注意：ナロキソンは過量投与の際のオピオイド拮抗薬である（第 65 章参照）。

- 疼痛の治療により，中毒や精神依存にはならない。

処置時の疼痛管理：一般原則

- 周囲の環境：患者が部屋に入室する前に，壁や天井を使用して視覚的に気を紛らわせるような環境の設定を行う。
- 不快感を与えずサポートしてくれる両親を活用する。
- 処置開始前に潜在的問題を予測する。

◎ 事前にどのような処置なのか説明する

- 処置の必要性と重要性を説明する。
- 処置の正確な描写を行う。
- 患者が経験する疼痛の期間や強さの予測
- 処置が繰り返し行われる可能性
- 疼痛緩和の方法
- 患者が疼痛に対してどのように反応するかについて両親に説明する。

処置のための鎮静

- 特に5歳未満の小児では，処置に関連した不安の緩和に鎮静が役立つ。
- 気道に関する危険は常に存在する。気道管理と蘇生のための適切な技術を習得した人員と器具を常に準備する。
- 第65章を参照。

局所麻酔

◎ リドカイン注射

- 低濃度のリドカインを使用する（1%か2%）。
- アドレナリンの添加は止血を容易にし，麻酔時間を延長する。
- 8.5%炭酸水素ナトリウムを混ぜると，注射時の疼痛を緩和できる（1:9か1:10の比率）。
- 注射の速さと量のコントロールのため，27〜30G注射針を使用する。
- 粘膜や皮下に注射する際は，正常な皮膚よりも創縁から注射する方が痛みが少ない。
- 最大投与量：5 mg/kg（アドレナリン添加リドカインは7 mg/kg）。1%溶解液=10 mg/mL
- 毒性：中枢神経系（痙攣），心血管系（不整脈）

◎ LET（リドカイン 4％，アドレナリン 0.1％，テトラカイン 0.5％）
- 裂傷の修復時の局所麻酔
- 投与量：3 mL（または傷 1 cm あたり 1 mL，最大量 3 mL）
- 作用発現までの時間：20 〜 30 分
- 粘膜表面や末端器官での使用は避ける（陰茎，耳介，鼻の先，指）。
- 使用のガイドライン：綿球に LET を染み込ませ傷に押しつける。ガーゼパッドで覆い 20 〜 30 分圧迫する。

◎ EMLA®（2.5％リドカインと 2.5％プリロカインの混合）
- 正常皮膚部分に浸透する局所麻酔用クリーム
- 皮膚表面にたっぷりと空気を含まないようにして 45 〜 60 分は塗っておく。効果は 1 〜 2 時間続く。
- 副作用：局所の瘙痒感，皮膚の蒼白，紅斑
- 新生児でも使用してよいが，プリロカインによるメトヘモグロビン血症を引き起こす可能性がある。

◎ Ametop™（4％テトラカイン）
- 正常皮膚に使用する局所麻酔薬
- EMLA® と同等の効果である。
- 30 〜 45 分間，密封包帯する。効果は 4 〜 6 時間続く。
- 副作用：紅斑

◎ ELA-max®/Maxilene®
- 正常皮膚への局所麻酔薬。小さな切創や熱傷，擦過傷の一時的な疼痛の軽減のために使用する。
- 処置の 30 分前に使用する。密閉は必要ない。
- 粘膜には使用できない。
- わずかに血管作動性がある（局所の白化や紅斑）。
- EMLA® と同等の効果がある。

◎ 接着剤（N-2-ブチルシアノアクリレートまたは N-2-オクチルシアノアクリレート）
- 長さ 4 cm 以下，幅 0.5 cm 以下の表面切創の組織修復に適する。
- 美容的に非常にきれいである。
- 有利な点：針や注射が必要ない。
- 使用を避けるべき創

- 層縫合を必要とする深い創
- 咬傷を含む大きなデブリドマンを必要とする汚染創
- 手や関節などの動く部位の創
- 毛髪部
- 皮膚と粘膜との移行部の創

文献

- Berde C, Sethna NF. Analgesics for the treatment of pain in children. N Engl J Med. 2002;347(14):1094-1103.
- Brent AS. The management of pain in the emergency department. Pediatr Clin North Am. 2000;47(3):651-679.
- Hicks CL, von Baeyer CL, Spafford P, van Korlaar I, Goodenough B. Faces Pain Scale Revised: toward a common metric in pediatric pain management. Pain. 2001;93:173-183.
- Krauss B. Management of acute pain and anxiety in children undergoing procedures in the emergency department. Pediatr Emerg Care. 2001;17(2):115-122.
- Merkel SI, Voepel-Lewis T, Shayevitz JR, Malyvia S. The FLACC; a behavioral scale for scoring postoperative pain in young children. Pediatr Nurs. 1997;23(3):293-297.
- O'Brien L, Taddio A, Lyszkiewicz DA, Koren G. A critical review of the topical local anesthetic amethocaine (Ametop™) for pediatric pain. Pediatr Drugs. 2005;7(1):41-54.
- Quinn J, Wells G, et al. A randomized trial comparing octylcyanoacrylate tissue adhesive and sutures in the management of lacerations. JAMA. 1997;277(19):1527-1530.
- Schechter NL, Blankson V, Pachter LM, et al. The ouchless place: no pain, children's gain. Pediatrics. 1997;99:890-894.
- Zempsky WT, Schecter NL. What's new in the management of pain in children. Pediatr Rev. 2003;24(10):337-348.

65

処置時の鎮静

Savithiri Ratnapalan, Suzan Schneeweiss

概要
- 患者の安全と快適性を確保する。
- 処置中の不快感と疼痛を最小限とする。
- 治療に対する負の心理的反応を最小限とする。
- 処置への協力を促す。
- 早期に安全に帰宅できるようにする。

処置時の鎮静
- 緊急場面での処置時の鎮静で患者を以下の状態にする。
    - 心肺機能を維持する一方で，不快な処置に耐えられるようにする。
    - 気道を器具に頼らず継続的に維持する。
    - 気道反射を維持する。

鎮静レベル（表65-1）
- 鎮静は連続的であり，段階的に深度を変えるのは容易ではない。
- 薬物特異的ではない。
- 患者によって反応が異なるので，注意深い滴定が重要である。

非麻酔科医による鎮静のガイドライン

◯ 患者の選択
- American Society of Anesthesiology（ASA）身体状態分類ⅠまたはⅡの患者（**表65-2**）
- 肥満，絶飲食状態，以前の鎮静時の合併症など他の危険因子を考慮する。

表 65-1　鎮静レベル

軽度の鎮静	認知機能と協調機能が障害されている ・呼びかけに対する反応は正常に保たれている ・心肺機能は正常に保たれている
中等度の鎮静	意識状態の抑制 ・防御反射は保たれている ・自身での気道保持は可能 ・刺激や呼びかけで容易に反応する
深鎮静	刺激に対して容易に反応しない意識の抑制または意識のない状態 ・防御反射は一部もしくは完全に消失 ・気道確保が必要になることがある ・刺激や呼びかけに対しての正常な反応が失われている
全身麻酔	意識のない状態 ・防御反応が失われている ・気道確保が必要 ・刺激や呼びかけに対しての正常な反応が失われている
解離状態	ケタミンによって引き起こされるトランス様の昏睡状態 ・強い鎮痛と健忘状態 ・気道防御反応は通常保たれている ・自発呼吸と心肺機能は安定

表 65-2　American Society of Anesthesiology（ASA）身体状態分類

ASA クラス	定義
I	健康，基礎疾患なし
II	軽度～中等度の全身疾患があるが日常生活は障害されない （例：コントロールされた気管支喘息，本態性高血圧）
III	明らかな機能障害を伴う器質的疾患 （例：ステロイド依存の重症喘息，糖尿病，未手術の先天性心疾患）
IV	生命を脅かすような重度の疾患がある （例：頭蓋内圧が上昇した頭部外傷）
V	生存の見込みのない瀕死の患者
E（付記）	緊急の処置の場合には ASA クラス分類の後に E をつける （例：骨折の整復を行う以外は健康な場合は ASA I E と表す）

◎ 設備

- 適切な蘇生器具の揃った鎮静のための場所を用意する。
- 器具：酸素，バッグ・マスク，吸引器，モニタリング機器，救急カート，拮抗薬を含む鎮静と蘇生の薬品

◎ 人員
- 患者の鎮静と観察を行う医師
- 処置を行う医師
- 看護師

◎ 患者と家族への準備
- 同意を得る。
- 使用する予定の薬物，予期される反応，起こりうる合併症の説明
- 退院指導と 24 時間連絡可能な電話番号の表記

◎ 鎮静前の評価
- 年齢，体重，絶飲食の状態，ASA 分類
- Bromage 鎮静スコア (**表 65-3**)
- 同意を得る。
- 既往
  - 基礎疾患，アレルギー
  - 服薬中の薬物
  - 麻酔や鎮静における既往
  - 麻酔に関連した家族歴
- 診察
  - 開始前の体温や Spo_2 を含むバイタルサイン
  - 呼吸・循環器系の診察
  - 気道に焦点をあてた評価：顔面の形，顔面の外傷，大きな中切歯，動揺

表 65-3 Bromage 鎮静スコア

0	覚醒して意識がはっきりしている
1	ときにうとうとしていて，起こすのが容易
2	うとうとしている時間が長いが，起こすのは容易
3	傾眠傾向で起こすのが困難，身体刺激や呼びかけに対する反応に乏しい
4	呼びかけや身体刺激に対する反応がない
S	簡単に起きる睡眠状態

0〜2：軽度〜中等度の鎮静
3：注意。深鎮静との境界
4：深鎮静または全身麻酔

歯または欠損歯，後退した下顎，口蓋の大きさと形態，吸気性喘鳴や声の変化などの上気道閉塞のエビデンス，首の可動性
- Mallampati 分類

◎ 小児の絶飲食のガイドライン

選択的な非緊急処置
- 8 時間前：固形物
- 6 時間前：ミルク
- 4 時間前：母乳
- 2 時間前：清澄液

緊急処置
- 危険性と有用性を考慮した臨床的評価
- 可能な限り軽い鎮静
- 最低限，固形物 4 時間，清澄液 2 時間を守る。

◎ モニタリング
- 経口ミダゾラムのような最小限の鎮静ならば，絶食やモニタリングは不要である。
- 中等度の鎮静
  - 鎮静前のバイタルサイン
  - 処置中の持続モニタリング（心電図とパルスオキシメトリ）
  - 処置中の 5 〜 10 分ごとのモニタリング：心拍数，呼吸数，血圧，鎮静スコア

◎ 退院

帰宅基準
- 十分な呼吸・循環機能と，気道の開存
- 覚醒が容易で気道反射が保たれている。
- 発達に応じた会話，歩行，座位が可能である。
- 脱水がない。

帰宅時の指導
- 薬物，連絡のとれる者と電話番号，よくある問題，適切な活動範囲，いつどんなものを飲食すればよいかなどの説明

鎮静薬（表65-4）

◎ ベンゾジアゼピン：ミダゾラム
- 短時間作用型で活性代謝産物がない。
- 鎮静，抗不安作用（鎮痛作用なし）
- 経口，静注，筋注，経粘膜（経鼻），経頬粘膜
- 血行動態の変化は少ない：軽度の血圧低下と代償性心拍増加
- 投与量と投与速度に依存する呼吸抑制と無呼吸，特にオピオイドとの同時投与で助長される。

◎ バルビツレート：ペントバルビタール
- 画像検査などの痛みを伴わない処置や検査で，小児患者を動かさないようにするための手段として使用されることが多い。
- 作用機序は不明：中枢神経抑制
- 副作用：呼吸抑制，無呼吸，気道閉塞，昏睡，奇異性興奮，効果遷延

◎ 抱水クロラール
- 救急部での使用は一般的ではない。
- 心電図やCTなどの痛みを伴わない処置が適応である。
- ペントバルビタールと比較すると効果が低く，30〜40%で目的とする効果が得られない。
- 気道閉塞とまれに不整脈を起こす可能性がある。
- 新生児と早産児では注意して使用する（活性化産物の蓄積の可能性）。

◎ ケタミン
- 合成フェンシクリジン
- 催眠，不動，健忘，強い鎮痛
- 迅速な全身麻酔作用
- 解離状態のため，瞳孔所見，痛み刺激，運動などが評価できず鎮静レベルの評価が困難

副作用
- 中枢神経系：頭蓋内圧亢進，眼振，複視，夢遊状態，筋緊張亢進，ミオクローヌス様単収縮，幻覚などの緊急反応
- 心血管系：頻拍，高血圧（カテコラミン枯渇状態での心筋抑制）
- 呼吸：喉頭痙攣，急速静注による一時的な無呼吸や呼吸抑制
- 消化器：流涎過多，嘔吐

表 65-4 鎮静薬，鎮痛薬，拮抗薬

薬物	投与量	効果発現時間とピーク	作用持続時間
鎮静薬			
ミダゾラム	経口 0.5～0.75 mg/kg（体重＜20 kg） 0.3～0.5 mg/kg（体重＞20 kg） 静注 0.05～0.15 mg/kg（効果出現までゆっくり滴定） 経鼻 0.1～0.2 mg/kg（最大量 1 mL）	発現時間：10～30 分 ピーク：30～60 分 発現時間：1～3 分 ピーク：3～5 分 発現時間：5～10 分 ピーク：5～12 分	60～90 分 45～60 分
ケタミン	静注 0.5～1.5 mg/kg．10 分後に 0.5 mg/kg 追加してもよい（最大量 100 mg） 筋注 4 mg/kg．10 分後に半量追加してもよい	発現時間：1 分 発現時間：5 分	10～15 分 15～30 分
ペントバルビタール	4～6 mg/kg 静注（最大量 200 mg）．ゆっくり滴定	発現時間：1～10 分	3～4 時間
亜酸化窒素	50%亜酸化窒素/50%酸素	ピーク：3～5 分	
プロポフォール	0.5～1 mg/kg 静注（最大量 40 mg）．1～2 分以上かけて投与 追加投与 0.5 mg/kg（最大量 20 mg）．各投与間隔を 60 秒以上あけるか 50 ～100 μg/kg/min 持続的投与（深鎮静量）	数秒以内の発現 ピーク：小児 1～3 分，成 人 1～2 分	ボーラスで 5～10 分 完全回復まで 10～15 分（間欠投与の場合）

抱水クロラール	鎮静 80〜100 mg/kg 経口/注腸，1時間後に40 mg/kg 追加してもよい（1回最大量 2 g 経口/注腸） 催眠 50 mg/kg 経口/注腸（1回最大量 1 g）	発現時間：30〜60分 （処置の20〜45分前に投与） 2〜8時間
鎮痛薬[*1] モルヒネ	0.05〜0.1 mg/kg 静注（最大量 15 mg）	発現時間：1〜5分 ピーク：10〜20分 2.5〜7時間（新生児で効果遷延）
フェンタニル	0.5〜1 μg/kg 静注．効果出現まで滴定（初回最大量 3 μg/kg もしくは 100 μg）	発現時間：2〜3分 ピーク：5〜15分 30〜60分
拮抗薬 ナロキソン	部分拮抗 0.001 mg/kg 静注/筋注．最大量 0.01 mg/kg か1回1 mg まで滴定 30〜60分ごとに繰り返し投与が必要になることもある	発現時間：1〜2分 45分（投与経路によって異なる）
フルマゼニル	0.01 mg/kg 静注．1〜3分ごとに最大5回まで反復投与（最大量 1 mg）	発現時間 1〜3分 30〜60分

[*1] 鎮痛薬と鎮静薬を組み合わせる際には相乗効果として呼吸抑制を起こす場合があるので，投与量を減量する．

- 皮膚：紅斑，麻疹様発疹

禁忌

- 頭部外傷
- 心血管障害
- 緑内障，急性眼球損傷
- 精神疾患，ポルフィリン症，甲状腺疾患
- 生後3カ月未満
- 気道不安定，気管手術，狭窄の既往
- 後咽頭の刺激を伴う処置
- 活動性の肺病変，感染

ケタミンの補助薬物

- 唾液を減らすため，特に年少児には，アトロピン 0.01 mg/kg（最小量 0.1 mg，最大量 0.6 mg），またはグリコピロレート 0.005〜0.01 mg/kg（最大量 0.2 mg）
- 年長児での緊急反応を軽減し，筋緊張を和らげるためミダゾラム 0.025 mg/kg

◎ 亜酸化窒素

- 無色，無臭のガス
- 25〜50％濃度で，不安の解消，健忘，軽度の鎮痛を引き起こす。
- 用量依存性に中枢神経を抑制する。
- Entenox® の自己投与は患者の協力が必要である。
- 拡散低酸素症予防のためには，回復までに純酸素投与が3〜5分間必要となる。
- 回復が速やかで残留がほとんどない。
- 骨折整復のような痛みを伴う処置の場合は，補助薬物が必要となる。

禁忌と注意

- 消化管閉塞
- 気胸
- 40％以上の酸素が必要
- 中耳閉塞

◎ プロポフォール

- 非オピオイド，非バルビツレート，短時間作用型，強力な健忘作用のある鎮静催眠薬

- 迅速で不快感のない回復
- 疼痛を伴う処置では，鎮痛作用の欠如のためオピオイドとの組み合わせが必要となる。
- 原則的に深鎮静として使用される：超速効性で微調整が困難であり，過量投与により深鎮静や全身麻酔になる危険性が高くなる。
- 副作用：上気道狭窄，低換気，無呼吸からの低酸素や低血圧
- 大豆油，卵アレルギー患者には投与してはならない。
- 血管内容量が減少している患者には，20〜30%減量して投与する必要がある。
- 患者が十分に輸液されていることを確認する。必要であれば20 mL/kgの生理的食塩液を投与する。
- 酸素のルーチン投与が推奨される。

鎮痛薬

- 鎮静薬と組み合わせて使用する。
- モルヒネ，フェンタニル，メペリジン（**表 65-5**）
- 有効量で，悪心，嘔吐，胆道攣縮，瘙痒，便秘，呼吸抑制を引き起こす。

◎ 合併症の危険因子

- 3 カ月未満の乳児，修正 20 週までの早期産児
- 無呼吸の既往や呼吸調節障害
- 呼吸・循環の基礎疾患
- 循環動態が不安定
- 神経・筋疾患
- 慢性神経疾患
- 頭蓋内圧亢進
- 腎疾患，肝疾患

表 65-5　静注オピオイドの相対効果

薬物	静注量（mg/kg）	使用頻度（hr）	モルヒネとの効果比
モルヒネ	0.1 mg/kg	2〜4	1
フェンタニル	0.001 mg/kg	1〜2	80〜100
メペリジン	1.0 mg/kg	2〜4	0.1

（Yaster M, Krane JE, eds. Pediatric Pain Management and Sedation Handbook. St. Louis: Mosby-Yearbook Inc; 1997）

◎ モルヒネ

- 活性代謝産物。腎不全患者では注意する。
- 副作用
  - 呼吸・中枢神経抑制
  - ヒスタミン遊離を引き起こす。喘息や脱水の患者では注意する。
  - ベンゾジアゼピンなどの呼吸抑制をきたす薬物との相乗効果がある。

◎ フェンタニル

- 活性代謝産物のない合成オピオイド
- 徐脈以外の心血管抑制が少ないため，先天性心疾患や脳神経外傷患者への使用に適する。
- 短時間作用型（60 分未満）で，短時間の疼痛を伴う手技の際に適する。
- 副作用
  - 呼吸抑制（ベンゾジアゼピン使用により相乗効果）
  - 高用量（5 μg/kg 以上）では胸壁と声門の強直が起こることがあるが，低用量（1 ～ 2 μg/kg）でもありうる。ナロキソンで治療するか，筋弛緩と調節人工呼吸を行う。

◎ メペリジン

- 長期使用により中毒を起こしやすい。
- ノルメペリジン（代謝産物）：メペリジンの半分の作用強度だが中枢神経に対する賦活効果は 2 倍である。→痙攣，ミオクローヌス，興奮
- モノアミンオキシダーゼ阻害薬の使用は避ける。→中枢神経抑制，高体温，低血圧，高血圧
- 頻拍：心疾患や上室頻拍などの伝導異常では使用を控える。

拮抗薬

◎ ナロキソン

- オピオイドの拮抗薬
- 呼吸抑制，無呼吸，胸壁強直，低血圧，抑うつ，瘙痒，胆管攣縮などのオピオイドの副作用に対する拮抗作用
- 低血圧に対しては部分的な効果しかない。
- 投与後，最低 3 時間は観察が必要である。

◎ フルマゼニル

- ベンゾジアゼピンによる抗痙攣，鎮静，健忘，呼吸抑制作用の拮抗薬

- 緊急薬として準備しておく。
- ベンゾジアゼピンを痙攣のコントロール薬として使用している患者や，三環系抗うつ薬を過量内服した患者では痙攣を誘発する可能性がある。
- 投与後，3時間は経過観察が必要である。

文献

- American Academy of Pediatrics Committee on Drugs. Guidelines for monitoring and management of pediatric patients during and after sedation for diagnostic and therapeutic procedures: addendum. Pediatrics. 2002;110(4):836-838.
- American Academy of Pediatrics Committee on Drugs. Guidelines for monitoring and management of pediatric patients during and after sedation for diagnostic and therapeutic procedures. Pediatrics. 1992;89:1055-1115.
- American College of Emergency Physicians. Clinical policy: evidence-based approach to pharmacologic agents used in pediatric sedation and analgesia in the emergency department. Ann Emerg Med. 2004;44(4):342-377.
- American Society of Anesthesiologists Task Force on Sedation and Analgesia by Non-Anesthesiologists. Practice guidelines for sedation and analgesia by non-anesthesiologists. Anesthesia. 1996;84:459-471.
- Godwin SA, Caro DA, Wolf SJ, et al. American College of Emergency Physicians. Clinical policy: procedural sedation and analgesia in the emergency department. Ann Emerg Med. 2005;45(2):177-196.
- Green SM, Krauss B. Clinical practice guideline for emergency department: ketamine dissociative sedation in children. Ann Emerg Med. 2004;44(5):460-471.
- Krauss B, Brustowicz RM, eds. Pediatric Procedural Sedation and Analgesia. Baltimore: Lippincott Williams & Wilkins,1999.
- Krauss B, Green SM. Sedation and analgesia for procedures in children. N Engl J Med. 2000;342(13):938-945.
- Pershad J, Godambe SA. Propofol for procedural sedation in the pediatric emergency department. J Emerg Med. 2004;27(1):11-14.
- Yaster M, Krane JE, eds. Pediatric Pain Management and Sedation Handbook. St. Louis: Mosby-Year Book Inc; 1997.
- Zempsky WT, Cravero JP, Committee on Pediatric Emergency Medicine and Section on Anesthesiology and Pain Medicine. Relief of pain and anxiety in pediatric patients in emergency medical systems. Pediatrics. 2004;114(5): 1348-1356.

Part XVII

心理社会的救急

66 不適切な養育

D. Anna Jarvis

概要
- 不適切な養育（child maltreatment）とは，意図的な外傷，不適切な性的関係，ネグレクト，生活に必要なものを提供しないこと，心理的な虐待などを含んだ複雑な病態である。
- すべての社会的階層に起こりうるもので，死亡により初めてわかることが多い。
- 米国では年間2.5％の子どもが何らかの虐待を受けている。
- 成人に対する調査では，女性の20％，男性の5〜10％が幼少期に性的虐待を受けていたとの報告もある。
- 臨床現場では，いかなる場合でも不適切な養育の可能性を考える必要がある。
- 不適切な養育を疑った場合は，法律により児童相談所への報告が義務づけられている。
- **注意**：最近では，"小児虐待（child abuse）"よりもさらに適切な用語として，"不適切な養育（child maltreatment）"が用いられる。

種類
- 身体的虐待：厳しいしつけから拷問までさまざまである。
- 性的虐待
- ネグレクト：体重増加不良児の70％には器質的疾患がないといわれている。
- 心理的虐待

Münchhausen症候群
- 薬物や物理的手段により故意に傷つけられる，または病院を受診させないことで，子どもが病気になったり具合が悪くなったり，繰り返し生命を脅

かされたりする。
- 結果として、検査や侵襲的な治療が何度も必要になる。

◎ さまざまな症状
- 説明のつかない電解質異常
- 敗血症や一般的ではない原因菌による感染症
- 摂取歴のない薬物が陽性反応を示す。

不適切な養育を受けやすい子ども：危険因子
- 早期産児
- 疝痛
- 身体的，精神的障害児
- 在宅医療支援を必要とする子ども
- 育てにくい子ども
- 排便，排尿習慣の確立が遅い子ども
- **注意**：家族の中で特定の1人の子どもが犠牲になることが多い。

予測因子
- 被虐待経験のある親は高率に虐待を行うといわれている（虐待の連鎖）。

◎ 社会的・環境的危険因子
- 虐待者に不適切な養育を受けた既往がある。
- アルコール依存，薬物依存
- 生活に困窮している。
- 配偶者・家族への暴力
- 保護者の精神疾患や抑うつ状態

不適切な養育を疑う場合
- すべての外傷において虐待の可能性を考慮する。
- 正確な受傷機転や受傷状況を詳しく聴取する。
- 児の年齢や発達段階を考慮し，病歴に矛盾がないかどうか問い直す。
- 繰り返す外傷歴や不自然な外傷の既往がないか，過去の受診歴を確認する。
- ネグレクトや不適切な管理の可能性を考慮する。
- 事故防止の情報提供や教育は，外傷の初期診療で不可欠なものである。

◎ 疑わしい病歴

- 外傷の機転が不明
- 病歴が一部しか得られない。
- 病歴が変化する。
- 児の発達段階ににそぐわない病歴
- 医療機関への受診が遅い。
- 子どもに対する非現実的な（過度の）期待

◎ 挫傷の受傷時期は合致するか

- 挫傷の色は必ずしも正確に時期を反映しない。
- 挫傷の時期のチャートは正確ではない。
- どのように見えるか正確に記載する：形，大きさ，色，質感，不快感や痛みの程度
  - 外から見える外傷については，写真を撮っておくとよい。

意図的外傷の特徴的な損傷パターン

◎ 頭部および中枢神経

- 口唇小帯の断裂
- 歯牙損傷
- 両目の青あざ（ブラックアイ）
- 外傷性脱毛
- びまん性または重篤な中枢神経損傷
- 眼底出血
- 揺さぶられっ子症候群
  - びまん性脳損傷
  - 硬膜下出血，くも膜下出血
  - 眼底出血
  - 体表面の外傷はわずか，またはみられない。
  - 関連した特徴のある骨折 [訳注1]

◎ 皮膚

- 咬傷
- 物の形をした挫傷や熱傷
- 手袋靴下型の熱傷
- 受傷時期の異なる挫傷
- 衣服などで隠されている部位の挫傷

訳注1
肋骨脊椎接合部骨折，棘突起骨折，骨幹端骨折。

◎ 骨折
- 大きな外傷を伴わない肋骨骨折
- 1歳未満の大腿骨骨折
- 歩けない児の長幹骨らせん骨折
- 乳児の骨幹端骨折（"バケツ柄様徴候"）
- 治癒時期の異なる複数の骨折
- 頭蓋骨開放骨折，頭蓋骨多発骨折

◎ 消化器，泌尿生殖器
- 慢性腹痛，慢性会陰部痛
- 性器損傷，直腸損傷
- 性感染症，妊娠
- 反復する嘔吐や下痢

性的虐待
- 非特異的な腹痛や反復する尿路感染症としてみつかることがある。
- 妊娠や性感染症で受診する児は，性的虐待の可能性を考慮する。
- 広い意味での精神症状，自己破壊的行動，薬物乱用を含む身体的行動としてみつかることもある。

◎ 性的虐待の医学的評価

緊急度が高い
- 72時間以内の性的虐待
- 外傷や症状がある場合
- 心理社会的な不安がある場合
- 親の経済的困窮がある場合

緊急度が低い
- 急性期の症状や外傷がない場合
- 72時間以上経過している場合
- 子どもの安全が守られている場合

◎ 性的虐待証拠キット（レイプキット）
- "一連の証拠"を残すために法的な手順に従わなければならない。
- 不正に集められたり，標識されたり，受け渡された標本は，法廷では法的証拠として認められない。

表66-1　性的暴行に対する予防的薬物投与

淋菌（*Neisseria gonorrhoeae*）	セフィキシム 400 mg 経口1回，またはシプロフロキサシン 500 mg 経口1回
Chlamydia trachomatis	アジスロマイシン（ジスロマック®）1g 経口1回，またはドキシサイクリン 100 mg 経口1日2回7日間
B 型肝炎	HBV ワクチン，HBV 免疫グロブリン
HIV	虐待専門家に連絡し相談する

注意：最新の抗菌薬ガイドラインを参照。

- 口腔，腟，肛門，精液が残存しているような場所から検体をぬぐい取る。
- 口腔，腟洗浄物
- 唾液
- 毛髪（頭部，陰部）
- 血液型，薬物スクリーニング
- 衣類を集める。

性的暴行：予防的薬物投与（表66-1）

- 妊娠の予防：レボノルゲストレル（Plan B®：緊急避妊薬），妊娠検査
- 性感染症の予防

まとめ

- 虐待を疑った場合は児童相談所に報告する。
- 詳細な記録を残す。
- 病歴，思春期発育，身体所見，本人の同意に基づいて検査を行う。
- 所見は，正常または非特異的，疑わしい，虐待が示唆される，確定的などさまざまである。
- 疑わしい症例はすべて，虐待の検索開始前または救急部から帰宅させる前に，虐待対応チームと話し合う。

文献

- American Academy of Pediatrics Committee on Child Abuse and Neglect. When inflicted skin injuries constitute child abuse. Pediatrics. 2002;110(3):644-645.
- Block RW, Krebs NF, Committee on Child Abuse and Neglect, Committee on Nutrition. American Academy of Pediatrics Clinical Report. Failure to thrive as a manifestation of child neglect. Pediatrics. 2005;116(5):1234-1237.

- Dubowitz H, Giardino A, Gustavson E. Child neglect: guidance for pediatricians. Pediatr Rev. 2000;21(4):111-116.
- Huyer D. Proper evaluation can help sexually abused adolescents. Can J Cont Med Educ. 1997;9:85-97.
- Kellogg N, Committee on Child Abuse and Neglect. American Academy of Pediatrics Clinical Report. The evaluation of sexual abuse in children. Pediatrics. 2005;116(2):506-512.
- Mudd SS, Findlay JS. The cutaneous manifestations and common mimickers of physical child abuse. J Pediatr Health Care. 2004:18(3):123-129.
- Sirotnak AP, Grigsby T, Krugman RD. Physical abuse of children. Pediatr Rev. 2004;25(8):264-277.

67

精神科救急
Sanjay Mehta

概要
- 小児はしばしば危機的状況で救急部を受診する。
  - 自殺念慮，危機的行動，攻撃的行動，急性精神病，不安
- 危機 (crisis)：状況，成長発達，社会文化的な原因による突然の感情の乱れ（日常の異常な出来事に対する反応としては正常）で，これまでの問題解決の方法では一時的な解決ができないことにより起こる。
- 精神科救急：急性の行動異常で，精神的あるいは感情的に不安定または機能不全により，医学的介入（投薬や入院）が必要な状態である。
- 精神科にコンサルトする前に，器質的な問題が原因となる行動の変化を除外する。
- 興奮，または引きこもっている児に精神障害があるかどうか判断する。
- 自傷他害のおそれがあるかどうかのリスク評価をする。

精神科救急の臨床的評価 (表67-1)
- 病状を確認する。
  - 紹介する際の状況や理由，誰と住んでいるかなどの情報と情報源
- 主訴と現病歴
  - 発症時期，罹患期間，前駆症状，気分が落ち込む誘因，持続する因子，重症度など
- 気分症状
  - うつ：怒りっぽいまたは落ち込んだ気分，興味や喜びの消失（無快感），気分反応性，悲しい感情，食欲や体重の変化，睡眠障害，エネルギーの消失，疲れやすい，社会的に孤立して引きこもりがち，集中力の欠如，優柔不断，無気力，自責の念，自身の過小評価，絶望的な感情

表67-1 イライラした子ども，引きこもりの子どもの特徴

イライラした子ども	引きこもりの子ども
・不安，動揺，無反応 ・歩き回る，声が大きい，口汚い，見当識障害 ・かんしゃく，叫ぶ，暴力的 ・錯乱状態，気難しい，怒りっぽい ・救急部で改善する 　（積極的な援助の価値がある）	・無反応，もの静か，意思疎通ができない ・依存心が強い，愚痴をこぼす，泣く ・気難しい，無感動 ・内気とは異なる 　（普段から神経質な性格）

- ■ 躁：興奮，気持ちの高揚，多弁，誇大的態度
- ■ 不安症状
  - ■ 孤独感，全般性の不安，年齢不相応の恐怖，パニック，強迫観念，衝動，解離，フラッシュバック，回避
- ■ 精神病的症状
  - ■ 迂遠[訳注1]，連合弛緩，妄想，幻視・幻聴，テレパシーでの交信，思考伝播，思考吹入，緊張病，感情の変化（平板化，不適切，不一致）
- ■ 精神病的病歴
  - ■ 精神疾患での入院，外来治療，精神科診断，内服，児童相談所の介入，カウンセリング
- ■ 病歴，発達歴
  - ■ 妊娠経過，周産期，出産時の問題，成長と発達の過程，既往歴，入院歴，以前もしくは現在の内服薬
- ■ 生活歴
  - ■ これまでの社会適応状態，家族や親しい人との関係，学業成績，興味のある分野，特技，行動機能，虐待（性的，肉体的），薬物乱用，攻撃性，暴力，身体イメージ，食事の問題，性的嗜好
- ■ 家族歴
  - ■ 精神疾患，内服歴，関係性，近親者の自殺，薬物乱用

自傷他害行動を認める患者の評価

- ■ 過去あるいは現在の自傷他害行動
  - ■ 自殺あるいは殺人の思考，思考が続いている期間，未遂，あるいは試行の経験（方法，深刻度，衝動性，自殺または殺人メモ，他人への告示）
  - ■ 危険な徴候：計画や方法が手に入る状況にあること（薬物，刃物，毒物，特に銃）

訳注1
思考目標は失われないが，それぞれの観念にとらわれるため，要領よく思考目標に到達できない。

- 自殺の危険因子 (不快な感情から避けるために行おうとすることが多い)
    - 懲罰，恋愛の危機，いじめや告白などの不名誉な状況，男性，家族歴，自殺の伝播，感情障害，行為障害，衝動性，ある種の性格的要因，薬物使用，孤独，疎外感
- 自傷 (陶酔感を得るために行おうとすることが多い)
    - 明らかな組織損傷があり，通常は一定で律動的で，表面が彫られたり切れていたり，熱傷を負っていたりする。
- 自傷のおそれは守秘義務の権利に優先する。
    - 後見人は被保護者のリスクを知る権利がある。

精神障害児：鑑別診断

◎ 精神病
- 思考，関係，現実検討の主たる障害である。
    - 不明確な表現，直接の質問が困難，釈然としない，敵対的，自殺念慮がある，自殺未遂行為，自発的に睡眠をとらない，自発的に栄養をとらない

医学的原因
- 外傷，中枢神経障害，低酸素性脳症
- 内分泌・代謝疾患，膠原病 (全身性エリテマトーデスなど)
- 感染症 (マラリア，腸チフス)
- その他 (Wilson病など)

中毒
- 幻覚薬，マリファナ，フェンシクリジン (PCP)，コカイン，アンフェタミン
- 抗コリン薬，重金属
- ステロイド
- オピオイド
- アルコール，バルビツレート系薬
- 抗精神病薬

◎ うつの要因
- 両親の離婚や別居
- 親との死別
- 最近の自己効力感の低下 (学業成績の低下など)
- 仲間からの拒絶
- 重大な病気の発症

◎ 行為障害
- 重大な行動障害
- 特徴：攻撃性，窃盗，放火，無断欠勤（不登校），その他の非行
- 怒りっぽい（行動が許されないときに悪化することがある）

◎ 心的外傷後ストレス障害（PTSD）
- 繰り返す悪夢，フラッシュバック，日常生活や人間関係へのかかわりの喪失，出来事に対する行動の変動（興奮，恐れ，過敏）
- 動揺や罪の意識があったり，話したがらない。

◎ 適応反応
- 引き金となった事象や状況により，機能が以前の高いレベルから低下する（患者はたいてい問題点を説明できる）。
  - 発達過程における誘因
  - 新しい学校，仲間のプレッシャー，思春期における二次性徴の出現
  - 突然の誘因（死や離婚による親との別れ）

◎ 注意欠陥障害
- 衝動性
- 関係の散漫性
- 学習障害

医学的考察
- 甲状腺機能亢進症
  - 頻脈
  - 摂食障害，睡眠障害
  - 体重減少
  - 眼球突出
- 側頭葉てんかん：痙攣，前兆，神経学的異常所見

評価
- 行動が器質的疾患によるものか評価する（**表67-2**）。
- 現時点での精神症状
- 家族の状況，社会的なサポート

表 67-2 器質的疾患と精神的疾患

	器質的疾患	精神的疾患
発症	急性	段階的
自律神経障害	あり	なし
バイタルサイン	異常	正常
見当識	問題あり	問題なし
記憶力	問題あり	問題なし
思考力	問題あり	問題なし
幻覚	視覚的	聴覚的

診察
- 瞳孔，バイタルサイン
- 神経所見

検査
- 以下を考慮する。
  - 血液検査：血算，赤血球沈降速度（ESR），電解質，血糖，カルシウム，BUN，アンモニア，肝機能，甲状腺刺激ホルモン（TSH）
  - 尿検査
  - 頭部 CT または MRI
  - 薬物中毒のスクリーニング

精神状態
- 外観，物事に対する姿勢，短期記憶，長期記憶
- 認知：知力，知識，物事に意味づけして考える能力（統制の所在）
- 活動範囲，年齢妥当性
- 情動：支配的な気持ち，性質，妥当性（欲求不満耐性，衝動性），変化
- 思考
  - 過程：首尾一貫性，目的志向，連合弛緩，内部整合性のない会話
  - 内容：主題，関心事，先入観，強度，洞察力，柔軟性
- 自殺念慮，他殺念慮

社会的サポート

- 家族構成，関係
    - 同居者
    - 普段の関係
    - 最近の家族構成や状況の変化
    - 両親の関心の程度
    - 子どもの現在の状況を適切に受け入れる能力の有無
- 両親による説明
    - 家族のなかで子どもをどのように理解しているか。
    - 引きこもりの子どもに関心をもったり，イライラしている子どもを落ち着かせる能力が両親にあるか。またそれに対する子どもの反応
    - 子どもの自立した考えや振る舞いを奨励しているか。
    - 自宅で効果的に管理できる能力
    - 過去において子どもをうまく適応させたかどうか，またどれくらい早く家庭の問題に対処したか。
    - 家族の対処と開放性の程度
- 感情障害の家族歴

薬物による管理（表67-3）

- まずベンゾジアゼピンを使用する。改善しなければ，抗精神病薬を考慮する。その次に，非定型抗精神病薬を使用する。

身体拘束と隔離

- 5人の介助者（両手足と頭）で行う。喉，胸，口は避ける。

表67-3 精神科救急の薬物療法

ベンゾジアゼピン	ロラゼパム： 0.05 mg/kg 経口/筋注/静注 30分ごと（通常量 0.5〜2.0 mg） ジアゼパム： 0.1 mg/kg 経口/筋注/静注（通常量 2.0〜10 mg）
抗精神病薬 低力価	クロルプロマジン： 0.5〜1.0 mg/kg 経口/筋注/静注 30分ごと（通常量 200 mg/日）
高力価	ハロペリドール： 0.05 mg/kg 経口/筋注/静注 30分ごと（通常量 2.5〜5.0 mg）
非定型抗精神病薬	オランザピン： 2.5〜5.0 mg 経口/筋注 6時間ごと（最大量 30 mg/日）

- 患者への詳しい説明と 30 分ごとの再評価が必要である。

◎ 適応

- 言葉による抑止や他の方法でもコントロールできない。
- 切迫した自傷他害を防ぐため。
- 治療計画の崩壊や周囲のダメージを防ぐため。
- 患者の興奮を減らすため（例：フェンシクリジン，エタノール）。
- 患者自身からの希望があれば，コントロール不良な場合の手段として行う。
- 副作用としては，鎮静，呼吸抑制，起立性低血圧，急性ジストニアがある。

急性ジストニア

- 斜頸，眼球回転発作，後弓反張
- 治療
    - ジフェンヒドラミン 1 〜 2 mg/kg（最大 75 mg）経口/静注/筋注，または
    - メシル酸ベンズトロピン 0.5 〜 2.0 mg 静注/筋注

退院基準

- 安全対策がされている。
- 自殺念慮なし，医学的に安定している，中毒症状なし，譫妄状態でない，痴呆状態でない
- 患者と保護者が退院計画に同意し，自殺企図があれば戻る必要を理解し，また医師側も患者と保護者が治療計画に同意していることが確信できる場合
- 基礎疾患の治療がされ，致命的な自傷の可能性が除かれた場合
- 急性要因が解決された場合

文献

- Christodulu KV, et al. Psychiatric emergencies in children. Pediatr Emerg Care. 2002;18(4):268-270.
- Fleisher GR, Ludwig S, eds. Textbook of Pediatric Emergency Medicine. 4th ed. Philadelphia: Lippincott Williams & Wilkins; 2000.
- Goldstein AB, et al. Mental health visits in a pediatric emergency department and their relationship to the school calendar. Pediatr Emerg Care. 2005;21(10):653-657.
- Roberge J, Walker E. The Hospital for Sick Children (personal communications), 2005.
- Selbst S, Cronan K, eds. Pediatric emergency medicine secrets. Philadelphia: Hanley & Belfus; 2001.
- Woolfenden S, et al. The presentation of aggressive children and adolescents to emergency departments in Western Sydney. J Paediatr Child Health. 2003;39(9):651-653.

付録：小児心肺蘇生に使用する薬物

薬物	投与量(小児)	投与量(新生児)	投与経路
アドレナリン (1:10,000)	0.1 mL/kg(最大量1 mg, 初回は静脈内, 骨髄内), 3～5分ごとに反復投与	0.1～0.3 mL/kg, 3～5分ごとに反復投与	静脈内, 骨髄内, 気管内
アドレナリン (1:1,000)	0.1 mL/kg(気管内, 最大量10 mg)	推奨されない	気管内, 静脈内, 骨髄内
血漿増量剤 〔生理食塩液, 乳酸リンゲル液, 5%アルブミン, O型Rh⁻血, 新鮮凍結血漿(FFP)〕	20 mL/kg	10 mL/kg	静脈内, 骨髄内
炭酸水素ナトリウム (8.4% = 1.0 mEq/mL, 4.2% = 0.5 mEq/mL)	1 mEq/kg/回	1～2 mEq/kg(4.2%液のみ, 少なくとも2分以上)	静脈内, 骨髄内
ドパミン, ドブタミン	5～20 μg/kg/min	5～20 μg/kg/min	静脈内, 骨髄内
ブドウ糖	25%ブドウ糖液：2～4 mL/kg 10%ブドウ糖液：5～10 mL/kg	10%ブドウ糖液：5～10 mL/kg	静脈内, 骨髄内
アトロピン (0.1, 0.4, 1.0 mg/mL)	0.02 mg/kg/回〔最小量 0.1 mg, 最大量 0.5 mg(小児), 1 mg(思春期)〕	推奨されない	静脈内, 骨髄内, 気管内
塩化カルシウム (10% = 100 mg/mL, 1.36 mEq Ca^{2+}/mL)	0.1 mL/kg(20 mg/kg) 成人：5～10 mL	推奨されない	静脈内, 骨髄内
ナロキソン (0.4 mg/mL, または1 mg/mL)	0.1 mg/kg	0.1 mg/kg	静脈内, 骨髄内, 気管内, 皮下
アミオダロン	5 mg/kg	推奨されない	静脈内, 骨髄内
リドカイン	ボーラス投与：1 mg/kg (最大量100 mg) 点滴：20～50 μg/kg/min 気管内：2～3 mg/kg		静脈内, 骨髄内

薬物	注入速度
アドレナリン	0.1～1 μg/kg/min 0.3 × 体重(kg) = mg, 生理食塩液を加えて総量50 mLとする(1 mL/hr = 0.1μg/kg/min)
ドパミン, ドブタミン	5～20 μg/kg/min 3 × 体重(kg) = mg, 生理食塩液を加えて総量50 mLとする(1 mL/hr = 1μg/kg/min) または, 15 × 体重(kg) = mg, 生理食塩液を加えて総量50 mLとする(1 mL/hr = 5μg/kg/min)

(American Heart Association. Part 12: Pediatric advanced life support. Circulation, 2005;112：167-187より転載)

索引

英数字

AAP（American Academy of Pediatrics）ガイドライン，中耳炎 98
ACE 阻害薬，高血圧 211
ADEM（急性散在性脳脊髄炎） 222
AED（自動体外式除細動器） 18
AHA（American Heart Association）ガイドライン
　心肺蘇生 15
　頻拍アルゴリズム 139
ALTE（乳幼児突発性危急事態） 66
Apt-Downey テスト 173
ASA（American Society of Anesthesiology）身体状態分類 442
AVPU スケール 38
A 型肝炎 229
Baker の基準 216
Bromage 鎮静スコア 443
Burkitt リンパ腫 244
Canadian Diabetes Association 診療ガイドライン，糖尿病 288
child maltreatment（不適切な養育） 454
CPR（心肺蘇生） 12
Crohn 病 176
CTAS（Canadian Emergency Department Triage and Acuity Scale） 2
　小児ガイドライン 3
CT 検査
　外傷 34
　頸椎損傷 49
　髄膜炎 220
　頭部外傷 40
Cushing 症候群 300
DDAVP（デスモプレシン），血友病 257
DKA（糖尿病性ケトアシドーシス） 289
eight ball hyphema 88
Faces Pain Scale-Revised（FPS-R） 435
FLACC スケール 435
full septic workup 214
　新生児 76
Galeazzi 骨折 59
GHB（γ-ヒドロキシ酪酸），中毒 391
Glasgow Coma Scale（GCS） 38
Hangman 骨折 49
harlequin sign 70
Heimlich 法 404
Henoch-Schönlein 紫斑病 196, 252
Hirschsprung 病，新生児 77
Hodgkin リンパ腫 245
HUS（溶血性尿毒症症候群） 250
International Headache Society classification（国際頭痛分類） 305
ITP（免疫性血小板減少性紫斑病） 248
IVIG（免疫グロブリン大量静注療法） 249
　川崎病 270
JDM（若年性皮膚筋炎） 264
Jefferson 骨折 49
JIA（若年性特発性関節炎） 260
Kussmaul 呼吸 289
Legg-Calvé-Perthes 病 279
Lemierre 症候群 106
Lichtenberg 像 396
LMA（ラリンゲアルマスク） 13
LSD（リゼルグ酸ジエチルアミド），中毒 392
Ludwig アンギナ 106
MAS（マクロファージ活性化症候群） 265
MDMA，中毒 389
Meckel 憩室 176
Monteggia 骨折 59
Münchhausen 症候群 454
Numerical Rating Scale 435
ORT（経口補液療法） 151
Osgood-Schlatter 病 62, 278
Pain Word Scale 434
PALS（Pediatric Advanced Life Support） 19, 139
　頻拍アルゴリズム 139
　無脈性心停止アルゴリズム 19
Patellar Apprehension Test 61
PCP（フェンシクリジン），中毒 392
Pediatric Appendicitis Score（PAS） 182
Peutz-Jeghers 症候群 175
Pott's puffy tumor，副鼻腔炎 103
primary survey 31
pSLE（小児全身性エリテマトーデス） 262
PTSD（心的外傷後ストレス障害） 463
Rochester の基準 215
RSI（迅速気管挿管） 12
Rumack-Matthew ノモグラム 383
Salter-Harris（S-H）骨折 54
SCIWORA（spinal cord injury without radiographic abnormality） 50
secondary survey 33
septic workup 214
　新生児 76
Sever 病 64
SIDS（乳児突然死症候群） 66
SIRS（全身性炎症反応症候群） 23
Stevens-Johnson 症候群（SJS） 348
sucking blister 71
Swischuk の後部頸線 47
TEN（中毒性表皮壊死症） 348
Tillaux 骨折 63
toddler's fracture 62
toxic appearance 214
toxidrome 375
traction-countertraction 法 53
Trendelenburg 歩行 274
triplanar 骨折 63
T 細胞性白血病 244
X 線検査
　気道異物 404
　頸椎損傷 45
　中毒 380
　眼 89

和文

あ
アイウエオ TIPS　309
亜急性副鼻腔炎　104
悪性腫瘍　243
亜酸化窒素，処置時の鎮静　448
アシドーシス，代謝性——　292
アスピリン，川崎病　271
アセトアミノフェン
　　中毒　382
　　鎮痛　437
亜脱臼
　　環軸椎——　49
　　歯　94
アトピー性皮膚炎　345
アドレナリン
　　アナフィラキシー　28
　　細気管支炎　114
　　心肺蘇生　17, 20
アトロピン，心肺蘇生　17
アナフィラキシー　27
アニオンギャップ，中毒　379
アミオダロン，心肺蘇生　18
アモキシシリン，副鼻腔炎　103
アモキシシリン・クラブラン酸，咬傷　414
アルコール，中毒　386
アレルギー性腸炎　177
アンジオテンシン変換酵素 (ACE) 阻害薬，高血圧　211

い
意識消失　142
　　単純性——　143
意識レベル，変容　309
異常歩行　274
胃食道逆流症，新生児　78
胃洗浄，中毒　375
胃腸炎　148
一過性滑膜炎　275
一過性新生児膿疱性黒皮症，新生児　71
一過性大理石様皮膚，新生児　70
異物　400
　　眼瞼　91
　　眼内　90
　　気道　404
　　消化管　404
　　食道　404
　　腟　405
　　釣り糸　404
　　軟部組織　401
　　鼻　400
　　耳　401
　　指　401
イブプロフェン，鎮痛　437
イプラトロピウム，喘息　121
インスリン，糖尿病性ケトアシドーシス　292
咽頭炎　105
陰嚢腫大　203
陰嚢水腫　201

う
うつ　462
うっ血性心不全，新生児　81

え
壊死性筋膜炎　348
エチレングリコール，中毒　386
炎症性腸疾患　176

お
黄疸，新生児　73
嘔吐，新生児　76
応答時間充足率　5
オピオイド，中毒　376, 391
オンダンセトロン，胃腸炎　152

か
外陰腟炎　333
外傷　31
　　胸部　34
　　頸椎損傷　44
　　口腔内　94
　　骨折　51
　　整形外科的損傷　51
　　頭部　37
　　握り拳——　415
　　泌尿生殖器系　35
　　腹部　35
　　不適切な養育（虐待）　456
　　眼　90
外傷性虹彩炎　90
疥癬　346
開放性眼損傷　88
潰瘍性大腸炎　176
加温手技　372
化学熱傷　366
　　眼　91
角膜上皮剥離　91
角膜損傷　89
ガス膨張式バッグ　15
家族性腺腫性ポリポーシス　175
肩関節脱臼　53
顎下膿瘍　106
活性炭，中毒　376
滑膜炎，一過性——　275
化膿性咽頭炎　106
化膿性関節炎　281
跛行　275
鎌状赤血球症　232
カルシウム，心肺蘇生　17
カルジオバージョン　20, 135
川崎病　268
肝炎，A型　229
眼外傷　90
眼球運動障害　311
眼球前庭反射　312
眼球頭反射　312
眼球破裂　90
眼瞼異物　91
眼瞼裂傷　91
環軸椎亜脱臼　49
カンジダ症，新生児　72
汗疹，新生児　71
関節炎　260
　　化膿性——　281
関節穿刺，化膿性関節炎　276, 285
眼穿孔　90
感染症
　　胃腸炎　148
　　クループ　117
　　口腔咽頭内　105
　　咬傷　413
　　細気管支炎　112
　　シャント感染　321
　　髄膜炎　219
　　中耳炎　97
　　腸炎　178
　　尿路——　186
　　熱帯性——　225
　　脳炎　222
　　副鼻腔炎　101
感染性腸炎　177
冠動脈病変，川崎病　271
嵌頓包茎　200
眼内異物　90
γ-ヒドロキシ酪酸 (GHB)，中毒　391

き
気管支炎，細——　112
気管挿管　12
気管チューブ，サイズ　13

寄生虫腸炎　179
亀頭炎　200
気道確保　12
機能性子宮出血　332
気分症状　460
虐待
　　性的――　457
　　不適切な養育　454
急性胸部症候群　235
急性散在性脳脊髄炎（ADEM）　222
急性ジストニア　466
急性腹症　167
急性レンサ球菌感染後糸球体腎炎　195
胸腔チューブ
　　サイズ　427
　　挿入　426
狂犬病　416
胸骨圧迫　15
胸水　127
共同偏視　311
胸部外傷　34
局所麻酔
　　創傷管理　408
　　疼痛管理　438
菌血症　23
緊張性頭痛　305

く

グアヤックテスト　174
靴下裏返し法　200
グルコース（ブドウ糖），心肺蘇生　17
クループ　117

け

経口補液療法（ORT）　148
脛骨顆間結節骨折　61
脛骨顆間隆起骨折　61
頸椎カラー　45
頸椎固定　45
頸椎損傷　44
鶏歩　273
痙攣　314
　　新生児　82
　　熱性――　314
　　無熱性――　315
　　良性家族性新生児――　82
　　良性特発性新生児――　82
痙攣重積　314，315
ケタミン
　　処置時の鎮静　445
　　中毒　390
血管炎　264

血清病　344
血尿　194
結膜下出血　91
血友病　255
下痢症　148
　　熱帯性感染症　229
　　溶血性尿毒症症候群　251
幻覚剤　392
犬吠様咳嗽　117
原発性副腎不全　299

こ

誤飲，異物　404
抗RhD免疫グロブリン輸注療法　250
降圧薬　210
行為障害　463
高カリウム血症　158
高カルシウム血症　161
交感神経作動薬，中毒　376，389
交換輸血，新生児　75
高血圧　208
抗コリン薬，中毒　376，391
後縦隔腫瘍　246
咬傷　413
口唇熱傷　395
光線療法ガイドライン，新生児　75
高体温　368
高ナトリウム血症　155
紅斑，多形性――　346
誤嚥性肺炎　129
コカイン，中毒　390
呼吸不全，切迫――　14
国際頭痛分類（International Headache Society classification）　305
骨髄炎　281
　　跛行　277
骨髄穿刺　430
骨髄無形成発作　234
骨髄路確保　429
骨折　51
　　Galeazzi――　59
　　Hangman――　49
　　Jefferson――　49
　　Monteggia――　59
　　Salter-Harris（S-H）――　54
　　Tillaux――　63
　　triplanar――　63
　　足首　63
　　脛骨顆間結節　61
　　脛骨顆間隆起　61
　　鎖骨　53
　　指節骨　64

舟状骨　59
上腕骨外側顆　57
上腕骨顆上　56
上腕骨近位端　55
上腕骨骨幹部　55
上腕骨内側顆　57
前腕　58
大腿骨　60
中足骨　64
手　59
橈骨頸部　57
橈骨頭　57
剥離――　52
膨隆――　52
若木――　52
弯曲――　52
骨盤内炎症性疾患　324
骨盤部痛　333
コデイン，鎮痛　437
鼓膜切開　99
コリン作動薬，中毒　376
混合性頭痛　306

さ

細気管支炎　112
細菌性髄膜炎　219
細菌性腸炎　178
臍肉芽腫，新生児　71
再発性急性細菌性副鼻腔炎　104
鎖骨骨折　53
　　新生児　71
痤瘡，新生児　71
擦過傷　407
サリチル酸塩，中毒　384
サルブタモール　123
　　細気管支炎　114
　　喘息　121
三角皮弁裂創縫合　422
三環系抗うつ薬，中毒　385

し

歯牙振盪　94
歯牙破折　94
子宮出血，機能性――　332
自己膨張式バッグ　14
歯根破折　96
自傷他害行動　461
ジストニア，急性――　466
指節骨骨折　64
刺創　407
　　足　284
持続勃起症　201

膝蓋骨ストレステスト　62
膝蓋骨脱臼　61
膝蓋大腿部痛症候群　62
失神　142
　　　心原性——　144
　　　迷走神経性——　143
自動体外式除細動器（AED）　18
紫斑　350
シビレタケ，中毒　392
ジメンヒドリナート，胃腸炎　152
若年性特発性関節炎（JIA）　260
若年性皮膚筋炎（JDM）　264
若年性ポリープ　175
斜頸，新生児　71
尺骨溝副子固定　420
シャント感染　321
シャント不全　320
シャント閉塞　321
縦隔腫瘍　245
舟状骨骨折　59
出血
　　　子宮　332
　　　消化管　172
　　　頭蓋内　250
　　　腟　328
　　　点状——　350
出血性ショック　24
腫瘍　243
腫瘍崩壊症候群　244
消化管出血　172
小球性貧血　254
猩紅熱　340
上室頻拍　133
上肢副子固定　421
掌側副子固定　418
上大動脈症候群　246
小児急性虫垂炎スコア（PAS）　182
小児全身性エリテマトーデス（pSLE）
　　262
小児バラ疹　338
静脈路確保，心肺蘇生　16
上腕角砂糖ばさみ固定　419
上腕骨外側顆骨折　57
上腕骨顆上骨折　56
上腕骨近位端骨折　55
上腕骨骨幹部骨折　55
上腕骨内側顆骨折　57
食道異物　404
食道静脈瘤　174
除細動　18
　　　低体温　373

除染　375
ショック　21
　　　出血性——　24
　　　代償性——　22
　　　低血圧　16
　　　敗血症性——　24
　　　非代償性——　22
　　　不可逆性——　22
　　　輸液療法　15
除脳肢位　312
除皮質肢位　312
視力検査　89
指漏性湿疹，新生児　73
シロシビン，中毒　392
腎盂腎炎　187
心外膜炎　140
心筋炎　138
心筋障害，川崎病　272
心原性失神　144
人工換気　15
心疾患，新生児　79
心室細動　138
心室頻拍　135
新生児　70
迅速気管挿管（RSI）　12
心停止　12
心的外傷後ストレス障害（PTSD）　463
浸透圧ギャップ，中毒　379
心肺蘇生（CPR）　12
　　　AHAガイドライン　15
　　　薬物　17，467
腎不全　196
蕁麻疹　344

す

髄液検査，髄膜炎　220
水痘　342
水平マットレス縫合　422
水疱性膿痂疹　342
水疱性発疹　342
髄膜炎　219
　　　細菌性——　219
　　　無菌性——　221
数値化スケール，疼痛　435
頭蓋内出血　250
頭痛　304
　　　緊張性——　305
　　　混合性——　306
　　　片——　305
　　　慢性進行性——　306
ステロイド，喘息　121

せ

正球性貧血　254
整形外科的損傷　51
精索静脈瘤　202
精神障害　462
精巣上体炎　206
精巣垂捻転　205
精巣捻転　203
性的虐待　457
脊髄圧迫　246
絶飲食ガイドライン，鎮静　444
切傷　407
舌小帯損傷　96
接触性皮膚炎　345
切創　407
接着剤，裂創　423
切迫呼吸不全　14
舌裂傷　96
前縦隔腫瘍　245
全身性エリテマトーデス，小児——
　　（pSLE）　262
全身性炎症反応症候群（SIRS）　23
喘息　120
全般発作　314
前部虹彩炎　88
前房出血　88，90
前腕角砂糖ばさみ固定　419
前腕骨折　58

そ

創傷　407
　　　頭皮　411
　　　破傷風予防　412
　　　縫合　409
瘙痒性発疹　344
続発性副腎不全　300
鼠径ヘルニア　205
蘇生→心肺蘇生

た

体外復温　372
大球性貧血　255
第五病→伝染性紅斑
代謝疾患，新生児　83
代謝性アシドーシス　292
代償性ショック　22
大腿骨骨折　60
大腿骨頭すべり症　278
大腸炎，潰瘍性——　176
体内復温　372
大麻，中毒　392
多形性紅斑　346

脱臼
　　肩関節　53
　　環軸椎亜――　49
　　膝蓋骨　61
　　歯　95
脱水　150
短下肢副子固定　421
炭酸水素ナトリウム
　　心肺蘇生　17
　　糖尿病性ケトアシドーシス　293
単純結節縫合　422
単純性意識消失　143

ち

チアノーゼ性心疾患，新生児　79
恥骨上膀胱穿刺　188
腟出血　328
注意欠陥障害　463
中耳炎　97
　　AAP ガイドライン　98
中縦隔腫瘍　246
虫垂炎　180
　　小児急性虫垂炎スコア（PAS）　182
中足骨骨折　64
中毒　374
　　拮抗薬　378
　　スクリーニング　379
　　――物質　382
中毒症状（トキシドローム）　375
中毒スクリーニング　379
中毒性紅斑，新生児　71
中毒性表皮壊死症（TEN）　348
肘内障　58
腸炎　176
　　アレルギー性――　177
　　感染性――　177
　　寄生虫――　179
　　細菌性――　178
腸回転異常　169
長下肢副子固定　421
腸重積　167
長上肢副子固定　421
腸洗浄，中毒　375
腸チフス　228
腸熱　228
腸閉塞　169
鎮静　441
　　処置時　441，445
　　絶飲食ガイドライン　444
　　中毒症状　376
　　非麻酔科医による鎮静ガイドライン　441

鎮静レベル　442
鎮痛薬　437

て

低カリウム血症　160
低カルシウム血症　161
低血圧，ショック　16
低血糖　295
　　診療ガイドライン　297
低体温　368，370
　　溺水　359
低ナトリウム血症　157
適応反応　463
デキサメタゾン
　　クループ　118
　　細気管支炎　115
　　喘息　122
溺水　356
デスモプレシン（DDAVP），血友病　257
鉄，中毒　387
デフェロキサミン，中毒　387
電解質異常　155
てんかん発作　314
デング熱　228
電撃傷　394
点状出血　350
伝染性紅斑　339

と

頭血腫，新生児　71
橈骨頸部骨折　57
橈骨頭骨折　57
洞性頻脈　133
疼痛　424
　　処置時の管理　438
　　薬物治療　436
疼痛言語スケール　434
疼痛スケール　434
糖尿病　288
　　Canadian Diabetes Association
　　診療ガイドライン　288
　　併発疾患診療ガイドライン　296
糖尿病性ケトアシドーシス（DKA）　289
　　救急診療ガイドライン　290
逃避歩行　274
頭部外傷　37
　　重症度　37
トキシドローム　375
禿瘡　350
トゲ（棘）の除去　402

トコン，中毒　375
突発性発疹　338
ドパミン，心肺蘇生　20
ドブタミン，心肺蘇生　20
ドラッグ中毒　389
トリアージ　2
　　小児 CTAS　3

な

ナプロキセン，鎮痛　437
軟部組織損傷，口腔内　96

に

握り拳外傷　415
ニフェジピン，高血圧　210
乳児突然死症候群（SIDS）　66
乳房肥大，新生児　70
乳幼児突発性危急事態（ALTE）　66
尿検査　188
尿蛋白　192
尿道カテーテル　188
尿道跨状損傷　330
尿道脱　329
尿培養　187
尿パック　188
尿路感染症　186
人形の眼現象　312

ね

ネグレクト　454
熱痙攣　369
熱失神　369
熱射病　369
　　労作性――　369
熱傷　362
　　化学――　366
　　重症度　363
　　手　365
　　電撃傷　394
熱性痙攣　314
熱帯性感染症　225
熱帯熱マラリア　226
熱疲労　369
熱浮腫　369
ネフローゼ症候群　193
捻挫，足首　63

の

脳炎　219，222
膿痂疹　342
脳室腹腔シャント　320
脳浮腫，糖尿病性ケトアシドーシス

294

は

肺炎 125
　　誤嚥性—— 129
敗血症 23
敗血症性ショック 24
背部叩打 404
稗粒腫，新生児 71
白色瞳孔 88
白癬 350
白内障 90
剥離骨折 52
　　股関節 60
　　骨盤 60
　　足部 64
跛行 273
破傷風予防
　　咬傷 416
　　創傷 412
バックボード 45
バッグ・マスク換気 14
白血球過増加症 246
発熱 214
　　新生児 75
バルビツレート，処置時の鎮静 445
斑状丘疹 338
搬送 6

ひ

鼻腔異物 400
鼻腔陽圧法 401
肥厚性幽門狭窄症，新生児 76
微細前房出血 88
脾臓壊死巣分離 234
非代償性ショック 22
非チアノーゼ性心疾患，新生児 81
ヒドララジン，高血圧 211
泌尿生殖器系外傷 35
皮膚炎 345
皮膚病変，新生児 70
鼻閉，新生児 71
百日咳 113
表情疼痛スケール 435
表皮剥離 407
貧血 253
頻脈 133
頻脈性不整脈 132

ふ

不安症状 461
風疹 340

フェンシクリジン（PCP），中毒 392
フェンタニル
　　処置時の鎮静 450
　　鎮痛 437
不可逆性ショック 22
復温 372
副子固定 418
副腎クリーゼ 299
副腎皮質ステロイド，喘息 121
副腎皮質ステロイド補充療法 301
副腎不全 299
　　原発性—— 299
　　続発性—— 300
腹痛 167
副鼻腔炎 101
　　亜急性—— 104
　　再発性急性細菌性—— 104
　　慢性—— 104
腹部外傷 35
不整脈 132
　　川崎病 272
　　新生児 81
不適切な養育（虐待） 454
ブドウ球菌性熱傷様皮膚症候群 344
　　新生児 72
ブドウ球菌性膿皮症，新生児 70
ブドウ糖（グルコース），心肺蘇生 17
部分発作 314
フルオレセイン染色 89
プロポフォール，処置時の鎮静 448

へ

閉鎖性眼損傷 88
ペヨーテ，中毒 392
ヘルペス，新生児 72
便塊摘出 165
片頭痛 305
ベンゾジアゼピン，処置時の鎮静 445
扁桃周囲膿瘍 107
ペントバルビタール，処置時の鎮静 445
便秘 163

ほ

包茎 199
縫合 422
　　創傷 409
　　裂創 421
抱水クロラール，処置時の鎮静 445
膨隆骨折 52
歩行異常→跛行
母指包帯副子固定 420

発作 314
　　全般—— 314
　　てんかん—— 314
　　部分—— 314
発疹 338
　　水疱性—— 342
　　瘙痒性—— 344
　　突発性—— 338
　　麻疹様—— 338
ポリープ，若年性—— 175
ポリープ症候群 175

ま

マクロファージ活性化症候群（MAS） 265
麻疹 339
麻疹様発疹 338
マラリア 225
マリファナ，中毒 392
慢性進行性頭痛 306
慢性非進行性頭痛 306
慢性副鼻腔炎 104

み

ミダゾラム，処置時の鎮静 445
三日熱マラリア 226

む

無菌性髄膜炎 221
無熱性痙攣 315

め

迷走神経性失神 143
メスカリン，中毒 392
メタノール，中毒 386
メチレンジオキシメタンフェタミン（MDMA），中毒 389
メトクロプラミド，胃腸炎 152
メペリジン
　　処置時の鎮静 450
　　鎮痛 437
免疫グロブリン大量静注療法（IVIG） 249
　　川崎病 270
免疫性血小板減少性紫斑病（ITP） 248

も

毛髪による指の絞扼 402
網膜剥離 90
毛様体発赤 88
モルヒネ
　　処置時の鎮静 450

鎮痛　437

ゆ
指輪の除去　401

よ
溶血性尿毒症症候群（HUS）　195, 250
腰椎穿刺　424
　　禁忌　221, 425

ら
雷撃傷　396
ラリンゲアルマスク（LMA）　13
卵巣捻転　334

卵巣嚢腫　334

り
リウマチ性疾患　260
リゼルグ酸ジエチルアミド（LSD），中毒　392
リドカイン，局所麻酔　438
良性家族性新生児痙攣　82
良性特発性新生児痙攣　82
リンゴ病→伝染性紅斑
リン酸マグネシウム，喘息　122

れ
冷水カロリックテスト　312

裂肛　175
裂創　407
　　接着剤　423
連続縫合　422

ろ
ロッキー山紅斑熱　342
ロペラミド，胃腸炎　153

わ
若木骨折　52
弯曲骨折　52

| | トロント小児病院救急マニュアル | 定価（本体 6,800 円＋税） |

2010 年 5 月 27 日発行　第 1 版第 1 刷Ⓒ

編　者　アミナ ララニ
　　　　スーザン シュネーヴァイス

監訳者　清水 直樹（しみず なおき）
　　　　上村 克徳（かみむら かつのり）
　　　　井上 信明（いのうえ のぶあき）
　　　　池田 次郎（いけだ じろう）

発行者　株式会社 メディカル・サイエンス・インターナショナル
　　　　代表取締役　若松　博
　　　　東京都文京区本郷 1-28-36
　　　　郵便番号 113-0033　電話（03）5804-6050

印刷：アイワード　装丁・本文デザイン：デザインコンビビア／岩崎邦好

ISBN 978-4-89592-645-4　C3047

JCOPY 〈(社)出版者著作権管理機構 委託出版物〉
本書の無断複写は著作権法上での例外を除き禁じられています。複写される場合は，そのつど事前に，(社)出版者著作権管理機構（電話 03-3513-6969, FAX 03-3513-6979, info@jcopy.or.jp）の許諾を得てください。